Einheimische Zeckenborreliose (Lyme-Krankheit) bei Mensch und Tier

Herausgegeben von
H. Horst, Lüneburg

perimed Fachbuch-
Verlagsgesellschaft mbH
D-8520 Erlangen

Anschrift des Herausgebers:

Dr. med. Hans Horst
Am Alten Eisenwerk 2 A
2120 Lüneburg

CIP-Titelaufnahme der Deutschen Bibliothek

Einheimische Zeckenborreliose (Lyme-Krankheit) bei Mensch und Tier / hrsg. von H. Horst.
– Erlangen : perimed-Fachbuch-Verl.-Ges., 1991
ISBN 3-88429-374-5
NE: Horst, Hans [Hrsg.]

ISBN: 3-88429-374-5

Copyright 1991 by perimed Fachbuch-Verlagsgesellschaft mbH,
Weinstraße 70, D-8520 Erlangen
Printed in Germany

Das Werk ist urheberrechtlich geschützt. Die dadurch begründeten Rechte, insbesondere die der Übersetzung, der Entnahme von Abbildungen, der Funksendung, der Wiedergabe auf fotomechanischem oder ähnlichem Wege und der Speicherung in Datenverarbeitungsanlagen, bleiben, auch bei nur auszugsweiser Verwendung, vorbehalten. Die Wiedergabe von Gebrauchsnamen, Handelsnamen, Warenbezeichnungen usw. in diesem Werk berechtigt auch ohne besondere Kennzeichnung nicht zu der Annahme, daß solche Namen im Sinne der Warenzeichen- und Markenschutz-Gesetzgebung als frei zu betrachten wären und daher von jedermann benutzt werden dürften.

Satz: perimed Satz-Zentrum, Erlangen
Druck: Fränkischer Tag GmbH & Co. KG, Bamberg

Inhalt

Vorwort 8

Einleitung 9
H. Horst

Vorgeschichte: Erlebnisbericht über eine mysteriöse Krankheit
in Lyme/Connecticut und den umliegenden Ortschaften 11
P. Murray

Entdeckungsgeschichte der Lyme-Krankheit und des Erregers Borrelia burgdorferi 15
H. Horst

Eigenschaften des Erregers Borrelia burgdorferi und Abwehrreaktionen des Körpers .. 22
H. Horst

Biologie und Ökologie der Zecken 31
A. Liebisch

Epidemiologie 48
H. Horst

Klinik der Borrelia-burgdorferi-Infektionen – allgemeiner Überblick 54
H. Horst

Hauterkrankungen 59
U. Neubert

Neurologische Manifestationen der Borrelia-burgdorferi-Infektionen 82
C. D. Reimers, D. E. Pongratz

Augenerkrankungen 99
H. Holak

Erkrankungen innerer Organe 105
H. Horst

Lyme-Arthritis 109
H. Horst

Borrelien-Infektionen in der Schwangerschaft und durch Bluttransfusionen 115
H. Horst

Serodiagnostik 120
H. Horst

Spirochätenpathologie der Lyme-Borreliose 127
A. B. MacDonald

Therapie 147
H. Horst

Lyme-Borreliose und Frühsommermeningoenzephalitis (FSME).................. 152
H. Horst

Zeckenborreliose bei Haustieren 158
A. Liebisch

Schutz vor Zecken und Infektionsprophylaxe 177
A. Liebisch

Die Lyme-Borreliose als berufliches Risiko 182
H. Horst, S. Olbrich

Gesundheitspolitische Aspekte... 187
H. Horst

Nachtrag: Ergebnisse der IV. International Conference on Lyme Borreliosis 189
H. Horst

Anhang: Lyme Disease National Surveillance Case Definition 193

Autoren.. 195

Sachregister... 196

Vorwort

„Was man weiß, sieht man."
　　Johann Wolfgang von Goethe

Dieses Buch ist in erster Linie praxisorientiert und keine Monographie über die Lyme-Krankheit (Lyme-Borreliose), in der mit lückenloser Literaturangabe und Auseinandersetzung jeder bisher auf diesem Gebiet erschienenen Publikation vor allem in diesem Fachbereich arbeitende Wissenschaftler angesprochen werden sollen. Es ist vielmehr für die in Praxis und Klinik tätigen Ärzte aller Fachrichtungen, Tierärzte, Biologen und Studenten gedacht, die ihre Kenntnisse über eines der faszinierendsten Kapitel der neueren Medizingeschichte vertiefen sowie Anregungen und Ratschläge für die tägliche Arbeit erhalten wollen.

Den Anstoß zur Herausgabe verdanke ich zahlreichen Kolleginnen und Kollegen, die, konfrontiert mit langwierigen, unklaren Krankheitsfällen, welche sich letztlich als Lyme-Borreliose und der Behandlung zugänglich erwiesen, erstmals von der akuten Existenz dieses in maskierter Gestalt auftretenden, heimtückischen Leidens überzeugt werden konnten und sich eingehender darüber informieren wollen.

Es wurde versucht, eine Bündelung der verwirrenden Vielfalt der Publikationen – meist in englischer Sprache – zu diesem Thema vorzunehmen und eine Antwort auf häufig gestellte Fragen zu geben. Der tiermedizinische Aspekt konnte dabei aus 3 Gründen nicht ausgeklammert werden: Einerseits besitzen viele Ärzte auch Tiere, die oft von Zecken befallen sind. Diese Kollegen möchten über die veterinärmedizinischen Risiken informiert sein. Zum anderen besteht aber auch – wie zahlreiche Anfragen beweisen – ein großes Interesse bei den Tierärzten als Patienten für die humanmedizinischen Auswirkungen. Des weiteren haben auch Tierärzte ein aktuelles Informationsbedürfnis über die Lyme-Borreliose bei Haustieren.

Da es sich bei der Lyme-Borreliose um eine Anthropozoonose handelt und die interdisziplinäre Information zwischen beiden Arztgruppen erfahrungsgemäß spärlich ist, soll versucht werden, auf gemeinsame Fragen eine Antwort zu geben.

Für den, der sich mit dem noch unerschöpflichen Thema Lyme-Borreliose wissenschaftlich auseinandersetzen will, wird die Lektüre dieses Buches eine hilfreiche Einführung sein, die anhand der Literaturauswahl am Ende der Kapitel vertieft werden kann. Darüber hinaus hoffe ich, einen Beitrag zur Aufklärung über diese Krankheit zu leisten, die im Vergleich zur Lues bei uns viel häufiger vorkommt, aber unerkannt einen ähnlichen, chronischen Verlauf nehmen kann und deshalb in die differentialdiagnostischen Erwägungen von Ärzten aller Fachrichtungen einbezogen werden muß.

Lüneburg, im Frühjahr 1991　　H. Horst

Einleitung

H. Horst

Neue medizinische Erkenntnisse sind unfruchtbar, solange sie nicht zur eigenen Arbeit in Beziehung gebracht und zum Nutzen des einzelnen Patienten angewandt werden. Die Publikationsinflation macht es in der täglichen Routine schwer, Spreu vom Weizen zu trennen. So ist es nicht verwunderlich, daß – wenn erstmals ein neuer Krankheitsbegriff, noch dazu mit dem exotischen Namen „Lyme disease" oder „Zeckenborreliose", auftritt – das Interesse sich schon bei der Überschrift erschöpft.

Daß in den Tropen Borrelien von Zecken übertragen werden, weiß man noch aus Studienzeiten, aber wer wurde schon mit einem Patienten konfrontiert, der an Rückfallfieber erkrankt war? Allenfalls assoziiert man einen Zeckenstich mit der in einigen europäischen Endemiegebieten auftretenden Frühsommermeningoenzephalitis.

Diese Überlegungen sind mir durch Erfahrungsaustausch mit Kolleginnen und Kollegen mehrfach bestätigt worden. Noch immer ist deshalb in Europa die Lyme-Krankheit nicht zur Genüge im Bewußtsein der Ärzte verankert.

Auch heute – einige Facharztgruppen ausgenommen – wird sie bei der Mannigfaltigkeit ihrer Symptomatik von vielen nicht erkannt. Hinzu kommt, daß sie bei uns noch keinen politischen und öffentlichen Druck erzeugt und somit gesundheitspolitisches Handeln, zumindest in Form der Aufklärung und Unterstützung von Forschungsvorhaben, unterbleibt – ganz im Gegensatz zu den USA. Dort wurde 1975 die Lyme-Krankheit erstmals beschrieben, 1981 wurde der Erreger entdeckt, und Ärzte wie auch die Öffentlichkeit haben schon von Anfang an dieser Krankheit große Aufmerksamkeit gewidmet.

Wie wir in den folgenden Kapiteln noch sehen werden, hat man in Wirklichkeit aber keine neue Krankheit entdeckt, sondern mit ihrem Erreger einen gemeinsamen ursächlichen Nenner für mehrere Krankheitsbilder gefunden, die z. T. schon im vorigen Jahrhundert als nosologische Einheiten beschrieben wurden. Mit Ausnahme einiger Hautkrankheiten wird aber für den behandelnden Arzt ein diagnostisches Problem nicht dadurch gelöst, daß man sich bereits bekannte Krankheiten ins Gedächtnis ruft und darauf die Diagnose einer Lyme-Borreliose stützt oder verwirft. Das Spektrum der Symptome ist – wie man inzwischen weiß – viel umfassender und besonders bei Krankheiten des neurologischen und „rheumatischen" Formenkreises oder bei Beteiligung innerer Organe zu vieldeutig, als daß man sie auf Anhieb klinisch diagnostizieren könnte.

Dem ergänzenden Zusammenwirken von Mikrobiologen, Klinikern und Parasitologen verdankt die Medizin bedeutende Erkenntnisse, so in neuerer Zeit auch die Aufklärung der Lyme-Krankheit.

Verbunden mit dem stürmischen Aufschwung der medizinischen Mikrobiologie im vorigen Jahrhundert erkannte man bald die Bedeutung blutsaugender Arthropoden als Krankheitsüberträger bei Mensch und Tier, woraus sich das Spezialgebiet der medizinischen Entomologie entwickelte.

Im Vordergrund der damaligen Forschungsarbeit stand die Aufklärung der Ursachen von Tropenkrankheiten. So wurde 1905 von

Dutton und *Todd* beschrieben, daß Borrelien, die das Rückfallfieber verursachen, von Zecken übertragen werden. Zecken als Überträger von Infektionskrankheiten auch in gemäßigten Zonen sind aber erst seit der Entdeckung der Rickettsien und Viren in ihrer Bedeutung als Vektoren für verschiedene Arten von Zeckenenzephalitiden bekannt. 1909 entdeckte *Rickett* die nach ihm benannten Rickettsien als Ursache des nordamerikanischen Zeckenfleckfiebers (Rocky Mountain spotted fever), dessen Hauptvektoren Zecken der Gattung Dermacentor sind. Den im Selbstversuch erbrachten Beweis mußte er mit dem Tod bezahlen.

Als Beispiel für weitere, auch in Europa durch Zecken übertragene Rickettsiosen seien das Q-Fieber (C. burnetii) und der Flecktyphus (R. prowazeki) genannt, der aber in der überwiegenden Zahl der Fälle von Läusen übertragen wird. Im Gegensatz zu den von Zecken übertragenen nordamerikanischen Rickettsiosen erwiesen sich die ost- und zentraleuropäischen Zeckenenzephalitiden als Virusinfekte. Sie sind bei uns seit Mitte der 30er Jahre unter dem Namen Frühsommermeningoenzephalitis (FSME) bekannt.

Während die FSME seit fast 60 Jahren einen festen Bestandteil medizinischen Wissens darstellt, ist der Bekanntheitsgrad der Lyme-Borreliose wesentlich niedriger. Dies ist als Grund dafür anzusehen, daß beide Krankheiten, die zwar durch die gleichen Zeckenarten übertragen, aber von unterschiedlichen Erregern verursacht werden, häufig miteinander verwechselt werden. Daher sollen diese bei uns auch gleichzeitig vorkommenden Krankheiten hinsichtlich ihrer epidemiologischen, klinischen und therapeutischen Unterschiede in einem eigenen Kapitel dargestellt werden.

Zunächst aber zum Hauptthema: Die Begriffe Lyme-Krankheit, Lyme-Borreliose, Erythema-migrans-Borreliose, (einheimische) Zeckenborreliose und Borrelia-burgdorferi-Infektion werden synonym verwandt. In der internationalen Literatur setzt sich der Krankheitsoberbegriff „Lyme-Borreliose" immer mehr durch.

Die eigentliche wissenschaftliche Erforschung der Lyme-Borreliose hat eine Vorgeschichte, wie sie aufregender nicht sein kann. Sie beginnt in Lyme und Umgebung, wo seit Jahren mysteriös erscheinende Erkrankungen auftraten, welche die Ärzte nicht wahrhaben wollten. Sie handelt von der Odyssee einer verzweifelten Patientin und Mutter, die es sich in den Kopf gesetzt hatte, der Sache auf den Grund zu gehen, und in unermüdlicher Eigeninitiative Daten zusammentrug, die so überzeugend waren, daß sie selbst skeptischen Wissenschaftlern plausibel erschienen. Diese leiteten daraufhin eine großangelegte klinisch-epidemiologische Studie ein, welche schließlich zur Erklärung einer tatsächlich existierenden, ätiologisch einheitlichen Multisystemkrankheit – der Lyme-Krankheit – führte.

Im folgenden Beitrag berichtet die betroffene Patienten und Initiatorin, Mrs. *Polly Murray,* selbst über die damaligen Ereignisse in Lyme/Connecticut/USA. Dieses historische Dokument soll dem Leser nicht vorenthalten werden. Darüber hinaus ist diese Schilderung ein kasuistischer Beitrag über einen verschleppten Krankheitsverlauf, wie er leider noch immer vorkommt.

Vorgeschichte:
Erlebnisbericht über eine mysteriöse Krankheit in Lyme/Connecticut und den umliegenden Ortschaften

P. Murray

Seit 1959 wohnt meine Familie in Lyme/Ct. Mein früherer Ehemann und ich haben vier inzwischen erwachsene Kinder, die bereits aus dem Haus sind.
Angehörige meiner Familie haben seit Anfang der 60er Jahre etwa 30 Ärzte verschiedener Fachrichtungen wegen zahlreicher Symptome konsultiert. 1967 hatte man bei mir rheumatisches Fieber vermutet. Im Frühjahr hatte ich ein angeschwollenes Knie, Halsentzündung und starke Kopfschmerzen und wurde mit Penicillin behandelt. Da danach diese eigenartigen Symptome weiterhin auftraten, fragte ich meinen Internisten, ob meine Beschwerden etwa eine verzögerte Reaktion auf Zeckenstiche sein könnten. Er versicherte mir aber, daß das durch Zecken übertragbare Felsengebirgsfleckfieber (sog. „Rocky Mountain spotted fever") andere Symptome verursache.
Im Verlauf der Jahre litten Familienangehörige immer wieder an unerträglichen Kopfschmerzen, Nackensteifigkeit, Gelenkentzündungen, eigenartigen Hautausschlägen, an Hals-, Rachen- und Kehlkopfentzündungen, Fieber sowie Beschwerden des Magen-Darm-Traktes.
Ein vereinzelter Erkrankungsfall schien zunächst unauffällig, aber nachdem im Verlauf der Zeit bei mehreren Familienangehörigen die gleichen Symptome auftraten, wurde mir bewußt, daß etwas Ungewöhnliches vorging. 1974 und 1975 hörte ich von ähnlichen Fällen auch aus den Nachbarortschaften East Haddam und Old Lyme sowie aus Lyme selbst, versuchte auf eigene Faust Hintergrundinformationen zu erlangen und kam zu der Überzeugung, daß die Angelegenheit einer weitergehenden Erforschung bedürfe. Auf der einen Seite hatte man es mit nicht zu verleugnenden Krankheitsfällen zu tun, die andererseits aber in der medizinischen Literatur als solche nicht existierten.
Ich sprach mit Ärzten umliegender Städte während ihrer Sprechstunden oder als ich 1971 dreimal stationär zur Durchuntersuchung in verschiedenen Spezialkliniken eingewiesen wurde. Ich unterhielt mich mit jedem Arzt, der bereit war zuzuhören. Ich begann den Spuren derartiger Erkrankungen bei anderen Leuten nachzugehen und fand ihren Verlauf verblüffend übereinstimmend: starke Kopfschmerzen, Hautausschläge, Gelenkbeschwerden und Entzündungen über den ganzen Körper verteilt.
In den Jahren 1974–1975 litten 5 Angehörige meiner Familie immer wieder unter beängstigenden Hautausschlägen, Abgeschlagenheit, neurologischen Beschwerden sowie wandernden Gelenkleiden, welche die Beweglichkeit stark einschränkten. Im Herbst 1974 wurde beim Kind einer befreundeten Familie des Nachbarortes East Haddam eine juvenile chronische Polyarthritis diagnostiziert. Als im Dezember 1974 bei unserem ältesten Sohn neurologische Symptome und Gelenkbeschwerden auftraten, hörte ich von 9 Fällen einer aseptischen Meningitis, die sich im Dezember 1972 ereigneten, 6 davon in Lyme. Im Gespräch mit anderen Müttern erfuhr ich von 8 Fällen, die denen in unserer Familie entsprachen, im Verlauf der Jahre auftraten und denen verschiedene Diagnosen zugeordnet wurden. Dadurch wurde ich angespornt, der Sache auf den Grund zu gehen. Für mich bestand nun kein Zweifel mehr,

daß zwischen den Krankheitsfällen eine Beziehung bestehen mußte, obwohl die Ärzte gegenteiliger Meinung waren. 1973 sagte man mir, daß diese Krankheit nur in meiner Einbildung existiere, ich eine hypochondrische Patientin sei, die beschäftigte Ärzte nur von ihrer Arbeit abhielte.

Die meisten Ärzte waren äußerst skeptisch, daß solchen unterschiedlichen, episodisch auftretenden Symptomen eine gemeinsame Ursache zugrunde liegen könnte, und mir wurde angedeutet, daß unser Problem psychogener Natur sein könnte und der Rest meiner Familie sich meinem neurotischen Verhaltensmuster anschlösse.

Entschlossener als zuvor, aber auch verzweifelt, schickte ich sämtliche mir verfügbaren Unterlagen an einen Arzt in Boston, der ein offenes Ohr für diese mysteriösen Krankheitsfälle hatte. Ich erklärte ihm, daß für mich kein Zweifel darin besteht, daß der Hautausschlag und die nachfolgenden arthritischen und neurologischen Symptome einem zyklischen Muster entsprechen – mit eindeutig wellenförmigem Auftreten der Symptome. Den schießscheibenförmigen, sich ausbreitenden Hautausschlag hatten wir zuvor bei keiner anderen Krankheit beobachtet. Die immer wiederkehrenden grippeähnlichen Beschwerden waren zermürbend. Die Ergüsse im Knie und anderen Gelenken waren furchtbar schmerzhaft und führten zu starken Behinderungen. Zu dieser Zeit mußten abwechselnd 3 Familienangehörige an Krücken gehen. Die meisten Ärzte lehnten es ab, zwischen den in meiner Familie aufgetretenen Fällen einen Zusammenhang anzuerkennen oder die unterschiedlichen Symptome auf eine gemeinsame Ursache zurückzuführen.

Nach weiterer Sichtung der Daten, einschließlich laufender Blut- und Gelenkflüssigkeitsuntersuchungen, war der Arzt aus Boston über unsere Symptome verblüfft, aber er war zuversichtlich, daß sich eines Tages die einzelnen Teile des Puzzles zu einem Bild zusammenfügen würden. Nachdem ich laufend von neuen Fällen unserer Krankheit erfuhr, aber von den in der Gegend ansässigen Ärzten keine Unterstützung bekam, schlug er mir vor, mich an das Gesundheitsamt des Bundesstaates Connecticut in Hartford zu wenden. Er glaubte nämlich, daß diese Krankheitsfälle auf Connecticut beschränkt seien.

Über Jahre hinweg habe ich sorgfältig über die eigenartigen Symptome bei meinen Familienangehörigen Buch geführt. Als ich dann am 16.10.1975 beim Staatlichen Gesundheitsamt anrief, vergewisserte ich mich, „harte Daten" präsentieren zu können.

Ich wurde mit einem Epidemiologen dieses Amtes verbunden, beschrieb ihm die Erkrankungen in unserer Familie und berichtete ihm, daß mir 4 Fälle einer juvenilen chronischen Polyarthritis in East Haddam bekannt seien, 2 davon in unmittelbarer Nachbarschaft, und 4 ähnliche Fälle in Lyme. Da ich inzwischen wußte, daß ein örtlich so gehäuftes Auftreten von juveniler chronischer Polyarthritis in einer derartig kurzen Zeitspanne äußerst ungewöhnlich war, fragte ich ihn, ob irgendeine infektiöse Ursache zugrunde liegen könnte. Ihm waren keine besonderen gesundheitlichen Probleme in unserer Gegend bekannt, auch nicht aus anderen Bezirken unseres Bundesstaates, und er fügte hinzu, er werde die Augen offen halten. Ende Oktober vereinbarte ich auf Anraten befreundeter Ärzte zum 20.11.1975 einen Termin an der Yale Rheumatology Clinic, um die Ärzte dort zu unseren Problemen zu befragen.

Von staatlicher Seite hörte ich erst wieder Anfang November und kam mit einem anderen Epidemiologen ins Gespräch, der bei meinem ersten Anruf im Oktober im Urlaub war.

Als mein Sohn im November wegen einer Appendizitis im Lawrence and Memorial Hospital in New London lag, besprach ich unsere eigenartigen Krankheitsfälle in der Familie mit 2 Ärzten, die unser Problem seit Jahren kannten. Der eine war Chefarzt in der Pathologie, der andere ein Neurochirurg aus Lyme. In unserem Gespräch erwähnten sie, daß kürzlich ein Kind aus Old Lyme wegen

Vorgeschichte

Kniegelenkarthritis in dieses Krankenhaus eingewiesen wurde und sich dort weitere Kranke mit Gelenkerkrankungen befänden.

Im Verlauf des Novembers sammelte ich Informationen über 35 Leute in unserer Gegend, die gegenwärtig oder zuvor ähnliche medizinische Probleme hatten wie wir. Sie waren alle sehr kooperativ und gaben bereitwillig ihre Erlaubnis, diese Informationen an medizinische Spezialisten weiterzuleiten. Dieses Material und ein davon unabhängiger, im November erstellter Bericht einer anderen besorgten Mutter über mehrere Fälle von juveniler Polyarthritis wie auch Arthritis bei Erwachsenen mit nachbarschaftlicher Häufung im nahegelegenen Old Lyme waren die Grundlagen für die Studie, die nun an der Yale-Universität begann.

Vom Bericht der anderen Mutter habe ich seltsamerweise erst im darauffolgenden Sommer, im Juli 1976, aus einem Artikel der „The New York Times" erfahren. Die Mutter aus Old Lyme war mit einem Pathologen des Lawrence and Memorial Hospitals verheiratet, und sie beschrieb die Symptome ihres Kindes, von denen mir seinerseits anläßlich des Krankenhausaufenthaltes meines Sohnes wegen Appendizitis im November 1975 berichtet wurde. Nachdem bei ihrer Tochter eine juvenile Polyarthritis diagnostiziert worden war, hatte sie eine Anzahl ähnlicher Diagnosen in ihrer Nachbarschaft in Old Lyme in Frage gestellt. Auch sie nahm Kontakt mit örtlichen Ärzten auf, welchen aber das gehäufte Auftreten der juvenilen Polyarthritis nicht ungewöhnlich vorkam. Deshalb rief sie das Connecticut State Health Department und das Center of Disease Control (CDC) in Atlanta an (wie Dr. A. Steere in „Hospital Practice", April 1978, berichtet), und ihre Information wurde an die Yale-Universität weitergeleitet, 3 Tage bevor ich mit Dr. Steere den Termin in der Klinik hatte und ihm alle meine Daten über die seltsame Krankheit in Lyme präsentierte.

Die Symptome der rezidivierenden Erkrankungen waren so vielgestaltig und umfassend, daß es beträchtlicher Zeit und Anstrengung bedurfte, um in diesen verschwommenen Konturen ein klares Bild zu erkennen, nämlich die Möglichkeit einer gemeinsamen Krankheitsursache.

Bewaffnet mit Informationen über 35 Erwachsene und Kinder, die ähnliche Probleme wie meine Familie hatten oder gegenwärtig erkrankt waren, traf ich am 20.11.1975 mit Dr. Allen Steere in der Yale Rheumatology Clinic zusammen. Die Besprechung dauerte fast den ganzen Nachmittag. Als ich an diesem Abend die Klinik verließ, hatte ich das Gefühl, daß wir an einem Wendepunkt angelangt waren und am Anfang der Erforschung einer Krankheit standen, deren Existenz alle bezweifelt hatten. Meine Erleichterung war unbeschreiblich, denn endlich hatte man mir Interesse statt Ablehnung entgegengebracht. Jahre später sagte man mir, daß sich all das, was ich an diesem Tage vortrug und was damals so unerklärlich und unglaubhaft erschien, inzwischen klinisch bestätigt hätte. Tatsächlich erwies sich die Lyme disease als die schwerwiegende, zermürbende Krankheit, wie ich sie mit den Worten eines Laien zu beschreiben versucht habe.

Obwohl die gesundheitlichen Probleme in unserer Familie so akut wie zuvor waren und sich bei einigen von uns noch über viele Jahre hinschleppten, war ich nun nicht mehr verzweifelt und allein gelassen, sondern bekam Unterstützung und meine Anstrengungen wurden geachtet. Vielleicht bewirkten gerade die Schwierigkeiten, die sich schon früh meinen Bemühungen entgegenstellten, Klarheit über unsere ständigen Leiden zu bekommen, daß ich beharrlicher wurde, als es sonst der Fall gewesen wäre.

Ich bin über meinen Beitrag, den ich zur Aufklärung der Ursachen unserer seltsamen Symptome leisten konnte, sehr glücklich. Vermutlich gibt es viele Patienten, die wie ich nach Antworten suchen, denen aber das Glück nicht so hold war. Als Ergebnis der zahlreichen Publikationen über die Lyme disease, die meinen Namen im Zusammenhang mit den neuesten Forschungsergebnissen brachten, wurde ich zum Bindeglied zwischen den betroffenen Menschen und den Wissenschaftlern der Yale-Universität. In den folgenden Jahren und bis heute habe ich erkrankte Menschen aus unserer Gegend und auch solche, die aus anderen Teilen unseres Landes anfragen, ermutigt, ihren Arzt, das Gesundheitsamt oder Krankenhäuser, die mit der Krankheit vertraut sind, zur unverzüglichen Beratung aufzusuchen. Es ist äußerst wichtig, die Bevölkerung über diese Krankheit aufzuklären. Von Anfang an arbeite ich daran, das Verständnis für dieses komplizierte Leiden sowohl bei den im Gesundheitsdienst Tätigen als auch bei der Allgemeinbevölkerung zu mehren.

Entdeckungsgeschichte der Lyme-Krankheit und des Erregers Borrelia burgdorferi

H. Horst

Die „Bürgerinitiative" von Lyme

Die Entdeckung der Lyme-Krankheit ist eines der spannendsten Kapitel der neueren Medizingeschichte. Sie zeigt, wie auch heute noch mit einfachen epidemiologischen Methoden und einem Lichtmikroskop epochemachende Entdeckungen möglich sind, die in Europa z. T. schon lange bekannte Krankheiten in einem neuen Licht erscheinen lassen. Verblüffend ist, daß der Anstoß zur Erforschung dieser bakteriellen Erkrankung nicht von Wissenschaftlern ausging, sondern von kritischen Müttern, welche die ärztlichen Diagnosen bei ihren angeblich an juveniler rheumatoider Arthritis (Stillsche Krankheit) erkrankten Kindern in Frage stellten und sich im Oktober 1975 zur Abklärung an die zuständigen Gesundheitsbehörden bzw. an den Rheumatologen Dr. *Allen C. Steere* (Abb. 1) in Boston wandten.

Die Initiatoren waren Mrs. *Polly Murray* (Abb. 2) aus der Ortschaft Lyme und Mrs. *Judith Mensch* aus Old Lyme, nördlich von New York im US-Bundesstaat Connecticut. Der im vorhergehenden Kapitel abgedruckte Erfahrungsbericht von Mrs. *Murray* vermittelt anschaulich den Leidensdruck der betroffenen Familien.

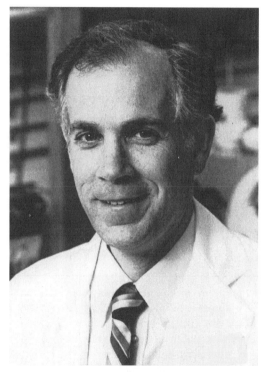

Abb. 1 Dr. *Allen C. Steere,* damals Yale University, jetzt New England Medical Center, Boston USA. Seine 1975 begonnenen epidemiologischen und klinischen Forschungen führten zur Erkennung der stadienmäßig verlaufenden Multisystemkrankheit als ätiologische Einheit, die er Lyme disease nannte.

Lyme-Arthritis – ein neuer Krankheitsbegriff

Die von der Arbeitsgruppe um *Steere* eingeleitete epidemiologische Studie führte zur Erkenntnis, daß die Häufigkeit der bisher dem Formenkreis der juvenilen rheumatoiden Arthritis zugeordneten Erkrankungsfälle in Lyme und Umgebung etwa 100mal höher lag als der Landesdurchschnitt und auch überdurchschnittlich häufiger Erwachsene

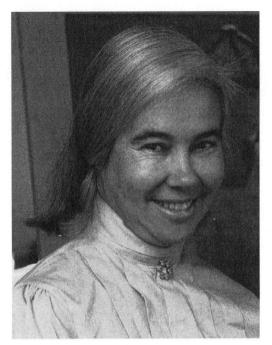

Abb. 2 Mrs. *Polly Murray* aus Lyme/Connecticut (USA). Sie gab 1975 den Anstoß zur Erforschung einer mysteriösen, gehäuft in Lyme und Umgebung aufgetretenen Erkrankung, heute als Lyme-Krankheit bekannt.

Erythema migrans – alte Krankheit auf dem neuen Kontinent

Für die nordamerikanischen Ärzte war zu diesem Zeitpunkt das Erythema migrans eine noch unbekannte Krankheit, denn die erste und einzige Beschreibung eines in den USA autochthon aufgetretenen Erythema migrans erfolgte erst 1970 durch *Scrimenti* (32). Bei den von *Flanagan* (20) bereits 1962 veröffentlichten Fällen handelte es sich hingegen um erkrankte amerikanische Soldaten, die in Deutschland stationiert waren. Es spricht deshalb viel dafür, daß diese Krankheit von Europa nach Nordamerika von Soldaten, Touristen oder Einwanderern eingeschleppt wurde.

Von der Lyme-Arthritis zur Lyme-Krankheit

Eine von *Steere* eingeleitete prospektive Studie der Erythema-chronicum-migrans-Erkrankungsfälle ergab, daß sich später in statistisch signifikanter Weise neurologische, kardiale und arthritische Folgeerkrankungen entwickeln. Um der Multisystembeteiligung dieser Krankheit Rechnung zu tragen führte er den Begriff „Lyme disease" ein.

Die neurologischen Komplikationen entsprachen häufig der bereits 1922 von *Garin* und *Bujadoux* (21) sowie 1941 von *Bannwarth* (10) beschriebenen Meningopolyneuritis. Erstere hatten damals schon eine Assoziation mit Zeckenstichen (Paralysie par les tiques) und Rheumatismus vermutet.

Erregersuche

Ein Erreger für diese Krankheit war aber noch nicht gefunden. Zahlreiche, in mühsamer anamnestischer, epidemiologischer und biologischer Kleinarbeit gewonnene Daten

an rezidivierenden Gelenkentzündungen (vorwiegend des Kniegelenkes) erkrankten. Auch die klinische Symptomatik dieser Erkrankung paßte nicht zum klassischen Bild der juvenilen rheumatoiden Arthritis, daher führte *Steere* dafür den Begriff „Lyme-Arthritis" ein.

Die überdurchschnittliche Häufung legte die Vermutung eines infektiösen Agens nahe. Bei der intensiven anamnestischen Befragung der erkrankten Personen stellte sich heraus, daß bei etwa 1/4 der Patienten einige Wochen vorher ein rotes, ringförmiges, wanderndes Erythem aufgetreten war, welches diese auf einen Insektenstich zurückführten. Es erwies sich letztlich als die bereits im Jahre 1909 von *Afzelius* (6) beschriebene Hautefforeszenz, die später von *Lipschütz* (29) als Erythema chronicum migrans bezeichnet wurde.

erlaubten jedoch den Schluß, daß sie durch einen Arthropodenstich eingeleitet werden muß, in erster Linie aber durch einen Zeckenstich. Über 20 % der Erythema-migrans-Patienten erinnerten sich nämlich an einen Zeckenstich, und einer dieser Patienten hatte sogar die entfernte Zecke aufbewahrt, um deren Bißstelle sich später ein Erythema migrans entwickelte. Ein ursächlicher Zusammenhang zwischen Zeckenstich und Erythema migrans war zwar bereits von *Afzelius* vermutet worden, aber trotz intensiver Bemühungen gelang es nicht, den eigentlichen Erreger zu identifizieren, weil man vorwiegend nach Viren und Rickettsien suchte, den bislang in gemäßigten Zonen bekannten, von Zecken auf den Menschen übertragenen Mikroorganismen. Zwischenzeitlich wurde der Erregertheorie auch eine Toxintheorie gegenübergestellt, die aber endgültig begraben wurde, nachdem anfangs der fünfziger Jahre die experimentelle Übertragung von Mensch zu Mensch und eine Penicillinempfindlichkeit des postulierten Erythema-migrans-Erregers bewiesen wurden.

1980 bestätigte die Arbeitsgruppe um *Steere* die in einer Vergleichsstudie mit behandelten und unbehandelten Erythema-migrans-Patienten gewonnene Erkenntnis der Penicillinempfindlichkeit. Nicht nur das Erythema migrans heilte rascher ab, sondern es blieben auch signifikant häufiger Folgeerkrankungen aus. Bei dem ursächlichen Erreger mußte es sich demnach um ein penicillinempfindliches, nicht eitererregendes Bakterium handeln.

Die zunächst mit Rekonvaleszenzseren in der Yale-Universität durchgeführten serologischen Untersuchungen gegen eine Vielzahl bisher bekannter Mikroorganismen blieben ohne Erfolg. Dr. *A. C. Steere* vermutete dennoch eine virale Ätiologie, und zusammen mit Dr. *S. Malewista* veröffentlichte er 1981 eine Abhandlung über „Viral Arthritis" im „Textbook of Rheumatology" (W. B. Saunders, Philadelphia).

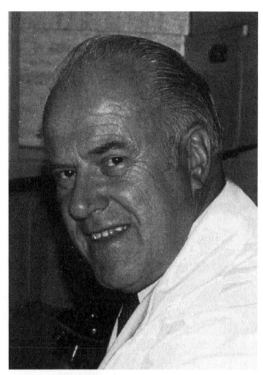

Abb. 3 Dr. *Willy Burgdorfer*, National Institute of Health, Rocky Mountain Laboratories, Hamilton/Montana (USA). Ihm gelang 1981 die Entdeckung des Erregers der Lyme-Krankheit, der 1984 zu seinen Ehren die Speziesbezeichnung Borrelia burgdorferi erhielt.

Des Rätsels Lösung – Spirochäten in Zecken

Und nun trat das ein, was man eine Sternstunde der Medizingeschichte, einen Triumph wissenschaftlicher Forschung bezeichnen könnte und was den gordischen Knoten in dieser spannungsgeladenen Situation zerschlug.

Bahnbrechend waren die Arbeiten von *W. Burgdorfer* (Abb. 3) im Herbst 1981, als er im Rocky Mountain Laboratory in Hamilton/Montana einige hundert adulte Schildzecken Ixodes dammini im Hämolymphtest auf Rikkettsien untersuchte und dabei in der Hämolymphe von 2 weiblichen Ixodes dammini spiralartig aufgerollte Mikrofilarien fand. Diese ungewöhnlich großen Mikrofilarien veranlaßten ihn, auch im Darmsack der Zecken nach Entwicklungsstadien zu suchen. An Stelle von Mikrofilarien fand er auffallend lange Spirochäten. Als junger Mann hatte er 30 Jahre zuvor am Schweizer Tropeninstitut in Basel seine Dissertation über Borrelia duttonii, den Erreger des Afrikanischen Rückfallfiebers, in der Zecke Ornithodoros moubata angefertigt. Beim Anblick der Spirochäten in den amerikanischen Zecken kam er zu dem bald darauf bestätigten Schluß, daß er hier den Erreger des Erythema migrans und der Lyme disease vor sich hatte. Die anschließende Untersuchung von weiteren Zecken der Art Ixodes dammini ergab, daß 60 % der Zecken Spirochäten enthielten. *Burgdorfer* untersuchte daraufhin Ausstriche von Zecken, die er 1978 auf der Suche nach Rickettsien mit Prof. *A. Aeschlimann* in der Schweiz aus der dort heimischen Art Ixodes ricinus angefertigt hatte, und fand 17 % dieser Zecken mit Spirochäten infiziert.

Damit waren schon 2 Zeckenarten der Gattung Ixodes als Spirochätenträger erkannt. Wenig später konnten auch in den amerikanischen Zeckenarten Ixodes pacificus und Ixodes scapularis Spirochäten nachgewiesen werden.

Barbour und *Burgdorfer* gelang es, diese Bakterien in einem flüssigen Spirochätenkulturmedium in Reinkultur anzuzüchten, so daß genügend Antigen als Voraussetzung für weitere experimentelle und serologische Untersuchungen zur Verfügung stand. Sie konnten den Beweis erbringen, daß Patientenseren im Immunfluoreszenztest positiv mit den in den Zecken gefundenen Spirochäten reagierten und Bakteriensuspensionen beim Kaninchen eine dem Erythema migrans entsprechende Hautrötung auslösten. 1982 stellte die Arbeitsgruppe um *Burgdorfer* in der Zeitschrift „Science" die Ergebnisse ihrer Forschungen in dem kurzen, aber bedeutungsvollen Beitrag „Lyme-disease – a tickborne spirochetosis?" zur Diskussion.

Bald nach *Burgdorfers* Veröffentlichung gelang es, diese Spirochäte auch aus Blut, Liquor und Hautpunktaten zu isolieren.

Die Ätiologie der Lyme-Krankheit schien nun im wesentlichen auch klinisch gesichert, und die Arbeitsgruppen um *Steere* und *Burgdorfer* legten das Ergebnis ihrer aus verschiedenen Perspektiven gewonnenen Erkenntnisse 1983 in der gemeinsamen Publikation „The spirochaetal etiology of Lyme disease" im „New England Journal of Medicine" dar.

Erweiterung des Krankheitsspektrums

Aus der Zusammenstellung der historischen Daten am Anfang des Kapitels „Hauterkrankungen" (s. S. 59ff.) werden die Verdienste und die über hundertjährige Erfahrung europäischer Wissenschaftler und Kliniker bezüglich der Teilaspekte der Lyme-Krankheit sichtbar. Daran konnte nach Entdeckung des Erregers die nun auch auf unserem Kontinent intensiv einsetzende Forschung anknüpfen. So wurde in Europa die Spirochätenätiologie des Erythema migrans und assoziierter Erkrankungen nicht nur bestätigt, sondern es konnten darüber hinaus weitere Krankheitsmanifestationen als zum Symptomenkomplex der Lyme-Krankheit gehörig identifiziert werden, nämlich von der dermatologischen Seite:
– das bereits 1883 von *Buchwald* (14) als diffuse, idiopathische Hautatrophie beschriebene und 1902 von *Herxheimer* und *Hartmann* (25) als Acrodermatitis chronica atrophicans bezeichnete Hautleiden,
– die von *Bäfverstedt* 1943 beschriebene Lymphadenosis cutis benigna (Lymphozytom),
– bestimmte Formen von zirkumskripter Sklerodermie und Lichen sclerosus et atrophicus
– sowie von neurologischer Seite die chronische Neuroborreliose, die als Enzephalomyelitis in Erscheinung treten kann.

Lyme-Borreliose: weltweite Anthropozoonose

Erste Publikationen über punktuelle klinische und epidemiologische Untersuchungen auch aus anderen Kontinenten ließen bald erkennen, daß die Lyme-Krankheit weltweit verbreitet ist, wenn auch mit unterschiedlichem klinischem Verlauf und Zeckenvektor.
Zum Erfahrungsaustausch organisierte *Steere* 1983 das erste Symposium über die Lyme-Krankheit an der Yale-Universität. Hier wurde deutlich, daß aufgrund der seit *Burgdorfers* Veröffentlichung gewonnenen Ergebnisse an dessen Vermutung einer Spirochätenätiologie der Lyme-Krankheit nicht zu zweifeln war. Die Referate dieses Symposiums sind publiziert in: *Steere, A. C., S. E. Malawista et al.:* First International Symposium on Lyme Disease. Yale Journal of Biology and Medicine 54 (1984), 445–771.
1984 wurde dem Erreger nach Prüfung taxonomischer Kriterien zu Ehren von Dr. *Burgdorfer* die Speziesbezeichnung „Borrelia burgdorferi" zuerkannt (27).
Eine neue, veterinärmedizinische Perspektive eröffnete sich, als 1984 *Lissmann* und *Bosler* nachwiesen, daß dieser Erreger auch Krankheiten bei Haustieren verursacht. Die Flut der seither weltweit publizierten human- und veterinärmedizinischen Arbeiten kann im Rahmen einer kurzen geschichtlichen Einführung in die Thematik nicht im einzelnen gewürdigt werden. Der Leser, der sich hierüber eingehender informieren möchte, sei auf die inzwischen in Buchform veröffentlichten Beiträge der Referenten des „Second International Symposium on Lyme Disease and Related Disorders", das im September 1985 in Wien stattfand, verwiesen (*Stanek, G., H. Flamm, A. G. Barbour, W. Burgdorfer:* Lyme Borreliosis. G. Fischer, Stuttgart 1986). Zur Vereinheitlichung der Terminologie wurde auf diesem Symposium vorgeschlagen, für durch Borrelia burgdorferi verursachte Infektionen den klinischen Oberbegriff „Lyme-Borreliose" einzuführen.
Im September 1987 wurde die 3. „International Conference on Lyme Disease and Related Disorders" in New York abgehalten, wo über die Forschungsergebnisse seit 1985 berichtet wurde. Auch die dort vorgetragenen Referate sind in Buchform herausgegeben: *Benach, J. L., M. Bosler:* Lyme Disease and Related Disorders. Annals of the New York Academy of Sciences, Vol. 539, 1988.

Burgdorfers Vorbild – Impuls und Modell für die Forschung

Glücklicherweise hat mit *Burgdorfers* Entdeckung eine weltweite Renaissance der bislang vernachlässigten Spirochätenforschung begonnen.

Im Jahre 1976, nur 5 Jahre vor der Entdeckung des Erregers der Lyme-Borreliose, faßte *Burgdorfer* den damaligen Stand so zusammen: „Unfortunately, the number of borreliologists throughout the world has decreased in spite of the great need for additional epidemiologic, ecologic, diagnostic, and taxonomic research on relapsing fever. Unless interest and support are revived, competency to investigate these problems will soon be lost." Wie rasch hat sich doch die Situation geändert! Weltweit haben seit der Entdeckung der Borrelia burgdorferi unzählige Wissenschaftler Interesse an Borrelien und Zecken gefunden. Wöchentlich erscheinen neue Publikationen; das Thema wird bei der Heimtücke des Erregers noch lange nicht erschöpft sein.
1988 hat *W. Burgdorfer* für seine Entdeckung die Robert-Koch-Medaille in Gold erhalten.

Die „IV. International Conference on Lyme Borreliosis" fand nach Fertigstellung dieses

Manuskriptes im Juni 1990 in Stockholm statt. Am Ende dieses Buches sind in einem Nachtrag wesentliche Aspekte dieses Kongresses zusammengefaßt (s. S. 189ff.).

Literatur

1. *Ackermann, R.:* Erythema chronicum migrans und durch Zecken übertragene Meningopolyneuritis (Garin-Bujadoux-Bannwarth) Borrelien-Infektion? Dtsch. med. Wschr. 108 (1983), 577–580
2. *Ackermann, R., H. P. Boisten, J. Kabatzki, U. Runne, K. Krüger, W. P. Herrmann:* Serumantikörper gegen Ixodes-ricinus-Spirochäte bei Acrodermatitis chronica atrophicans (Herxheimer). Dtsch. med. Wschr. 109 (1984), 6–10
3. *Ackermann, R., E. Gollmer, B. Rehse-Küpper:* Progressive Borrelien-Encephalomyelitis. Dtsch. med. Wschr. 26 (1985), 1039–1042
4. *Ackermann, R., J. Kabatzki, H. P. Boisten, A. C. Steere, R. L. Grodzicki, S. Hartung, U. Runne:* Spirochäten-Ätiologie der Erythema-chronicum-migrans-Krankheit. Dtsch. med. Wschr. 109 (1984), 92–97
5. *Ackermann, M. R., J. Kabatzki, H. P. Boisten, A. C. Steere, R. L. Grodzicki, S. Hartung, U. Runne:* Ixodes ricinus spirochete and European erythema chronicum migrans disease. Yale J. Biol. Med. 57 (1984), 573–580
6. *Afzelius, A.:* Verhandlungen der dermatologischen Gesellschaft zu Stockholm. Arch. Derm. Syph. 101 (1910), 404
7. *Arberer, E., M. Ertl, R. Neumann, G. Stanek:* Morphea another manifestation of Lyme disease? Zbl. Bakt. Hyg. A 263 (1986), 266–267
8. *Åsbrink, E., A. Hovmark:* Successful cultivation of spirochetes from skin lesions of patients with erythema chronicum migrans Afzelius and acrodermatitis chronica atrophicans. Acta. Path. Microbiol. Immunol. Scand. Sect. B, 93 (1985), 161–163
9. *Åsbrink, E., I. Olsson:* Clinical manifestations of erythema chronicum migrans Afzelius in 161 patients. A comparison with Lymmlte bei Acrodermatitis chronica atrophicans (Herxheimer). Dtsch. med. Wschr. 109 (1984), 6–10
10. *Bannwarth, A.:* Chronische lymphocytäre Meningitis, entzündliche Polyneuritis und „Rheumatismus". Arch. Psychiatr. Nervenkr. 113 (1941), 284–376
11. *Barbour, A. G.:* Isolation and cultivation of Lyme disease spirochetes. Yale J. Biol. Med. 57 (1984), 521–525
12. *Benach, J. L., et al.:* Spirochetes isolated from the blood of two patients with Lyme disease. New Engl. J. Med. 308 (1983), 740–742
13. *Binder, E., R. Doepfmer, P. Hornstein:* Experimentelle Übertragung des Erythema chronicum migrans von Mensch zu Mensch. Hautarzt 6 (1955), 494–495
14. *Buchwald, A.:* Ein Fall von diffuser idiopathischer Haut-Atrophie. Arch. Dermatol. Syph. 10 (1883), 553–556
15. *Burgdorfer, W.:* Analyse des Infektionsverlaufes bei Ornithodorus moubata (Murray) und der natürlichen Übertragung von Spirochaeta duttoni. Diss. Univ. Basel. Acta Trop. (Basel) 8 (1951), 193–262
16. *Burgdorfer, W.:* Discovery of the Lyme disease spirochete: A historical review. Zbl. Bakt. Hyg. A 263 (1986), 7–10
17. *Burgdorfer, W., A. G. Barbour, S. F. Hayes, J. L. Benach, E. Grundwaldt, J. P. Davis:* Lyme disease – a tick-borne spirochetosis? Science 216 (1982), 1317–1319
18. *Burgdorfer, W., A. G. Barbour, S. F. Hayes, O. Peter, A. Aeschlimann:* Erythema chronicum migrans – a tick-borne spirochetosis. Acta Trop. 40 (1983), 79–83
19. *Esdaile, J. M., A. R. Feinstein:* Lyme disease: A medical detective story. Medical and Health Annual Encyclopedia Britannica, Inc., Chicago 1985, pp. 267–271
20. *Flanagan, B. P.:* Erythema chronicum migrans Afzelius in Americans. Arch. Dermatol. 86 (1962), 410-1
21. *Garin, C., Ch. Bujadoux:* Paralysie par les tiques. J. Méd. Lyon (1922), 765
22. *Gerster, J. C., S. Guggi, H. Perroud, R. Bovet:* Lyme arthritis appearing outside the United States. A case report from Switzerland. Br. med. J. 283 (1981), 951
23. *Grüneberg, T.:* Auffällige serologische Befunde bei Acrodermatitis chronica atrophicans (Herxheimer). Klin. Wschr. 32 (1954), 935–936
24. *Hellerström, S.:* Erythema chronicum migrans Afzelius mit meningitis. Acta Derm. Venerol. (Stockholm) 31 (1951), 227–234
25. *Herxheimer, K., K. Hartmann:* Über Acrodermatitis chronica atrophicans. Arch. Derm. Syph. 61 (1902), 57–76
26. *Hollstrom, E.:* Successful treatment of erythema migrans Afzelius. Acta Derm. Venerol. (Stockholm) 31 (1951), 235–243
27. *Johnson, R. C., G. P. Schmidt, F. W. Hyde, A. G. Steigerwalt, D. J. Brenner:* Borrelia burgdorferi, sp. nov.: Etiologic agent of Lyme disease. Int. J. Syst. Bacteriol. 34 (1984), 496–497
28. *Lennhoff, C.:* Spirochetes in aetiologically obscure diseases. Acta Derm. Venerol. (Stockholm) 28 (1948), 295–324
29. *Lipschütz, B.:* Über eine seltene Erythemform (Erythema chronicum migrans). Arch. Derm. Syph. (Berl.) 118 (1913), 349–356
30. *Mast, W. E., W. M. Burrows:* Erythema chronicum migrans in the United States. J. Am. med. Ass. 236 (1976), 859–860

Literatur

31. *Neubert, U., H. E. Krampitz, H. Engl:* Microbiological findings in erythema chronicum migrans, acrodermatitis chronica atrophicans and lymphadenosis cutis benigna. Zbl. Bakt. Hyg. A 263 (1986), 237–252
32. *Scrimenti, R. J.:* Erythema chronicum migrans Arch. Derm. 102 (1970), 104–105
33. *Sonek, C. E.:* Erythema chronicum migrans with multiple lesions. Acta Derm. Venerol. (Stockholm) 45 (1965), 34
34. *Stanek, G., G. Wewalka, V. Groh, R. Neumann:* Isolation of spirochetes from the skin of patients with erythema chronicum migrans in Austria. Zbl. Bakt. Hyg. A 260 (1985), 88–90
35. *Steere, A. C., W. P. Batsford, M. Weinberg, J. Alexander, H. J. Berger, S. Wolfson, S. E. Malawista:* Lyme carditis: cardiac abnormalities of Lyme disease. Ann. intern. Med. 93 (1980), 8–16
36. *Steere, A. C., T. F. Broderick, S. E. Malawista:* Erythema chronicum migrans and Lyme arthritis: Epidemiologic evidence for a tick vector. Am. J. Epidemiol. 108 (1978), 312–321
37. *Steere, A. C., R. L. Grodzicki, A. N. Kornblatt, J. E. Craft, A. G. Barbour, W. Burgdorfer, G. P. Schmid, E. Johnson, S. E. Malawista:* The spirochetal etiology of Lyme disease. New Engl. J. Med. 308 (1983), 733–740
38. *Steere, A. C., S. E. Malawista:* Cases of Lyme disease in the United States: Locations correlated with distribution of Ixodes dammini. Ann. intern. Med. 108 (1979), 312–321
39. *Steere, A. C., S. E. Malawista, J. A. Hardin, S. Ruddy, P. W. Askenase, W. A. Andiman:* Erythema chronicum migrans and Lyme arthritis: The enlarging clinical spectrum. Ann. intern. Med. 86 (1977), 685–698
40. *Steere, A. C., S. E. Malawista, J. H. Newman, P. N. Spieler, N. H. Bartenhagen:* Antibiotic therapy in Lyme disease. Ann. intern. Med. 93 (1980), 1–8
41. *Steere, A. C., S. E. Malawista, D. R. Snydman, W. A. Andiman:* A cluster of arthritis in children and adults in Lyme, Connecticut. Arthr. Rheum. 19 (1976), 824
42. *Steere, A. C., S. E. Malawista, D. R. Snydman, R. E. Shope, W. A. Andiman, M. R. Ross, F. M. Steele:* Lyme arthritis: An epidemic of obligoarticular arthritis in children and adults in three Connecticut communities. Arthr. Rheum. 20 (1977), 7–17
43. *Steere, A. C., et al.:* Historical perspective of Lyme disease. Zbl. Bakt. Hyg. A 263 (1986), 3–6
44. *Svartz, N.:* Penicillinbehandling vid dermatitis atroficans Herxheimer. Nord. Med. 32 (1946), 2873
45. *Thyresson, N.:* The penicillin treatment of acrodermatitis atrophicans chronica (Herxheimer). Acta Derm. Venerol. (Stockholm) 29 (1949), 572–621
46. *Weber, K.:* Erythema-chronicum-migrans-Meningitis – eine bakterielle Infektionskrankheit? Münch. med. Wschr. 116 (1974), 1993–8
47. *Weber, K., A. Puzik, T. Becker:* Erythema-migrans-Krankheit. Beitrag zur Klinik und Beziehung zur Lyme Krankheit. Dtsch. med. Wschr. 108 (1983), 1182–1190
48. *Weber, K., G. Schierz, B. Wilske, V. Preac-Mursic:* Das Lymphozytom – eine Borreliose? Z. Hautkr. 60 (1985), 1585–1598
49. *Weber, K., G. Schierz, B. Wilske, V. Preac-Mursic:* European erythema migrans disease and related disorders. Lyme disease first international symposium. Yale J. Biol. and Med. 57 (1984), 13–21

Eigenschaften des Erregers Borrelia burgdorferi und Abwehrreaktionen des Körpers

H. Horst

Nachdem die Borrelien-Ätiologie der Lyme-Krankheit gesichert war, wurde der Erreger von amerikanischen und europäischen Forschergruppen mit allen in der Mikrobiologie und Immunologie verfügbaren Methoden geprüft. Solche Untersuchungen sind kein wissenschaftlicher Selbstzweck, sondern die gewonnenen Erkenntnisse gewähren tiefere Einsicht in die Pathogenese einer Infektionskrankheit und sind Voraussetzung für epidemiologische Studien sowie methodische Standardisierung.

Eigenschaften von Borrelia burgdorferi

Borrelien sind in der Natur weit verbreitet. Sie kommen freilebend, aber auch in den verschiedensten Arthropodenarten vor, die ihrerseits als Ektoparasiten in ihrer Entwicklung auf tierisches oder menschliches Blut angewiesen sind und so als Vektoren für die Verbreitung von Infektionskrankheiten bei Tier und Mensch sorgen. Es sind über 20 Borrelien-Arten bekannt. Sie wurden 1907 von *Swellengrebel* nach dem französischen Bakteriologen *Borrel* benannt. Erinnert sei an B. recurrentis, den Erreger des Rückfallfiebers, schon 1873 von *Obermeier* im Blut von Kranken entdeckt.

Taxonomie und Morphologie

Taxonomisch gehört B. burgdorferi (Abb. 1) zur Familie Spirochaetaceae, den schraubenförmigen Bakterien, zu denen unter anderem auch die medizinisch bedeutungsvollen Gattungen Treponema (z. B. T. pallidum = Erreger der Lues, T. vincentii = Erreger der Angina Plaut-Vincenti) und Leptospira (z. B. L. icterohaemorrhagia = Erreger der Weilschen Krankheit) gehören.

Im Rahmen dieses Buches kann nicht über die Kriterien für die taxonomische Einordnung von Mikroorganismen berichtet werden. Diese werden von einem Internationalen Komitee erarbeitet. Eine Expertengruppe entscheidet letztlich darüber, ob ein bisher unbekanntes Bakterium als neue Art anzuerkennen ist. Borrelia burgdorferi erfüllte diese Kriterien und wurde 1984 von *Johnson* im „International Journal of Systematic Bacteriology" als neue Art beschrieben.

Borrelien bewegen sich wie die übrigen Spirochäten korkenzieherartig. Ihre Flagellen sind nicht frei beweglich, sondern zwischen der inneren und äußeren Membran parallel eng um den Zellkörper gewunden (Abb. 2). Durch Kontraktion der Fibrillen kann der gesamte Zellkörper in eine rotierende Bewegung versetzt werden. Borrelien sind dadurch auch in ihrer Längsachse biegbar und können sich somit auch seitlich bewegen. Dieser Bewegungsmechanismus bietet günstige Voraussetzungen, leicht ins Gewebe einzudringen. Er ist mit der primitiven Form einer Muskelbewegung vergleichbar.

Elektronenmikroskopische Untersuchungen haben ergeben, daß Borrelia-burgdorferi-Isolate ultrastrukturell nicht einheitlich sind und neben anderen Merkmalverschiedenheiten eine unterschiedliche Zahl von Geißeln aufweisen. Dieser Befund hat die Frage aufgeworfen, ob diese Polymorphie möglicher-

Eigenschaften von Borrelia burgdorferi

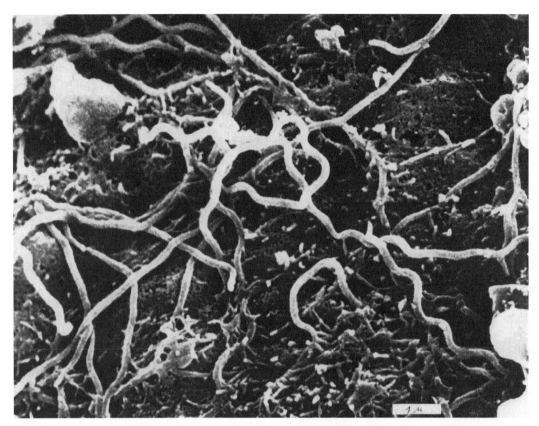

Abb. 1 Borrelia burgdorferi im Mitteldarm einer Hirschzecke (Ixodes dammini). (Die Abbildung wurde uns freundlicherweise überlassen von Dr. *W. Burgdorfer* und Dr. *S. F. Hayes*, Rocky Mountain Laboratories, Hamilton/MT., USA.)

weise für den unterschiedlichen klinischen Organbefall bei Lyme-Borreliose verantwortlich ist, oder ob es sogar apathogene Subtypen gibt. Für die Routinediagnostik ist aber die antigene Heterogenität von größerer Bedeutung als die morphologische, wie wir später noch sehen werden.

Antigenes Mosaik von Borrelia burgdorferi

Aus der allgemeinen Krankheitslehre wissen wir, daß jeder Infektionskrankheit eine Auseinandersetzung zwischen Erreger und befallenem Organismus vorangeht. Der Körper besitzt eine stufenweise Abwehrstrategie in Form von unspezifischen und spezifischen Abwehrmechanismen. Letztere stellt die humorale und zelluläre Immunantwort dar, erstere werden durch Aktivierung biogen wirksamer Substanzen im Wirtsorganismus durch den Erreger eingeleitet.

Von außerordentlicher Bedeutung war zunächst, die antigene Oberflächenbeschaffenheit des Erregers und die Immunantwort dieses antigenen Reizes bei infizierten Menschen und Tieren zu erforschen. Und hier zeigte sich schon bald, daß der Teufel im Detail steckt.

Von der klinischen Chemie her ist die elektrophoretische grobe Auftrennung der Serumeiweiße bekannt. Es gibt nun verfeinerte elektrophoretische Methoden, bei denen Polyacrylamid als Trägersubstanz verwendet wird (Polyacrylamidgel electrophoresis = PAGE). Damit können nach entsprechender Vorbehandlung des Erregers und Spezialfärbung der bei der Auftrennung entstehenden Banden die proteinhaltigen antigenwirksamen Komponenten nach ihrem Molekulargewichten aufgeschlüsselt werden. Abbildung 3 zeigt ein Beispiel einer derartigen Auftrennung verschiedener Borrelien-Isolate aus europäischen Zecken.

Zum besseren Verständnis hierzu einige Anmerkungen: Die atomare Masseneinheit der chemischen Atomgewichtskala ist das Dalton. Da es sich bei Eiweißen um hochmolekulare Verbindungen handelt, erfolgt die Angabe in der Eiweißchemie in Kilo-Dalton (1 kD = 1 000 D). Die Präzipitatlinie 41 kD neben der Molekulargewichtskala in den Abbildungen 3 und 4 bedeutet demnach, daß der Erreger unter anderem eine Eiweißkomponente mit dem Molekulargewicht 41 Kilo-Dalton (41 000 D) besitzt. Als Ergebnis der Polyacrylamidgelelektrophorese erkennt man eine ausgeprägte Heterogenität in den niedrigen Molekulargewichtsklassen, während die 60-KD- und 41-KD-Eiweißkomponenten bei allen Isolaten vorhanden sind. Die amerikanischen Stämme indessen erwiesen sich in ihrer Antigenstruktur nach diesen Untersuchungen als homogener, insbesondere hinsichtlich der Oberflächenantigene (Osp A und B), was auch als Hinweis eines Erregerimportes von Europa nach Nordamerika gedeutet wurde.

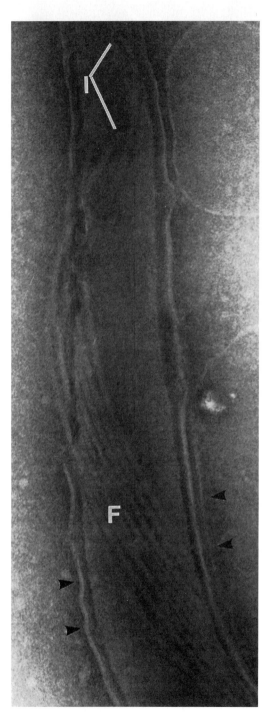

Abb. 2 Elektronenmikroskopische Aufnahme von Borrelia burgdorferi, die ultrastrukturelle Einzelheiten erkennen läßt:
F = 8 strähnenförmig um den Zelleib gewundene Geißeln, auf denen das 41-kD-Antigen lokalisiert ist
↙ = Ansatzpunkt der Geißeln
▶ = Diese Pfeile weisen auf die Doppelkontur der Zellwand hin.
Vergleichende Untersuchungen verschiedener Isolate ergaben eine morphologische Heterogenität in Länge, Durchmesser, Wellenlänge der Windungen, Zahl der Geißeln und Struktur (aus: Hovind-Hougen et al.: Zbl. Bakt. Hyg. A 263 [1986], 103–111, mit freundlicher Genehmigung der Verfasser und des Fischer-Verlages).

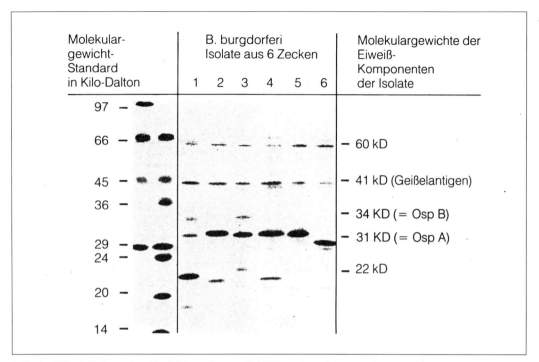

Abb. 3 Mittels Polyacrylamidgelelektrophorese (PAGE) nachgewiesene antigene Heterogenität von aus europäischen Zecken (Ixodes ricinus) isolierten Borrelia-burgdorferi-Stämmen (modifiziert nach *Wilske* et al.: Zbl. Bakt. Hyg. A 263 [1988], 92–102; mit freundlicher Genehmigung der Verfasser und des Fischer-Verlages).
Osp B = Outer surface protein B (Hauptoberflächenantigen B)
Osp A = Outer surface protein A (Hauptoberflächenantigen A).

Diese Befunde konnten auf molekularbiologischer Ebene durch DNS-Sequenzanalysen bestätigt werden. Man versuchte, die klinischen Unterschiede der Lyme-Borreliose zwischen Europa und Amerika auch auf diese Heterogenität zurückzuführen.
Weiterhin unterschieden sich die aus Patientenmaterial gewonnenen Borrelien in ihrer antigenen Zusammensetzung von denen, die aus Zecken stammten. Derselbe Stamm kann nach mehreren Züchtungspassagen sogar seine antigene Struktur und Infektiosität im Tierversuch ändern, was mit morphologischen Plasmidveränderungen korreliert.
Im Gegensatz zum stabilen Geißelantigen 41 kD werden die Hauptkörperantigene Osp A (31 kD) und Osp B (34 kD) von Plasmidgenen gesteuert, was – ähnlich wie die Ausbildung von Resistenzfaktoren gegen Antibiotika bei manchen Bakterienarten – eine schnelle Adaptation an veränderte Umweltbedingungen und somit eine positive Selektion ermöglicht. Im Vergleich zu den Chromosomen ist das genetische Material der Plasmide wesentlich labiler. Diese genetische Plastizität könnte auch eine Erklärung sein für das weite Spektrum ökologischer Bedingungen, denen sich B. burgdorferi anpassen kann. Eine beeindruckende Tatsache ist, daß der Erreger unter In-vitro-Bedingungen für seine Überlebensfähigkeit und Vermehrung höchste Ansprüche an das Nährmedium und die Temperatur stellt, während er in der freien Natur in der Zecke extremen Temperaturschwankungen ausgesetzt ist. Temperaturschwankungen können die Produktion be-

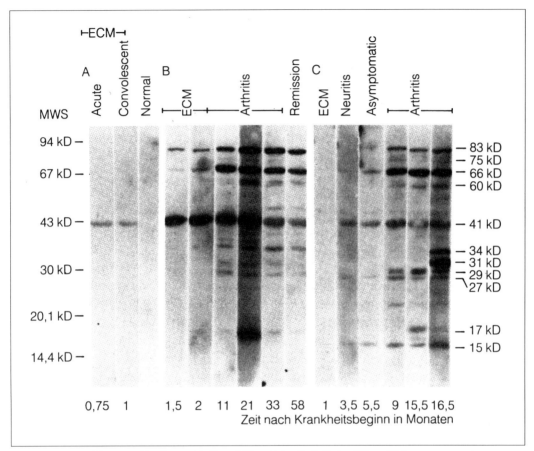

Abb. 4 Immunoblots von 3 Patienten (A, B und C), welche die IgG-Antikörperbildung gegen antigene Determinanten von Borrelia burgdorferi im zeitlichen Verlauf der Krankheitsmanifestation zeigen. Es wird daraus ersichtlich, daß in Spätstadien eine bis gegen 11 Antigene gerichtete IgG-Antikörperbildung stattfindet. Welche Bedeutung dieses Phänomens für die Pathogenese der Krankheit hat, ist z. Zt. noch nicht überzeugend erklärbar. MWS = Molekulargewichtsstandard in Kilodalton (kD).
(aus: *Craft* et al.: J. clin. Invest. 78 [1988], 934–939; mit freundlicher Genehmigung der Verfasser und der „American Society for Clinical Investigation" New York.)

stimmter Proteine (heat shock proteins) und damit auch die Antigenität modulieren. Untersuchungen über die Bedeutung dieses Phänomens für den Krankheitsverlauf im infizierten Organismus befinden sich erst im Anfangsstadium.

Auch der mit serologischen Details nicht sehr vertraute Leser kann erkennen, welche Probleme eine fehlende antigene Homogenität bei der Standardisierung einer serologischen Methode aufwirft. Aus der Spirochätenserologie ist bekannt, daß auch andere Spirochätengattungen eine unstabile antigene Zusammensetzung haben, eine partielle Antigengemeinsamkeit mit anderen besitzen und somit Ursache für Kreuzreaktionen sein können. Bisher ist es nicht gelungen, ein nur für B. burgdorferi spezifisches Antigen zu identifizieren.

Abwehrreaktionen des befallenen Organismus

Humorale Immunantwort

Wie reagiert nun der Körper auf diesen antigenen Reiz des Erregers? Die Frage läßt sich mit der Technik des Immuno- oder Western-Blot beantworten. Immuno- oder Western-Blot ist eine Methode, mit der die zuvor in der Polyacrylamidgelelektrophorese nach Molekülgröße aufgetrennten antigenen Eiweißkomponenten nach Übertragung auf eine Nitrozellulosefolie auf ihre antikörperstimulierende Wirksamkeit überprüft werden können. Zur Darstellung der Antigen-Antikörper-Reaktion werden sie mit Patientenseren beschichtet. Wenn Antikörper vorhanden sind, reagieren diese mit dem zugehörigen spezifischen Antigen und bilden eine Präzipitatlinie, die färberisch dargestellt werden kann. Diese Methode wird vorwiegend für wissenschaftliche Zwecke benutzt, hat aber auch in der Routinediagnostik, z. B. als Bestätigungstest HIV-positiver Patienten, Einzug gefunden.

Abbildung 4 zeigt ein Beispiel für die zeitabhängige Antikörperbildung von Patienten gegen verschiedene antigene Komponenten während des Krankheitsverlaufes. Man sieht, daß bei einer Infektion zuerst Antikörper gegen das 41-kD-Flagellenantigen gebildet werden, die auch noch in Spätstadien vorhanden sind. Dieses Antigen ist jedoch nicht sehr spezifisch, da auch andere Spirochäten (z. B. T. pallidum) diese Komponente besitzen. Noch unspezifischer ist das 60-kD-Antigen, das außer bei Spirochäten auch bei zahlreichen anderen Bakterienfamilien vorkommt (common antigen).

Die Erkenntnisse, welche man aus solchen Untersuchungen hinsichtlich der humoralen Immunantwort gewonnen hat, sind teilweise sehr verwirrend. So können z. B. Patientenseren Antikörper gegen Antigene bestimmter Molekülgewichte von Borrelien-Isolaten anderer Herkunft enthalten, obwohl sie gegen die bei demselben Patienten isolierten Borrelien nicht nachweisbar sind. Man hat daraus die Vermutung abgeleitet, daß der Erreger im Verlauf der Infektion einer antigenen Veränderung (Antigendrift) unterliegt, auf diese Weise die Abwehrstrategie des befallenen Organismus überlistet, sich jahrelang „unerkannt" im Körper verbergen und so Ursache für einen chronisch rezidivierenden oder progredienten Krankheitsverlauf sein kann.

Eine immunprotektive Wirkung gegen Reinfektion besitzen die während des Krankheitsverlaufs gebildeten Antikörper anscheinend nicht immer, was Reinfektionen beweisen. Der Versuch, einen Impfstoff zu gewinnen, ist bisher – wie bei der Lues, deren Erreger schon 1905 entdeckt wurde – gescheitert.

Zelluläre Immunantwort

Neben den B-Lymphozyten, die nach antigenem Reiz in antikörperbildende Plasmazellen umgewandelt werden und somit das morphologische Substrat der humoralen Immunantwort darstellen, gibt es T-Lymphozyten mehrerer Funktionsklassen, welche die zelluläre Immunantwort repräsentieren. Die bisher im Vergleich zur humoralen noch spärlichen Untersuchungen über die zelluläre Immunität zeigen sowohl qualitative als auch quantitative Veränderungen der T-Zellpopulationen, über deren Bedeutung im Krankheitsgeschehen man allerdings nur spekulieren kann.

B. burgdorferi und Mitogene wirken proliferativ-stimulierend auf die T-Lymphozyten Erkrankter, und ersterer erzeugt auch eine zahlenmäßige Änderung der Zusammensetzung der T-Zellsubtypen. Im Frühstadium der Infektion werden zuerst die T- und erst danach die B-Lymphozyten in Aktivität versetzt. Antibiotika können möglicherweise diesen Prozeß zum Stillstand bringen, was dazu führt, daß im Frühstadium unzureichend antibiotisch behandelte Patienten auch beim Fortschreiten der Erkrankung seronegativ bleiben. Die proliferationsstimulierende Wirkung auf die T-Lymphozyten dieser Patienten durch B. burgdorferi soll aber erhalten bleiben. Das könnte sich als nützliche, ergänzende Methode erweisen bei klinischem Verdacht einer Lyme-Borreliose, aber negativem Ausfall der humoral-serologischen Befunde. Die auf diesem Gebiet erschienenen Arbeiten sind teilweise widersprüchlich, bedingt durch die Anwendung unterschiedlicher Methoden.

Unspezifische Abwehrmechanismen

Viele Bakterien, insbesondere gramnegative Stäbchen, besitzen auf ihrer Zelloberfläche Lipopolysaccharide, die im Wirtsorganismus endotoxinartige Wirkungen auslösen und Reaktionen in Gang setzen im Sinne einer Stimulierung unspezifischer, örtlicher und generalisierter Abwehrreaktionen. Der Lipopolysaccharidgehalt bei B. burgdorferi beträgt ca. 3 %, bezogen auf das Trockengewicht.

Die pyrogene Wirkung erzeugt Fieber, die mitogene stimuliert die Lymphozyten und regt insbesondere die Makrophagen zur Bildung von Interleukin 1 an, was seinerseits eine Folge weiterer entzündungsfördernder Prozesse in Gang setzt, wozu u. a. die Vermehrung Akuter-Phase-Proteine, die Steigerung des Eiweißstoffwechsels und der Antikörperbildung, die Synthese von Prostaglandinen, Proteasen und Kollagenasen sowie die Freisetzung von Substanzen, die örtliche entzündliche Reaktionen auslösen, gehören.

Deshalb wird verständlich, daß schon eine geringe Erregerzahl weitreichende, generalisierte Reaktionen und Symptome im befallenen Wirt auslösen kann. In den meisten Fällen scheinen – wie bei anderen Infektionskrankheiten – die unspezifischen und spezifischen Abwehrmechanismen des Wirtsorganismus ausreichend, um den Erreger an der Ausbreitung zu hindern, denn nicht jeder Stich einer mit Borrelien infizierten Zecke führt zur manifesten Krankheit.

Weitere, möglicherweise pathogenetisch wirksame Faktoren

Immunkomplexe und Ingangsetzung von Autoimmunprozessen scheinen bei chronischen Krankheitsverläufen eine wichtige Rolle zu spielen. So haben *Aberer* et al. (1) die mit B. burgdorferi gemeinsame antigene Determinante (41 kD) im Myelin peripherer Nerven, in Nervenzellen des ZNS und in Epithelzellen einschließlich der Synovia nachgewiesen. HLA-Assoziationen, die aber noch in größeren Kollektiven abgesichert werden müssen, lassen eine genetisch determinierte Komponente vermuten. Diese Fragen werden – soweit Erkenntnisse vorliegen – in den klinischen Kapiteln noch erörtert.

Völlig unklar ist die Bedeutung von Bakteriophagen, die auch in menschlichen Borrelia-burgdorferi-Isolaten nachgewiesen wurden (Dr. *Neubert,* persönliche Mitteilung 1989). Ob sie virulenzmodulierend wirkend oder nur stumme „Untermieter" sind, das zu erforschen bleibt der Zukunft vorbehalten. Weiterhin würde die epidemiologische Forschung großen Nutzen ziehen, wenn sich herausstellen sollte, daß eine Bakteriophagen-Subtypisierung von Borrelia-burgdorferi-Isolaten möglich wäre.

Dieses Kapitel sollte auf einige Aspekte der immunbiologischen und biochemischen Grundlagenforschung hinweisen, hier liegt derzeit ein Schwerpunkt der wissenschaftlichen Forschung. Die bisher genannten Erkenntnisse sind in ihren Einzelaspekten für das Krankheitsgeschehen noch nicht immer verständlich. Der gegenwärtige Stand zeigt, daß zwar zahlreiche Daten vorliegen, für die aber noch kein gemeinsamer Nenner gefunden werden konnte, um allgemeine Gesetzmäßigkeiten daraus abzuleiten.

Erreger und Vektor

Um die Epidemiologie, den jahreszeitlichen Infektionszyklus, die Übertragungsmechanismen und Ansätze zur Prophylaxe verstehen zu können, benötigt man bei vektoriell übertragenen Infektionskrankheiten neben Kenntnissen der Erregereigenschaften auch Informationen über die Lebensweise des Vektors, über welche die meisten Ärzte nur verschwommene Vorstellungen haben. Im nächsten Kapitel wird daher von erfahrener parasitologischer Seite ein Einblick in die hinterhältige und ausgeklügelte Überlebensstrategie der Zecken und deren Verbreitung gegeben.

Da es letztlich Parasitologen waren, denen wir die ätiologische Klärung der Lyme-Krankheit verdanken, soll hiermit gleichzeitig das Interesse für die medizinische Entomologie geweckt werden.

Literatur

1. *Aberer, E., et al.:* Molecular mimicry and Lyme borreliosis; a shared antigenic determinant between Borrelia burgdorferi and human tissue. Ann. Neurol. 26 (1989), 732–737
2. *Barbour, A. G.:* Immunochemical analysis of Lyme disease spirochetes. Yale. J. Biol. Med. 57 (1984), 581–586
3. *Barbour, A. G.:* Plasmid analysis of Borrelia burgdorferi, the Lyme disease agent. J. clin. Microbiol. 26 (1988), 475–478
4. *Barbour, A. G., C. F. Garon:* The genes encoding major surface proteins of Borrelia burgdorferi are located on a plasmid. Ann. New York Acad. Sci. 539 (1988), 144–153
5. *Barbour, A. G., R. A. Heiland, T. R. Howe:* Heterogeneity of major proteins of Lyme disease borreliae: a molecular analysis of North American and European isolates. J. inf. Dis. 152 (1985), 478–484
6. *Barbour, A. G., S. L. Tessier, S. F. Hayes:* Variation in a major surface protein of Lyme disease spirochetes. Infect. Immun. 45 (1984), 94–100
7. *Barbour, A. G., S. L. Tessier, W. J. Todd:* Lyme diesease spirochetes and ixodid tick spirochetes share a common surface antigenic determinant defined by a monoclonal antibody. Infect. Immun. 41 (1983), 795–804
8. *Beck, G., G. S. Habicht, J. L. Benach, J. L. Coleman:* Chemical and biological characterization of a lipopolysaccharide extracted from the Lyme disease spirochete (Borrelia burgdorferi). Infect. Dis. 152 (1985), 108–117
9. *Beck, G., G. S. Habicht, J. G. Benach, J. L. Coleman, R. M. Lysik, F. O'Brien:* A role for interleukin 1 in the pathogenesis of Lyme disease. Zbl. Bakt. Hyg. A 263 (1986), 133–136
10. *Bergström, S., V. G. Bundoc, A. G. Barbour:* Molecular analysis of linear plasmid-encoded major surface proteins, OspA and OspB, of the Lyme-disease spirochaete Borrelia burgdorferi. Molec. Microbiol. 3/4 (1989), 479–486
11. *Coleman, J. L., J. L. Benach, G. Beck, G. S. Habicht:* Isolation of the outer envelope from Borrelia burgdorferi. Zbl. Bakt. Hyg. A 263 (1986) 123–126
12. *Craft, J. E., D. K. Fischer, G. T. Shimamoto, A. C. Steere:* Antigens of Borrelia burgdorferi recognized during Lyme disease. J. clin. Invest. 78 (1986) 934–939
13. *Dattwyler, R. J., J. A. Thomas, J. L. Benach, M. G. Golightly:* Cellular immunoresponse in Lyme disease. Zbl. Bakt. Hyg. A 263 (1986), 151–159
14. *Dattwyler, R. J., J. Thomas, J. L. Benach, G. S. Habicht, A. H. Ross:* Serum immunoregulatory factors in Lyme disease. Clin. Res. 33/2 (1985), 399(A)
15. *Dattwyler, R. J., et al.:* Seronegative Lyme disease. New Engl. J. Med. 319 (1988), 1441–1446
15a *Gluss, R. G., J. D. Boothby:* Thermoregulation of protein synthesis in Borrelia burgdorferi. Infect. Immun. 58 (1990), 1038–1042
16. *Habicht, G. S., G. Beck, J. L. Benach, J. L. Coleman:* Borrelia burgdorferi lipopolysaccharide and its role in the pathogenesis of Lyme disease. Zbl. Bakt. Hyg. A 263 (1986), 137–141
17. *Habicht, G. S., G. Beck, J. L. Benach, J. L. Coleman, K. D. Leichthling:* Lyme disease spirochetes induce human and murine interleukin 1 production. J. Immunol. 134 (1985), 3147–3154
18. *Hovind-Hougen, K.:* Ultrastructure of spirochetes isolated from Ixodes ricinus and Ixodes dammini. Yale J. Biol. Med. 57 (1984), 543–548
19. *Hyde, F. W., B. C. Johnson:* Genetic analysis of Borrelia. Zbl. Bakt. Hyg. A 263 (1986), 119–122
20. *Le Febvre, R. B., G. C. Perug, R. C. Johnsen:* Characterization of B. burgdorferi isolates by restriction endonuclease analysis and DNA-hybridization. J. clin. Microbiol. 27 (1989), 636–639
21. *Moffat, C. M., L. H. Sigal, A. C. Steere, D. H. Freeman, J. M. Dwyer:* Cellular immune findings in Lyme disease: Correlation with serum IgM and disease activity. Am. J. Med. 77 (1984), 625–632
22. *Obermeier, O.:* Vorkommen feinster, eine Eigenbewegung zeigender Fäden im Blute von Recurrenskranken. Zbl. med. Wissensch. 11 (1873), 145–155
23. *Schutzer, S. E., D. Fraser:* Sequestration of antibody to Borrelia burgdorferi in immune complexes in seronegative Lyme disease. Lancet 335 (1990), 312–315
24. *Schwan, T. G., W. Burgdorfer:* Antigenic changes of Borrelia burgdorferi as a result of in vitro cultivation. J. Infect. Dis. 156 (1987), 852–853

25. *Schwan, T. G., W. Burgdorfer, C. F. Garon:* Changes in infectivity and plasmid profile of the Lyme disease spirochete, Borrelia burgdorferi, as a result of in vitro cultivation. Inf. and Immunity (1988), 1831–1836
26. *Sigal, L. H., C. M. Moffat, A. C. Steere, J. M. Dwyer:* Cellular immune findings in Lyme disease. Yale. J. Biol. Med. 57 (1984), 595–598
27. *Sigal, L. H., A. C. Steere, J. M. Swyer:* In vivo and in vitro evidence of B cell hyperactivity during Lyme disease. J. Rheumatol. 15 (1988), 648–654
28. *Stanek, G., G. Wewalka, V. Groh, R. Neumann, W. Kristoferitsch:* Differences between Lyme disease and European arthropod-borne borrelia infections. Lancet 1 (1985), 401
29. *Wilske, B., V. Preac-Mursic, G. Schierz:* Antigenic heterogeneity of European Borrelia burgdorferi strains isolated from patients and ticks. Lancet 1 (1985), 1099
30. *Wilske, B., V. Preac-Mursic, G. Schierz, K. V. Busch:* Immunochemical and immunological analysis of European Borrelia burgdorferi strains. Zbl. Bakt. Hyg. A 263 (1986), 92–102

Biologie und Ökologie der Zecken

A. Liebisch

Den in Deutschland heimischen Zecken wurde lange Zeit nur geringe medizinische Bedeutung beigemessen. Dies änderte sich, als die Übertragung des Virus der Zeckenenzephalitis (FSME), die Rolle von Zecken in der Epidemiologie von Rickettsiosen und jüngst die Überträgerfunktion bei der einheimischen Zeckenborreliose erkannt wurden (16, 23, 25).

Die in Deutschland heimischen Zeckenarten

Aus Deutschland sind bisher 19 heimische Zeckenarten bekannt, denen mehr oder weniger große medizinische und veterinärmedizinische Bedeutung zukommt (Tab. 1). Weiterhin finden sich hier noch einige Zeckenarten, die gelegentlich aus anderen Ländern eingeschleppt werden, bei uns aber nicht heimisch werden können (5, 22). Eine Reihe der deutschen Zeckenarten ist streng wirtsspezifisch. Sie kommen nur an bestimmten freilebenden Wildsäugern und Vögeln oder in deren Bauten und Nestern vor. Ihre medizinische Bedeutung kann daher zunächst als begrenzt angesehen werden, solange man nicht weiß, welche Rolle ihnen bei der Erhaltung des Zyklus eines Infektionserregers in der Natur zukommt. Andere deutsche Zeckenarten haben jedoch große medizinische und veterinärmedizinische Bedeutung, da sie auch Menschen und Haustiere befallen. Unter diesen nimmt die Zeckenart *Ixodes ricinus* (auch gemeinhin „Holzbock" genannt) eine herausragende Stellung ein. Hierfür sind insbesondere 2 biologische Ei-

Schildzecken (Ixodidae)

Gattung Ixodes
Ixodes ricinus *(Linnaeus,* 1758)
Ixodes hexagonus *(Leach,* 1815)
Ixodes canisuga *(Johnston,* 1849)
Ixodes trianguliceps *(Birula,* 1895)
Ixodes apronophorus *(Schulze,* 1924)
Ixodes vespertilionis *(Koch,* 1844)
Ixodes simplex *(Neumann,* 1906)
Ixodes festai *(Rondelli,* 1926)
Ixodes pari *(Leach,* 1815)
Ixodes arboricola *(Schulze* und *Schlottke,* 1929)
Ixodes lividus *(Koch,* 1844)
Ixodes uriae *(White,* 1852)

Gattung Haemaphysalis
Haemaphysalis concinna *(Koch,* 1844)
Haemaphysalis punctata *(Canestrini* und *Fanzago,* 1877)

Gattung Dermacentor
Dermacentor reticulatus *(Fabricius,* 1794)
Dermacentor marginatus *(Sulzer,* 1776)

Gattung Rhipicephalus
Rhipicephalus sanguineus *(Latreille,* 1804)

Lederzecken (Argasidae)
Argas reflexus *(Latreille,* 1796)
Argas vespertilionis *(Latreille,* 1796)

Tab. 1 Liste der in Deutschland heimischen Zeckenarten.

genheiten dieser Zeckenart verantwortlich: I. ricinus ist eine euryphage Zeckenart, d. h., ihre Larven, Nymphen und Adulti pa-

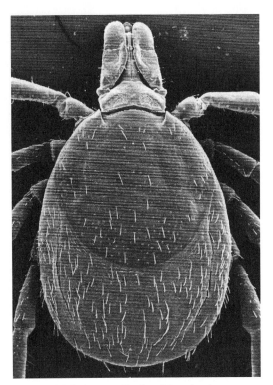

Abb. 1   Weibchen von Ixodes ricinus in einer rasterelektronenmikroskopischen Aufnahme (Vergr. 62 x).

rasitieren an einer großen Zahl von unterschiedlichsten Wirbeltierwirten. Sie können dadurch pathogene Mikroorganismen von Wild- und Haustieren auch auf den Menschen übertragen. Des weiteren ist die Zecke als euryök anzusehen, d. h., sie ist nicht an eng umgrenzte Biotope gebunden und kann unter unseren geographischen und klimatischen Bedingungen eine weite Verbreitung in verschiedenen Habitaten finden (22). Diese Besonderheiten machen I. ricinus zum wichtigsten Krankheitsüberträger, den wir gegenwärtig in Westeuropa kennen.

Zecken im Naturherd

Zecken sind hämatophage Ektoparasiten, die in jedem Entwicklungsstadium einmal Blut saugen müssen. Damit werden sie neben ihrer schädigenden Wirkung als Parasit noch zu Überträgern (Vektoren) von pathogenen Mikroorganismen, die sie von einem ihrer Wirte bei der Blutmahlzeit aufnehmen und auf den nächsten Wirt übertragen. Diese Mikroorganismen können im Darm der Zecke, in der Hämolymphe, im Gewebe anderer Organe und auch in den Speicheldrüsen auftreten. Vermehrt sich der Erreger in der Zecke und befällt er auch die Ovarien, die Eier und die Nachkommenschaft, wird die Zecke selbst zu einem Reservoir. Eine einmal infizierte Zeckenpopulation kann somit die Infektion lange Zeit aufrechterhalten.

Für diesen Zyklus der Krankheitsübertragung wurde der Begriff der *Naturherdinfektion* eingeführt. Ein Naturherd (natural focus of disease) kann z. B. ein eng umgrenztes Waldstück sein. Hier kommen die Zecken und ihre Wirtstiere vor. Ein Krankheitserreger zirkuliert so lange unbemerkt zwischen den Zecken und Wirtstieren, bis ein empfänglicher Wirt in diesen Kreislauf eintritt, für den der Erreger pathogen ist und der schließlich erkrankt. Wildtiere und Vögel bilden somit das Reservoir, der Mensch und die Haustiere die empfänglichen Wirte. Häufig sind Zecken Überträger und Reservoir zugleich. Zu den bekanntesten durch Zecken übertragenen Naturherdinfektionen zählen die Zeckenenzephalitis, das Rocky Mountain spotted fever, die Tularämie und die Zeckenborreliose.

Wirtsfindung

Zoologisch gesehen gehören Zecken zu den Spinnentieren (Chelicerata). Sie sind eigentlich große Milben (Acarina: Metastigmata). An einer Reihe von Körpermerkmalen sind sie von den Insekten zu unterscheiden: Milben und Zecken besitzen einen ungegliederten Körpersack und haben 8 Beine (mit Ausnahme der kleinen sechsbeinigen Larven). Die nachfolgenden Ausführungen zur Biologie und Ökologie der Zecken sollen am Bei-

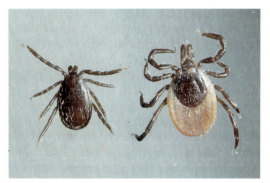

Abb. 2 Männchen (links) und Weibchen (rechts) von Ixodes ricinus im ungesogenen Zustand.

spiel von Ixodes ricinus erfolgen, da diese Zeckenart die häufigste und am weitesten verbreitete Zecke in Deutschland ist, die u. a. als Überträger der einheimischen Zeckenborreliose fungiert.

I. ricinus gehört in die große Familie der Schildzecken, die auf dem Rücken ein Scutum (einen chitinisierten Rückenschild) tragen (Abb. 1). Dieser Schild bedeckt bei den männlichen Zecken den gesamten Rücken, bei den Weibchen und den Entwicklungsstadien ist er herzförmig und nur im vorderen Teil des Rückens ausgebildet (Abb. 2).
Die Männchen von I. ricinus haben eine Körperlänge von 2,5 mm, die nichtgesogenen Weibchen sind 3,5 mm und die vollgesogenen Weibchen bis zu 12 mm lang. Die Farbe der Männchen ist schwarzbraun, die der Weibchen kastanienbraun. Im vollgesogenen Zustand färben sich die Weibchen stahlgrau (Abb. 3).
Wenn Zecken auf Wirtssuche sind, klammern sie sich mit den hintersten 3 Beinpaaren an der Vegetation, z. B. an einem Grashalm, fest und warten dort auf einen vorüberkommenden Wirt. In einer charakteristischen Wartehaltung wird das vorderste Beinpaar abgespreizt. Am Fuß (Tarsus) dieses Beinpaares befindet sich ein nur bei Zecken bekanntes Sinnesorgan, das der Wirtsfindung dient (Abb. 4). Dieses nach dem deutschen

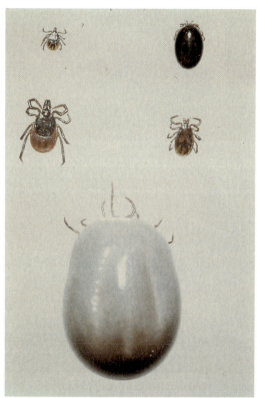

Abb. 3 Die an Mensch und Haustier häufig anzutreffenden Zeckenstadien von Ixodes ricinus. Oben: Nymphe ungesogen (links) und vollgesogen (rechts). Mitte: Weibchen ungesogen (links) und Männchen (rechts). Unten: Vollgesogenes Weibchen.

Naturforscher *G. Haller* (1881) als Hallersches Organ bezeichnete Sinnesorgan ist eine mit Sinneshaaren und -borsten ausgestattete Grube, die zusammen mit anderen Sinneshaaren am 1. Beinpaar einen Komplex von mechanischen, thermischen und chemischen Reizen wahrnehmen kann. Von diesen aufnehmbaren Reizen gehören die Erschütterung durch einen vorüberziehenden Wirt und das in der Atemluft enthaltene CO_2 zu den wichtigsten Reizen. Ein vorüberkommender Wirt streift die Zecken von der Vegetation ab, und diese klammern sich an ihm an oder sie lassen sich auf ihn fallen.

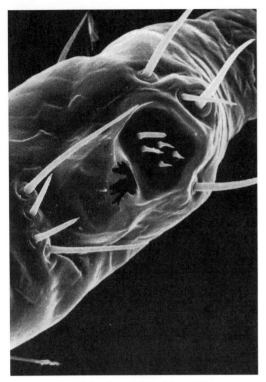

Abb. 4 Hallersches Organ (Sinnesorgan) zur Wirtsfindung am Fuß des vordersten Beinpaares von Ixodes ricinus (Vergr. 2 000 x).

Nahrungsaufnahme und Saugakt

Auf dem Wirt angelangt, sucht die Zecke mit Hilfe ihrer Sinnesborsten an den Vorderbeinen und an den Pedipalpen (Tastern) eine geeignete Einstichstelle. Die Befallsstellen am Wirtsorganismus sind von der Größe des Zeckenstadiums (Larve, Nymphe, Adulte) und von der Mikrostruktur der Haut des Wirtes abhängig. Larven befallen in der Regel nur die distalen Körperteile (Füße, Hände, Kopf), an denen sie den Wirt erreicht haben. Sie saugen häufig interdigital, an den Ohrrändern und in der Umgebung der Augen, bei Tieren an den Ohrspitzen, an der Schnauze, an Lidrändern und am Kronsaum. Nymphen sind häufig an den gleichen Körperstellen zu finden. Sie suchen aber auch weiter entfernte Körperpartien wie den Haaransatz, Unterarme, Füße und Unterschenkel auf.

Adulti bewegen sich oft Minuten bis Stunden am Wirt, ehe sie sich ansaugen. Sie suchen sowohl die Extremitäten als auch den Kopf und den Stamm auf. Beim Menschen bilden oft eng anliegende Kleidungsstücke (Gürtel, Strumpfband) eine Barriere, an deren Rand die Zecken sich festsaugen. Bei Tieren werden vorzugsweise die feinhäutigen Körperpartien (Axelhöhlen, Schenkelfalten, Inguinal- und Euterregion) am Übergang der feinen Behaarung zum dichten Fell befallen.

Ist eine geeignete Stelle gefunden, richtet sich die Zecke mit den Hinterbeinen auf und sticht die Mundwerkzeuge ein. Zecken haben stechend-saugende Mundwerkzeuge. Es ist daher genauer, von einem Zeckenstich als von einem Zeckenbiß zu sprechen.

Die Mundwerkzeuge der Zecken besitzen ein Paar Chelizeren, die wie eine spitze Schere eine Wunde in die Kutis und Subkutis stechen und schneiden (Abb. 5). Die Pedipalpen werden dabei seitlich abgespreizt und anschließend ein unpaares Stech- und Klammerorgan, das Hypostom, in die Wunde eingestochen. Das Hypostom ist das charakteristischste Organ an den Mundwerkzeugen der Zecken. Es ist ein unpaarer tannenzapfenähnlicher Apparat mit Reihen von Widerhaken, die zur Verankerung der Zecke im Gewebe dienen (Abb. 6). Da männliche I. ricinus kaum Blut aufnehmen und das Hypostom zur Verankerung bei der Copula verwenden, sind die Widerhaken anders ausgebildet als bei den blutsaugenden Weibchen (Abb. 7). Zusätzlich sondert die Zecke beim Ansaugen noch eine zementartige Substanz ab, die das Hypostom an den Wundrändern verkittet.

Median am Hypostom verlaufen Speichelgang und Nahrungsrohr, mit dem Blut und Zellsubstrate aufgenommen und durch einen Ösophagus in den Darmsack geleitet werden.

Etwa 7 – 12 Minuten benötigt die Zecke, um ihre Mundwerkzeuge einzustechen. Im Ge-

Nahrungsaufnahme, Saugakt

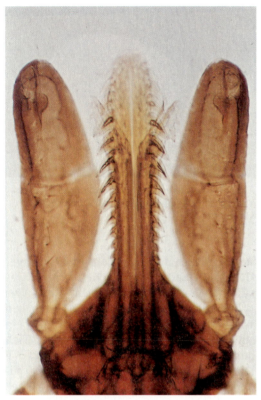

Abb. 5 Köpfchen (Capitulum) einer Schildzecke mit Tastern (Pedipalpen) beiderseits außen, Hypostom mit Nahrungsrohr (Mitte) und seitlich beiderseits erkennbare Chelizeren.

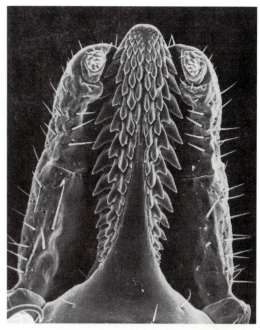

Abb. 6 Hypostom eines Weibchens von Ixodes ricinus mit Widerhaken zur Verankerung in der Haut. Außen beiderseits anliegend die Pedipalpen (Vergr. 198 x).

gensatz zu Insekten mit langem Stechrüssel, wie Stechmücken und Wanzen, die Blutgefäße anstechen und aus dem entstehenden Bluterguß saugen (pool feeder), haben Zecken einen anderen Modus der Nahrungsaufnahme entwickelt. Sie sezernieren einen glasklaren, anästhesierenden, blutgerinnungs- und entzündungshemmenden Speichel. Dieser enthält zudem zytolytische Stoffe, so daß die Zecke zunächst austretendes Blut ansaugt, dann die Kapillarwände praktisch verdaut und neben dem Blut auch aufgelöste Zellbestandteile und Gewebssäfte aufnimmt. Hierbei gelangen sowohl im Blut als auch in Lymphe und Gewebe befindliche Erreger in den Zeckendarm.

Während des Saugaktes werden große Mengen Speichel sezerniert. Mit dem Speichel und durch gelegentliche Regurgitation von Darminhalt während des Saugens können in der Zecke vorhandene pathogene Mikroorganismen in das Gewebe des Wirtes eindringen. Diese Infektionswege lassen die Abhängigkeit des Infektionsrisikos von der Saugdauer der Zecke erkennen.

Die Dauer des Saugaktes ist von der Zeckenart, dem Zeckenstadium, dem Wirt und der Ansaugstelle abhängig. Sie beträgt bei den Zeckenweibchen von I. ricinus etwa 7 Tage, bei den Nymphen 5 und bei den Larven 3 Tage. Es wurden jedoch auch Zecken schon 14 und 21 Tage lang am Wirt saugend beobachtet. Während der Blutmahlzeit nehmen die Weibchen von I. ricinus von vorher 0,1 g bis 0,7 g an Gewicht zu. Wenn sie vollgesogen sind, ziehen die Zecken aktiv ihre Mundwerkzeuge zurück und verlassen den Wirt.

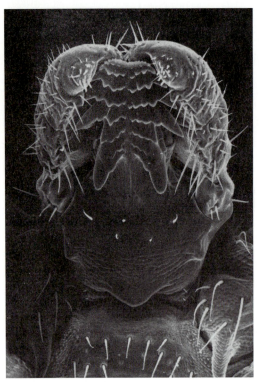

Abb. 7 Hypostom des Männchens von Ixodes ricinus mit kurzen, gedrungenen Mundwerkzeugen.

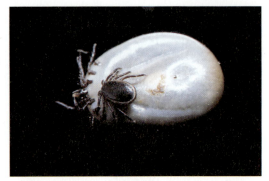

Abb. 8 Kopulierendes Pärchen von Ixodes ricinus. Vollgesogenes Weibchen mit ventral anhaftendem Männchen.

Befruchtung und Eiablage

Noch am Wirt kopulieren die Männchen von I. ricinus mit den Weibchen im noch nicht gesogenen oder vollgesogenen Zustand. Das Männchen klammert sich hierzu an der Ventralseite des Weibchens an und führt seine Mundwerkzeuge in die Geschlechtsöffnung des Weibchens ein (Abb. 8). Bei der Befruchtung wird eine retortenförmige Spermatophore eingeführt. Die Übertragung pathogener Mikroorganismen vom Männchen auf das Weibchen ist von Viren (Afrikanische Schweinepest) und Borrelia duttonii (Afrikanisches Rückfallfieber) bekannt.

Zecken verbringen nur etwa 3 Wochen ihres bis zu 6 Jahre dauernden Lebens in einer parasitären Phase am Wirt. Den überwiegenden Teil leben sie in freier Natur in den obersten Schichten des Erdbodens (bei Eiablage, Häutung, Überwinterung) oder an der Vegetation (beim Warten auf einen Wirt). Die vollgesogenen und befruchteten Weibchen von I. ricinus fallen vom Wirt ab, krabbeln auf dem Erdboden umher und suchen sich dort eine geeignete Nische zur Eiablage.

Die Eiablage beginnt frühestens nach 8, spätestens nach 30 Tagen. Je nach der Menge der aufgenommenen Nahrung legen die Weibchen von I. ricinus ca. 2000 Eier in einem Gelege. Auch die abgelegten Eier können mit Viren, Spirochäten und Babesien infiziert sein. Man spricht in solchen Fällen von einer transovarialen oder vertikalen Infektion und unterscheidet diese von der transstadialen oder horizontalen Infektion, bei der Erreger von einem Stadium aufgenommen und innerhalb einer Generation nach der Häutung auf das nächste Stadium weitergegeben werden.

Wirte und Zeckenvorkommen

Die einheimischen deutschen Schildzeckenarten sind ausnahmslos dreiwirtig, d. h., die 3 aufeinanderfolgenden Entwicklungsstadien (Larve, Nymphe und Adulte) befallen jeweils einen Wirt zur Nahrungsaufnahme und verlassen diesen wieder zur Häutung am

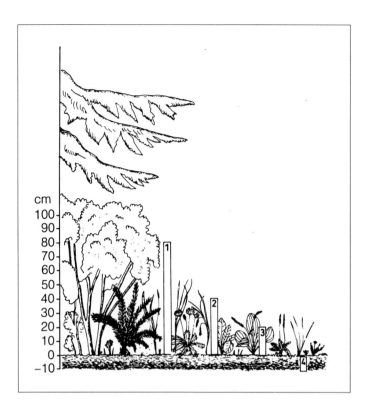

Abb. 9 Vertikale Verteilung von Zecken (Ixodes ricinus) an der Vegetation während ihrer Aktivität und auf Wirtssuche.
1 = Adulte Zecken
2 = Nymphen
3 = Larven
4 = Häutung und Überwinterung.

Erdboden. So befallen auch die Larven, Nymphen und Adulte von I. ricinus nacheinander insgesamt 3 Wirtsorganismen. Die Chance zur Übertragung von Krankheitserregern ist damit sehr groß.

Die Liste der durch I. ricinus befallenen Wirbeltierwirte in Deutschland ist lang. Bis heute sind mindestens 35 Säugerarten, 45 Vogelarten und Reptilien bekannt (5, 42). In der Liste der Säugerarten finden sich auch der Mensch und alle Haustierarten, die außerhalb von Ställen gehalten werden (Schaf, Ziege, Rind, Pferd, Schwein, Hund und Katze) sowie eine große Zahl von Wildsäugerarten. Alle diese Tierarten und der Mensch können potentiell mit Borrelien infiziert werden. Sie stellen entweder ein Reservoir dar oder erkranken selbst.

Die *Larven von I. ricinus* haben entsprechend ihrer Körpergröße von nur 0,5 mm einen relativ begrenzten horizontalen und vertikalen Aktionsradius dicht über dem Erdboden (Abb. 9). Deshalb befallen sie vorzugsweise Wirte, die sich in den niedrigen Krautschichten aufhalten. Die wichtigsten Wirte der Larven sind Kleinsäuger. Je nach dem Lebensraum sind dies für I. ricinus die Rötelmaus (Clethrionomys glareolus), Gelbhalsmaus (Apodemus flavicollis) und Waldmaus (Apodemus sylvaticus). In anderen Habitaten kommt noch eine Reihe weiterer Maus- und Spitzmausarten dazu. Daneben werden Vögel und größere Säuger von Larven befallen. Bei letzteren (einschließlich dem Menschen) nutzen Larven die distalen und feinhäutigen Körperpartien zum Ansaugen (interdigitale Partien an Füßen, Händen, Pfoten, am Kronsaum und im Kopfbereich).

Die ca. 1 mm großen *Nymphen von I. ricinus* haben einen größeren horizontalen und vertikalen Aktionsradius. Sie halten sich in der

Krautschicht in ca. 10 – 20 cm Höhe auf, erreichen aber schon Warteplätze an der Vegetation in Höhe von 40 – 50 cm. Hohe Gräser und niedriges Farnkraut sind ein typischer Aufenthaltsort für Nymphen (Abb. 9). Nymphen bevorzugen größere Säuger und Vögel als Wirte. Auch der Mensch wird sehr häufig von Nymphen befallen. Besonders Kinder sind aufgrund ihrer größeren Mobilität und geringeren Körpergröße häufig im Kopfbereich und am Haaransatz dem Befall von Nymphen exponiert.

In freier Natur werden Igel (Erinaceus europaeus), Eichhörnchen (Sciurus vulgaris) und größere Vogelarten, wie Amsel (Turdus merula), Singdrossel (Turdus philomelos) und Eichelhäher (Garrulus glandarius), die sich häufig am Boden aufhalten, stark durch Nymphen parasitiert (42). Auch alle dem Zeckenbefall exponierten Haus- und Wildtierarten werden von Nymphen befallen. Massenbefall wird häufig an geschwächtem Rehwild gesehen. An diesen größeren Wirten bevorzugen Nymphen die distalen und medianen feinhäutigen Körperpartien am Kopf, am Ohrrand, an der Schnauze, am Kronsaum, zwischen den Zehen sowie in den Oberarmen- und Schenkelfalten.

Die *Adulti von I. ricinus* sind während der Wartestellung an der Vegetation in Höhe von 25 – 50 cm anzutreffen, erreichen aber unter günstigen Umweltbedingungen auch 100 cm hohe Vegetationsspitzen (Abb. 9). Ihre horizontale Ausbreitung überschreitet nicht selten 5 m im Radius. Bis etwa 10 m Radius werden Stimuli zur horizontalen Ausbreitung aufgenommen.

Als Wirte für die adulten Zecken kommen vorwiegend größere Säuger in Betracht. In freier Wildbahn sind das in Deutschland vorwiegend Rehwild (Capreolus capreolus) und Hirsche (Cervus elaphus). Nur vereinzelt wurden bisher Adulti auch an größeren Vögeln wie Mäusebussard und Waldkauz gefunden. Seltener mit Adulti von I. ricinus befallen sind auch Igel, Eichhörnchen, Kaninchen und Hasen (Lagomorpha) sowie Marder (Mustelidae). Zu den größeren Säugerwirten für adulte I. ricinus zählen die Haustiere und der Mensch.

Geographische Verbreitung und Lebensraum

Die geographische Verbreitung der Zeckenart I. ricinus erstreckt sich in Europa etwa zwischen dem 40. Breitengrad als Südgrenze und dem 60. Breitengrad als Nordgrenze. Je nach den klimatischen Verhältnissen kann sich das Vorkommen weiter nach Norden (z. B. Südfinnland) oder nach Süden (z. B. Küstengebirge Tunesiens) erstrecken (3, 23, 40). Das Gebiet wird östlich durch die Wolga und das Kaspische Meer, westlich durch die Atlantikküste begrenzt. In diesem Verbreitungsgebiet kann I. ricinus in Höhen von 0 – 2000 m über NN angetroffen werden. Es sind im westlichen die abiotisch klimatischen Faktoren, die Einfluß auf die geographische Verbreitung haben, denn die geeigneten Wirtstierarten kommen auch außerhalb des Verbreitungsgebietes der Zeckenart vor. Deutschland liegt im Kern des Verbreitungsgebietes von I. ricinus, und das Vorkommen der Zecke ist rein geographisch und klimatisch gesehen im gesamten Lande möglich (28, 42). Dementsprechend sind auch die bisher bekannten Fundorte weit verteilt (Abb. 10).

Die Vorkommen und geeigneten Habitate für I. ricinus finden sich mosaikartig innerhalb des Verbreitungsgebietes. Limitierend für das Vorkommen der Zeckenart im natürlichen Verbreitungsgebiet wirken in erster Linie anthropogene Einflüsse (11). Hier sind die Veränderungen von Flächen durch einseitige ackerbauliche oder forstwirtschaftliche Nutzung zu nennen (z. B. Getreide- oder Hackfruchtanbau) und die Bebauung in Siedlungsräumen. Aber schon in Gärten und an Wegrändern von Siedlungsgebieten kann sich die Zeckenart fest etablieren.

Vorkommen, geographische Verbreitung, Lebensraum 39

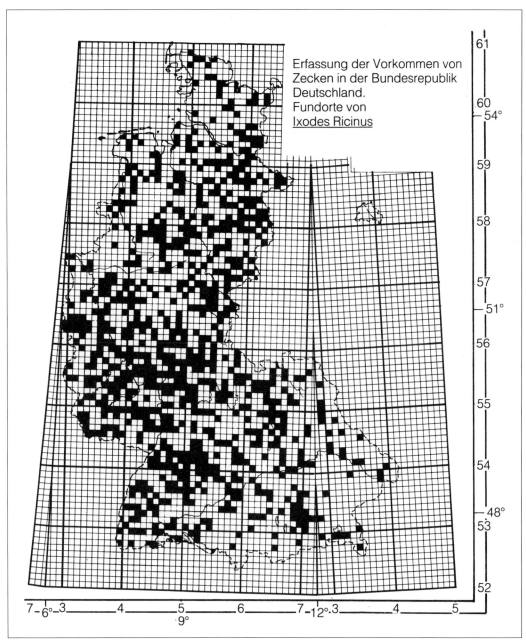

Abb. 10 Wissenschaftlich gesicherte Nachweise von Ixodes ricinus in der Bundesrepublik Deutschland. Erfassung auf dem Raster der Deutschen Generalkarte (alte Bundesländer).

Geeignete Habitate für I. ricinus in Europa wurden in verschiedenen Ländern anhand der dort heute anzutreffenden Pflanzengesellschaften charakterisiert. In den ursprünglichen Waldgesellschaften der europäischen Laubwaldzone finden sich die Buche (Fagus

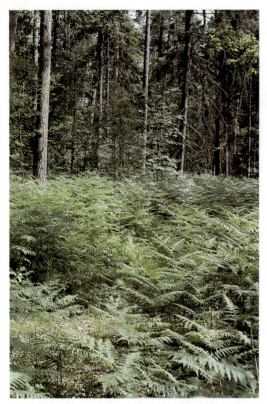

Abb. 11 Typischer Lebensraum von Ixodes ricinus in einem Naturherd mit Zeckenborreliose. Mischwald (Fichte, Eiche) mit Büschen und Krautschicht (Farn).

sylvatica), die Hainbuche (Carpinus betulus) sowie 2 Eichenarten (Quercus petraea und Quercus robur). Dieser Typus der wärmeliebenden Eichenwälder und Eichen-Hainbuchenwälder ist jedoch in weiten Teilen Europas durch Pflanzengesellschaften der Heide, Waldsteppen, Kultursteppen sowie Misch- und Nadelwälder ersetzt worden. Die jetzt vorhandenen sekundären Wälder machen immerhin noch 1/4 der Gesamtfläche Mitteleuropas aus (22, 42).

In diesen sekundären Pflanzengesellschaften findet I. ricinus geeignete Biotope zur Besiedlung. In Deutschland sind es vor allem Nadel-, Laub- und Mischwaldbestände mit viel Unterholz und einer dichten Krautzone, die einen geeigneten Lebensraum abgeben.

Die Struktur der Vegetation in den verschiedenen Höhen von der Feuchtigkeit konservierenden Moosschicht bis zur Schatten spendenden Baumkrone schafft geeignete Mikrohabitate für jedes der 3 Zeckenstadien (Abb. 11).

Offene, aber feuchte moorige und nicht drainierte Gebiete mit Stauden, Farnkraut und Büschen geben auch ohne Baumbestand einen geeigneten Lebensraum ab. Bestimmend für das Überleben und die Vermehrung von I. ricinus ist in diesen Habitaten die relative Luftfeuchtigkeit, die höher als 75 % sein muß (25, 27). In den niedrigen Vegetationsschichten besteht eine Pufferzone still stehender Luft zwischen der feuchten Bodenoberfläche und der äußeren Atmosphäre, in der eine relative Luftfeuchtigkeit von mehr als 90 % herrscht. In der Bodenmatte finden sich 100 % relative Luftfeuchte. Solche Habitate lassen die Zecken auch trockene Sommer überstehen (26).

Während der Aktivitätsphase bei der Suche nach einem Wirt erklimmen die Zecken exponierte Stellen dicht unterhalb der Spitzen der Vegetation. Die Weibchen von I. ricinus unternehmen oft am gleichen Halm mehrere Auf- und Abstiege. Die Abstiege dienen in erster Linie dem Ausgleich des Feuchtigkeitsverlustes durch die Oberfläche der Kutikula der Zecke (20, 33). Zecken vermeiden direkte Sonnenbestrahlung und suchen sich auch einen Windschutz. Während ihrer Aktivitätsperiode von im Mittel 3 Monaten hat ein Ixodes-Weibchen auf der Wirtssuche etwa 5 Phasen von jeweils 4–5 Tagen, in denen es versucht, einen Wirt zu erreichen. Dabei wird die tageszeitliche Aktivität durch das Mikroklima des jeweiligen Habitats bestimmt (21).

Je nach Lebensraum und Lokalisation können Zecken also vom frühen Morgen bis in die Abendstunden und sogar nachts aktiv sein. Aktivitätsminima finden sich bei uns an warmen und sonnigen Sommertagen in den Mittagsstunden, während am Vormittag und Abend mit erhöhter Zeckenaktivität zu rechnen ist.

Lebensraum, jahreszeitliche Aktivität, Lebenszyklus

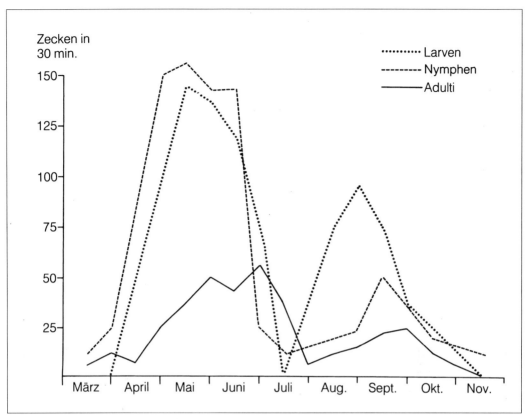

Abb. 12 Jahreszeitliche Aktivität der Larven, Nymphen und Adulti von I. ricinus in einem Gebiet mit hoher Zeckendichte bei Hannover. Anzahl gefangener Zecken in 30 Minuten.

Jahreszeitliche Aktivität und Lebenszyklus

Bei Lufttemperaturen von 7 – 10°C beginnt die Aktivität von I. ricinus. Darunter liegende Temperaturen versetzen die Zecken in eine Starre. Mit wenigen Ausnahmen beginnt daher die jahreszeitliche Aktivität von I. ricinus in Deutschland im März und endet im November.
Während der kalten Jahreszeit sind die Zecken in den oberflächlichen Bodenschichten der Vegetation und im Erdboden bis ca. 10 cm Tiefe verborgen. Die warme Jahreszeit ist die Zeit der Nahrungsaufnahme, der Reproduktion und Entwicklung.

Der Lebenszyklus der Zecken vom Ei (Embryonalentwicklung) über die Larven und Nymphen zu Adulten drückt sich in der Saisondynamik der Zecken aus (Abb. 12). Im Verlauf eines Jahres mit einem für Deutschland typischen Wetterverlauf ist die Aktivität der Zeckenlarven bimodal mit 2 Höhepunkten im Mai–Juni und August–Oktober. Nymphen haben ebenfalls 2 Höhepunkte ihrer Aktivität, einmal im April–Mai und ein zweites Mal im September–Oktober. Adulte finden sich an der Vegetation mit Höhepunkten im Mai und Juni sowie Mitte September bis Oktober. Frühling und Herbst sind demnach für alle Zeckenstadien die Jahreszeiten der parasitischen Phase. Abweichungen davon erklären sich aus

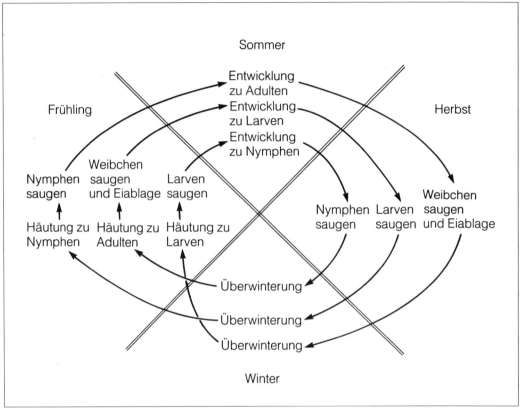

Abb. 13   Entwicklungsgang und Lebenszyklus von Ixodes ricinus in Deutschland.

- der Geographie eines Gebietes,
- dem Entwicklungszyklus und
- der Individualentwicklung der Zecken (31, 41, 42).

Man kann davon ausgehen, daß in Deutschland der Lebenszyklus von I. ricinus vom Eigelege bis zum vollgesogenen Weibchen und dessen Eiablage wenigstens 1,5 Jahre in Anspruch nimmt. Dieser Entwicklungsgang ist in Abbildung 13 dargestellt. Verlängerungen der Entwicklungszeiten einzelner Zecken oder einer ganzen Generation ergeben sich bei ungünstigem Wetterverlauf, weniger geeignetem Mikroklima und dem Mangel an Wirten für die Nahrungsaufnahme (28, 42). Da jedes Zeckenstadium im nicht gesogenen Zustand wenigstens 1 Jahr überleben kann, ist es möglich, daß sich der gesamte Zyklus einzelner Individuen oder einer Generation auf 2, 3 bis maximal 4, 5 Jahre verlängert.

Spirochäten und Arthropoden

Zecken gehören weltweit zu den wichtigsten Krankheitsüberträgern überhaupt. Einer der bedeutendsten Zeckenexperten der Welt, Dr. *H. Hoogstraal*, gab 1980 eine Übersicht von 110 Viren, die weltweit aus 116 Zeckenarten isoliert wurden. Dazu kommen pathogene Rickettsien und Bakterien, die mit Zecken assoziiert sind (14, 15).

Zeckenart	Land	Autoren
Ixodes ricinus	CH D D	Burgdorfer et al. (1983) Krampitz (1983) Ackermann (1983)
Ixodes dammini	USA	Burgdorfer et al. (1982)
Ixodes pacificus	USA	Burgdorfer (1985)
Ixodes scapularis	USA	Burgdorfer und Gage (1986)
Ixodes neotomae	USA	Lane und Burgdorfer (1988)
Ixodes persulcatus	Japan China	Kawabate et al. (1987) Chengxu et al. (1988)
Ixodes hexagonus	D	Liebisch et al. (1989)
Dermacentor variabilis	USA	Anderson und Magnarelli (1983)
Dermacentor albipictus	USA	Magnarelli et al. (1986)
Dermacentor occidentalis	USA	Lane und Burgdorfer (1988)
Dermacentor paruampertus	USA	Lane und Burgdorfer (1988)
Amblyomma americanum	USA	Schulze et al. (1984)
Haemaphysalis leporispalustris	USA	Anderson und Magnarelli (1983) Lane und Burgdorfer (1988)

Tab. 2 Bisherige Nachweise natürlicher Infektionen mit Spirochäten (B. burgdorferi) in Schildzecken (Ixodidae) der nördlichen Hemisphäre.

Der Nachweis einer natürlichen Infektion mit Spirochäten oder die experimentelle Infektion anderer Arthropoden gelang inzwischen in einer Reihe von Zeckenarten sowie in Milben, Flöhen, Läusen, Bremsen, Mükken und sogar in einer Fliegenlarve (1, 16, 19, 29, 33).
Tabelle 2 gibt einen Überblick der bisherigen Funde in Schildzecken der nördlichen Hemisphäre. Die Liste ist sicherlich noch nicht abgeschlossen, da potentiell jeder hämatophage Arthropode von einem infizierten Wirt auch Spirochäten aufnehmen und diese eine gewisse Zeit beherbergen kann. Um zum Überträger zu werden, bedarf es aber einer bestimmten Vektorpotenz, die sich in einem sehr langen evolutionären Prozeß der Beziehungen zwischen Erreger, Überträger und Wirt, also zwischen einer Gruppe oder Art von Arthropoden und den fraglichen Mikroorganismen, entwickeln muß.
Wahrscheinlich waren viele Mikroorganismen zunächst Parasiten eines nicht blutsaugenden Arthropoden und sind erst mit dem Übergang ihres Arthropodenwirtes zu einer blutsaugenden Lebensweise in den neuen Wirt (Mensch oder Haustier) gelangt und führten bei diesem zur Erkrankung. Beispiele hierfür gibt es zahlreiche. Im Bereich der Borreliose ist die Beziehung von Borrelia duttonii und der Zeckenart Ornithodoros moubata am bekanntesten. Obwohl in den gleichen Gebieten Afrikas und am gleichen Wirt (Mensch) zahlreiche andere blutsaugende Arthropoden wie Tsetsefliegen, Stechmücken, Flöhe und Läuse vorkommen, ist

nur die eine Zeckenart unter natürlichen Bedingungen der Überträger der Borrelien auf den Menschen.
Ähnliches ist bei der einheimischen Zeckenborreliose zu erwarten. Die Vermehrung der Borrelien in der Zecke und die Besiedlung der verschiedenen Organe des Arthropoden durch die Erreger sind entscheidende Kriterien, die nur auf eine oder wenige Arthropodenarten zutreffen.

Borrelien und Zecken

Weltweit sind bisher 18 Lederzeckenarten (16 der Gattung Ornithodoros und 2 Argas) als Reservoir und Vektoren für Borrelien bekannt. In wenigstens 16 Schildzeckenarten (Ixodes, Dermacentor, Boophilus, Haemaphysalis, Amblyomma und Rhipicephalus) konnten Spirochäten nachgewiesen werden. Auffallend ist die offensichtlich große Affinität von Borrelien zu Zecken der Gattung Ornithodoros und Ixodes (vgl. Tab. 2).

Gute Voraussetzungen zur Übertragung von Borrelia burgdorferi auf den Menschen erfüllen aber nur wenige Arten. In Mittel- und Westeuropa trifft dies auf I. ricinus (8, 16), in den USA auf I. dammini, I. pacificus und I. scapularis, in Asien auf I. persulcatus zu (9, 18, 36). In eigenen Untersuchungen konnten wir inzwischen in Deutschland auch bei I. hexagonus, der Igelzecke, Borrelia burgdorferi im Mitteldarm nachweisen (24). Von den oben genannten Ixodes-Arten ist bekannt, daß die mit dem Blut aufgenommenen Borrelien im Mitteldarm der Zecken persistieren und sich dort vermehren. Bei einigen Arten, u. a. auch bei I. ricinus, konnte die systemische Infektion der Hämolymphe, des Zentralganglions, der Malpighischen Gefäße und der Ovarien nachgewiesen werden (34). Experimentell wurden schon 2 Tage nach der Blutmahlzeit Borrelien in der Hämolymphe von I. ricinus festgestellt. Vom 3.–4. Tag nach der Aufnahme infizierten Blutes konnten systemische Infektionen bei Weibchen von I. ricinus durch den Nachweis von Borrelien in den Speicheldrüsen und Ovarien ermittelt werden (34).
Besondere Bedeutung kommt dem Nachweis der Borrelien in den Acini und Ducti der Speicheldrüsen von I. ricinus zu, da diese Lokalisation die Hypothese von der Übertragung von B. burgdorferi mit dem Speichel von Zecken wahrscheinlich macht (13).
Die Besiedlung der Ovarien konnte bei I. ricinus, I. dammini und I. pacificus nachgewiesen werden (18, 34). Von diesen Zeckenarten wurden frisch geschlüpfte und infizierte Larven an der Vegetation gefangen. Die Eier infizierter Zeckenweibchen waren bis zu 100 % mit Spirochäten infiziert. Die aus den Eiern schlüpfenden Larven wurden in unterschiedlichem Maße infiziert gefunden. Je nach Zeckenart und Gebiet wurden 3,2–27 % der Nachkommen von Zeckenweibchen als infiziert festgestellt. Bei I. pacificus konnten sogar 97 % der Zecken in der nachfolgenden Generation als infiziert beobachtet werden (18).

Häufigkeit borrelieninfizierter Zecken

Untersuchungen der Larven von I. ricinus, die an der Vegetation gefangen wurden, ergaben in der Schweiz 3,2 % infizierte Zecken. In Süddeutschland (Bayern) wurden bis zu 4,5 % der Larven infiziert gefunden, und in Norddeutschland (Hannover) befanden sich bei gefangenen Wildmäusen auf 6,6 % der Mäuse infizierte Larven (12, 34, 43).
Nymphen und Adulti sind in allen untersuchten Gebieten häufiger infiziert als Larven. Diese Beobachtung spricht dafür, daß der transstadialen oder horizontalen Übertragung die größere Bedeutung zukommt und die Larven die Infektion erwerben. So waren in der Schweiz 10–30 % aller in der Natur gefangenen Nymphen und Adulti infiziert. Bei Untersuchungen in Bayern waren es zwischen 11 und 25 % und in Norddeutschland 12 % (4, 12, 34, 43).

Diese Ergebnisse lassen die große Bedeutung der Zeckennymphen für die Verbreitung der Zeckenborreliose erkennen. Nymphen sind zu einem hohen Prozentsatz infiziert. Sie sind das Zeckenstadium, das aufgrund der Mobilität der befallenen Wirte (Vögel, Rehwild) am wesentlichsten zur Verbreitung der Zecken beiträgt.

Adulte weibliche und männliche Zecken können gebietsweise zu einem hohen Prozentsatz infiziert sein. In Untersuchungen im Osten der USA konnten 30–50 % der Zecken als befallen festgestellt werden. Im Gebiet der Schweiz (Luzern) erwiesen sich 20 %, in Österreich (Niederösterreich, Wien, Burgenland, Kärnten und Steiermark) zwischen 2,2 und 40 % (im Mittel 20 %) der Nymphen und Adulti von I. ricinus als infiziert (37, 38).

In Deutschland ergaben Untersuchungen in Westberlin 10,6 % befallene adulte Zecken, in Bayern (Landkreis Neustadt/Aisch – Bad Windsheim) waren 11 %, im Gebiet um München, Augsburg und Ulm 11,4–33,8 %, im Siebengebirge bis zu 30 % und in Norddeutschland (Hannover, Lüneburg) 22 % der erwachsenen Zecken infiziert (4, 17, 43).

Die bisher bekannten Untersuchungen sind noch zu stichprobenartig, als daß sie Verallgemeinerungen zulassen würden. Nach den bisherigen Erfahrungen können jedoch 10–15 % aller adulten Zecken der Art I. ricinus auch in Deutschland als mit Borrelien infiziert angesehen werden.

Im Vergleich hierzu trägt durchschnittlich in Endemiegebieten nur etwa jede tausendste Zecke das Virus der Frühsommermeningoenzephalitis.

Die mosaikartige Verbreitung der Infektion in der Natur ist eine unmittelbare Folge der gleichartigen Verbreitung der übertragenden Zecken und ihrer Reservoirwirte. Zeckenvorkommen und Zeckendichte werden ihrerseits durch abiotische Faktoren (Geographie und Klima) und biotische Faktoren (Vegetation und Wirtstiere) bestimmt. Voraussagen über ein mögliches Vorkommen der übertragenden Zecken und ein mögliches Infektionsrisiko in bestimmten Gebieten können daher nur auf der Grundlage der Biologie und Ökologie der übertragenden Zeckenarten gemacht werden.

Literatur

1. *Anderson, J. F., R. C. Johnson, L. A. Magnarelli, F. W. Hyde:* Identification of endemic foci of Lyme disease: Isolation of Borrelia burgdorferi from feral rodents and ticks (Dermacentor variabilis). J. clin. Microbiol. 22 (1968), 36–38
2. *Anderson, J. F., L. A. Magnarelli:* Avian and mammalian host for spirochete-infected ticks and insects in a Lyme focus in Connecticut. Yale J. Biol. Med. 57 (1983), 627–641
3. *Arthur, D. R.:* British ticks, pp. 34–35. Butterworths, London 1963
4. *Bark, S.:* Zur Diagnose und Verbreitung der einheimischen Zecken-Borreliose beim Tier. Dissertation Tierärztliche Fakultät der Universität München, 1986
5. *Beder, G.:* Rasterelektronenmikroskopische Untersuchung von Zecken der Gattung Ixodes an einheimischen Säugetieren. Diplomarbeit Biologie, Universität Hannover, 1988
6. *Burgdorfer, W.:* The epidemiology of the relapsing fevers. In: The Biology of parasitic spirochaetes, pp. 191–200. *Johnson, R. C.* (ed.). Academic Press, New York 1976
7. *Burgdorfer, W., K. L. Gage:* Susceptibility of the black-legged tick, Ixodes scapularis, to the Lyme disease spirochete, Borrelia burgdorferi. Zbl. Bakt. Hyg. A 263 (1986), 15–20
8. *Burgdorfer, W., S. F. Hayes, J. L. Benach:* Development of Borrelia burgdorferi in Ixodid tick vectors. Ann. New York Acad Sci. 539 (1988), 172–179
9. *Burgdorfer, W., R. S. Lane, A. G. Barbour, R. A. Gresbrink, J. Anderson:* The western black-legged tick, Ixodes pacificus: a vector for Borrelia burgdorferi. Am. J. trop. Med. Hyg. 34 (1985), 925–930
10. *Caflisch, U., O. Tönz, U. B. Schaad, A. Aeschlimann, W. Burgdorfer:* Tick-borne meningo-radiculitis – a spirochetosis. Schweiz. med. Wschr. 114 (1984), 630–634
11. *Cerny, V.:* Some aspects of the tick-infestation of cultivated landscape. In: Theoretical questions of natural foci disease. Proceedings of a Symposium, pp. 313–317. *Rosicky, B., K. Heyberger* (eds.). Czechoslovak Academy of Sciences 1965
12. *Finkbeiner-Weber, B.:* Untersuchungen von Kleinsäugern und Zecken auf Infektionen mit Borrelien im Ahltener Wald (Hannover). Diplomarbeit Biologie, Universität Hannover, 1989

13. *Gern, L., Z. Zhu, A. Aeschlimann:* Development of Borrelia burgdorferi in Ixodes ricinus. In: Abstracts of the 13th Conference of the World Association Advancement Veterinary Parasitology, Berlin, 7–11 August 1989, Poster 3–5
14. *Hoogstraal, H.:* Ticks and spirochetes. Acta Trop. (Basel) 36 (1979), 133–136
15. *Hoogstraal, H.:* Established and emerging concepts regarding tick- associated viruses, and unanswered question. In: Arboviruses in the Mediterranean countries, pp. 49–63. *Vesenjak-Hirjan, J., et al.* (eds.). Zbl. Bakt. Suppl. 9, Gustav Fischer, Stuttgart – New York 1980
16. *Krampitz, H. E.:* Über einige potentiell pathogene Mikroorganismen aus einheimischen Schildzecken (Babesia microti, Haemobartonellen, Spirochäten). In: Tropenmedizinische Parasitologie, S. 347–351. *Bahr, J.* (Hrsg.). Gemeinsame Tagung der Tropenmedizinischen Gesellschaft Garmisch-Partenkirchen 1983. P. Lang Verlag, Frankfurt/Main 1984
17. *Kurtenbach, K., W. Maier, H. M. Seitz:* Die Verbreitung von Ixodes ricinus L. im Siebengebirge bei Bonn und erste Untersuchungen zur Infektion der Zecken mit Borrelia burgdorferi. Abstracts, Nr. 3. 13. Tagung der Deutschen Gesellschaft für Parasitologie, 22.–25. März 1988 in Neuchatel (Schweiz)
18. *Lane, R. S., W. Burgdorfer:* Transovarial and transstadial passage of Borrelia burgdorferi in western black-legged tick, Ixodes pacificus (Acari: Ixodidae). Am. J. trop. Med. Hyg. 37 (1987), 188–192
19. *Lane, R. S., W. Burgdorfer:* Spirochetes in mammals and ticks (Acari: Ixodidae) from a focus of Lyme borreliosis in California. J. Wildlife Dis. 24 (1988), 1–9
20. *Lees, A. D.:* The water balance in Ixodes ricinus L. and certain other species of ticks. Parasitology, 37 (1946), 1–20
21. *Lees, A. D., A. Milne:* The seasonal and diurnal activities of individual sheep ticks (Ixodes ricinus L.). Parasitology 41 (1951), 189–208
22. *Liebisch, A.:* Zur Überträgerökologie der Zeckenencephalitis in der Bundesrepublik Deutschland. In: Beiträge zur Geoökologie der Zentraleuropäischen Zecken-Encephalitis, S. 112–121. *Jusatz, H. J.* (Hrsg.). Sitzungsber. Heidelberger Akad. Wissensch. 2. Abh. 1978
23. *Liebisch, A., W. Burgdorfer, M. S. Rahman:* Epidemiologische Untersuchungen an Schafzecken (Dermacentor marginatus) auf Infektionen mit Rickettsien. Dtsch. tierärztl. Wschr. 85 (1978), 113–152
24. *Liebisch, A., S. Olbrich, A. Brand, G. Liebisch, M. Mourettou-Kunitz:* Natürliche Infektionen der Zeckenart Ixodes hexagonus mit Borrelien (Borrelia burgdorferi). Tierärztl. Umschau 44 (1989), 810–811
25. *MacLeod, J.:* Ixodes ricinus in relation to its physical enviroment: The influence of climate on development. Parasitology 26 (1934), 282–305
26. *MacLeod, J.:* Ixodes ricinus in relation to its physical environment. II. The factors governing survival and activity. Parasitology 27 (1935), 123–144
27. *MacLeod, J.:* Ixodes ricinus in relation to its physical environment. III. Climate and reproduction. Parasitology 27 (1935), 489–500
28. *MacLeod, J.:* Ixodes ricinus in relation to its physical environment. IV. An analysis of the ecological complexes controlling distribution and activities. Parasitology 28 (1935), 295–319
29. *Magnarelli, L. A., J. F. Anderson:* Ticks and biting insects infected with the etiologic agent of Lyme disease, Borrelia burgdorferi. J. clin. Microbiol. 26 (1988), 1482–1486
30. *Magnarelli, L. A., J. E. Freier, J. F. Anderson:* Experimental infections of mosquitos with Borrelia burgdorferi, the etiologic agent of Lyme disease. J. infect. Dis. 156 (1987), 694–695
31. *Milne, A.:* The ecology of the sheep tick, Ixodes ricinus L. The seasonal activity in Britain with particular reference to northern England. Parasitology 36 (1944), 142–152
32. *Milne, A.:* The ecology of the sheep tick, Ixodes ricinus L., some further aspects of activity, seasonal and diurnal. Parasitology 38 (1947), 27–33
33. *Milne, A.:* The ecology of the sheep tick, Ixodes ricinus L. Spatial distribution. Parasitology 40 (1950), 35–45
34. *Monin, R., L. Gern, A. Aeschlimann:* Contribution to the study of the different modes of transmission of Borrelia burgdorferi by Ixodes ricinus. Abstracts, p. 16. Lyme borreliosis update Europe, Baden (Österreich), 2.–4. Juni 1987
35. *Olbrich, S., B. Finkbeiner-Weber:* Vorkommen von Borrelia burgdorferi in Zecken und Kleinsäugern in einem Waldgebiet in Norddeutschland. Abstracts, S. 135, Tagung der Deutschen Gesellschaft für Entomologie, Ulm 5.–8. April 1989
36. *Piesmann, J., R. J. Sinsky:* Ability of Ixodes scapularis, Dermacentor variabilis, and Amblyomma americanum (Acari: Ixodidae) to acquire, maintain, and transmit Lyme disease spirochetes (Borrelia burgdorferi). J. med. Entomol. 25 (1988), 336–339
37. *Pomerantcev, B. I.:* Iksodovye klesci (Ixodidae). In. Fauna SSSR, Band IV, Nr. 2. Zoolog. Institut der Akademie d. Wissensch. der UdSSR, Neue Serie Nr. 41, Moskau 1950
38. *Radda, A., I. Burger, G. Stanek, G. Wewalka:* Austrian hard ticks as vectors of Borrelia burgdorferi, overview. Zbl. Bakt. Hyg. A263 (1986), 79–82
39. *Rehacek, J., A. Liebisch, J. Urvölgyi, E. Kovacova:* Rickettsiae of the spotted fever isolated from Dermacentor marginatus ticks in south Germany. Zbl. Bakt. Hyg., I.Abt. Orig. A 239 (1977), 275–281
40. *Schmidt, K.:* Isolierung des Erregers der Lyme Borreliose (L.B.) oder Lyme disease aus Zecken in Berlin (West). Bundesgesundhbl. (Berlin) 31 (1988), 183

Literatur

41. *Walter, G.:* Untersuchungen zur Ökologie und Biologie von Ixodes ricinus (Linnaeus 1758) und Ixodes trianguliceps (Birula 1895) (Ixodoidea, Ixodidae) in Norddeutschland. Dissertation, Universität Hannover 1979

42. *Walter, G., A. Liebisch:* Untersuchungen zur Biologie und Verbreitung von Zecken (Ixodoidae, Ixodidae) in Norddeutschland. III. Ixodes ricinus (Linnaeus 1758). Z. angew. Zool. 67 (1980), 449–476

43. *Wilske, B., et al.:* Lyme Borreliose in Süddeutschland. Dtsch. med. Wschr. 112 (1987), 1730–1736

Epidemiologie

H. Horst

Es liegen inzwischen zahlreiche Arbeiten vor, welche die weltweite Verbreitung der Lyme-Borreliose in den gemäßigten Zonen dokumentieren. Die ermittelten Daten können aber auch nur die Spitze des Eisberges sichtbar machen, da eine absolute Erfassung aller Krankheitsfälle unmöglich ist und somit die Zahlen nur eine regionale Minimalinzidenz ausdrücken.

Unmittelbar nach der Entdeckung des Erregers Borrelia burgdorferi war die Serodiagnostik nur wenigen, sich wissenschaftlich mit diesen Problemen befassenden Instituten möglich, was für epidemiologische Arbeiten den Vorteil eines großräumigen Einsendebereiches und damit einer Zentralisierung hatte. Die Einführung kommerziell erhältlicher Test-Packungen bewirkte eine Dezentralisierung und einen Informationsverlust, da die Daten epidemiologisch interessierten Kreisen zur Auswertung nicht zur Verfügung stehen. Aus den bisher mosaikartig verteilten Studien läßt sich aber schon ein grobes Bild über die Verbreitung der Lyme-Borreliose gewinnen.

USA und Kanada

In den USA wurde die gesundheitspolitische Bedeutung der Lyme-Borreliose bald erkannt und schon 1982 dem New York State Department of Health öffentliche Mittel für kostenlose serologische Untersuchungen zur Durchführung einer epidemiologischen Studie zur Verfügung gestellt.

Ebenfalls 1982 wurde ein nationales Überwachungsprogramm der Lyme-Borreliose unter Federführung des Centers of Disease Control (CDC) in Atlanta eingeführt, dem bis 1988 insgesamt 13 825 Erkrankungsfälle aus fast allen Bundesstaaten gemeldet wurden, davon allein 1988 ca. 5 000, wobei die Dunkelziffer, wie bei allen Statistiken, sicher sehr hoch ist.

In 31 Bundesstaaten der USA wurde die Lyme-Borreliose zur meldepflichtigen Krankheit erklärt. Die Durchseuchung ist insgesamt sehr heterogen. Hauptsächlich betroffen sind die Staaten der nordamerikanischen Atlantikküste, wo in umschriebenen, stark zeckeninfizierten Gebieten bis 10 % der Bevölkerung jährlich erkranken können. So ist es auch nicht verwunderlich, daß man in Lyme/Connecticut zuerst auf diese Krankheit aufmerksam wurde.

Dem Canada Laboratory Center for Disease Control wurden hingegen bis Mai 1989 erst 30 Erkrankungen gemeldet, die meisten aus dem südlichen Teil der Provinz Ontario. Auch hier unterliegt die Krankheit der Meldepflicht.

Japan, China, Australien

Fallberichte aus dem ostasiatischen Raum und Australien dokumentieren das Vorkommen auch in diesen Regionen. Epidemiologisch relevante Daten liegen aber nicht vor. Überzeugende Beweise für eine Infektionsmöglichkeit in den Subtropen und Tropen, wo Rückfallfieber-Borrelien, die eine enge Antigengemeinschaft mit B.burgdorferi besitzen, aber von Lederzecken übertragen werden, konnten nicht erbracht werden.

Europa

Im Vergleich zu Nordamerika scheint nach bisherigen punktuellen Untersuchungen die epidemiologische Situation in Europa wesentlich gravierender und die Durchseuchung der Zecken mit B.burgdorferi im Durchschnitt von 10–20 % homogener zu sein. Zahlreiche Veröffentlichungen belegen nämlich, daß die Lyme-Borreliose die häufigste von Zecken übertragene Infektionskrankheit in fast allen Ländern Europas, einschließlich der UdSSR ist. Im Vergleich zu der nur endemisch auftretenden Frühsommermeningoenzephalitis korreliert sie mit der geographischen Verbreitung und dem Lebensraum der Zecken. Die im nächsten Abschnitt dargelegten Verhältnisse in der Bundesrepublik Deutschland dürften deshalb auch für weitere Teile Mitteleuropas repräsentativ sein.

Morbidität in der Bundesrepublik Deutschland

Der Arbeitskreis um *Ackermann* wies bereits 1985 auf das Vorkommen der Lyme-Borreliose in allen Bundesländern hin (35). Allein von dieser Kölner Arbeitsgruppe wurden innerhalb von 19 Monaten (1984–1985) 817 Erkrankungsfälle erfaßt, zu einer Zeit also, wo das Bewußtsein für die Krankheit bei der breiten Ärzteschaft noch sehr unterentwikkelt war.
Eine retrospektive Umfrage (Grünenthal) bei niedergelassenen Ärzten über die Verbreitung von Erythema migrans in Deutschland ergab hochgerechnet regional unterschiedlich zwischen 2 und 32 Erkrankungsfälle pro 10 000 Einwohner und Jahr.
Bei der Auswertung von 9 382 Patientenseren aus dem süddeutschen Raum in den Jahren 1985–1986 am Max-von-Pettenkofer-Institut der Universität München wurden 373, überwiegend dem zweiten und dritten Stadium zuzuordnende Erkrankungen ermittelt (45).

In einer vom Niedersächsischen Sozialministerium organisatorisch und finanziell unterstützten, am Staatlichen Untersuchungsamt Lüneburg erhobenen Studie, in deren Rahmen die serologischen Untersuchungen kostenlos durchgeführt wurden und an der sich ca. 1 900 niedergelassene Ärzte und mehrere Krankenhäuser beteiligten, konnten in Niedersachsen in einem Zeitraum von 12 Monaten 1 600 Krankheitsfälle erfaßt werden, die in Tabelle 1 nach den klinischen Erscheinungsbildern aufgeschlüsselt sind. Das Verhältnis frühstadlicher (ECM, LBC) zu neurologischen, arthritischen, spätdermatologischen und sonstigen Erkrankungen betrug 77 : 23 %, d.h., in etwa 1/4 der Fälle ist damit zu rechnen, daß die Infektion einen progredienten Verlauf nimmt.
Ausgenommen die Ostfriesischen Inseln, von denen uns keine Erkrankungen bekannt sind, kommt die Lyme-Borreliose in allen Landkreisen und kreisfreien Städten Niedersachsens vor. Die Erkrankungshäufigkeit korreliert im allgemeinen mit der Bevölkerungsdichte.

Da die Studie auf ein Jahr und ein Bundesland begrenzt war, kann sie als Grundlage für eine Hochrechnung herangezogen werden. Bei einer Bevölkerungszahl Niedersachsens von 7,16 Millionen Einwohnern entsprechen die uns bekannt gewordenen 1 600 Erkrankungsfälle einer Morbidität von 2,2 pro 10 000 Einwohner pro Jahr. Berücksichtigt man aber die Tatsache, daß diesen Zahlen nur die Einsendungen und Angaben von ca. 25 % der niedergelassenen Ärzte zugrunde liegen und nur zu einem geringen Prozentsatz die stationär behandelten Fälle bekannt sind, dürfte es nicht übertrieben sein, mit einem Faktor 2–4 hochzurechnen und zu der realistischen Annahme von einem Erkrankungsfall pro 1 000–2 000 Einwohner pro Jahr zu kommen.
Hochgerechnet auf die alten Bundesländer der Bundesrepublik Deutschland (60 Millionen Einwohner), ergäbe das bei homogener Durchseuchung 30 000–60 000 Erkrankun-

Art der Erkrankung	Zahl der klinisch in Erscheinung getretenen Fälle	
	(n)	[%]
Erythema chronicum migrans	1 191	74,3
Lymphadenosis benigna cutis	41	2,6
Acrodermatitis chronica atrophicans	29	1,8
Zirkumskripte Sklerodermie (Morphaea)	1	0,1
Neurologischer Formenkreis	167	10,4
Lyme-Arthritis	160	10,0
Myoperikarditis	4	0,3
Uveochorioretinitis, Neuritis n. optici	3	0,2
Kongenitale Borreliose	1	0,1
Bisher nicht beschriebene Krankheitsmanifestationen	(3)	0,2

Tab. 1 Lüneburger Studie (1987–1988), insgesamt 11 320 Fälle.

gen/Jahr (alle Stadien eingerechnet), eine gesundheitspolitisch nicht unbedeutende Zahl. Statistisch vereinfacht, bestünde demnach bei einer angenommenen durchschnittlichen Lebenserwartung von 70 Jahren) für 3–6 % der Bevölkerung die Wahrscheinlichkeit, im Verlauf des Lebens an einer Borrelia-burgdorferi-Infektion zu erkranken.

Die Theorie einer homogenen Durchseuchung ist nicht abwegig, wenn man die Ergebnisse der süddeutschen mit der Niedersächsischen Studie vergleicht, bei denen die zweit- und drittstadlichen Krankheitsmanifestationen in der gleichen Größenordnung liegen. Auch hinsichtlich des durchschnittlichen Zeckenbefalls mit B. burgdorferi scheint – zumindest großräumig gesehen – kein bedeutendes Nord-Süd-Gefälle (einschließlich Westberlin) zu bestehen, was bereits im vorigen Kapitel erörtert wurde.

Man kann aus Statistiken, in denen die jährlich bekannt gewordenen Lyme-Borreliose-Erkrankungen seit 1982 aufgelistet werden, den Eindruck gewinnen, daß von Jahr zu Jahr eine rasante Zunahme stattfindet und dies ein Indiz für eine seuchenhafte Ausbreitung der Krankheit ist. In Wirklichkeit dürften die Statistiken aber das wachsende Bewußtsein der Ärzte und der Bevölkerung für diese Krankheit widerspiegeln. Zumindest für Europa ist anzunehmen, daß die Morbidität und der Prozentsatz der mit B. burgdorferi befallenen Zecken seit Jahrzehnten ein stationäres Stadium erreicht haben. Die Erfahrung der Lüneburger Studie hat uns gelehrt, daß besonders Gelenkentzündungen relativ spät als Lyme-Arthritis erkannt werden, weil diese differentialdiagnostisch zu selten in Erwägung gezogen wird! Man kann davon ausgehen, daß es in Deutschland noch viele Patienten mit unerkannter Lyme-Arthritis gibt, zumal in Europa die Meinung herrscht, die Lyme-Arthritis sei eine typische amerikanische Krankheit und hier selten. Tatsache ist, daß bei uns noch nicht oft genug daran gedacht wird. Die erkannten Fälle repräsentieren demnach nur eine Selektion. Auch die wenigen Myoperikarditis- und ophthalmologischen Fälle wurden nur zufällig diagnostiziert, nachdem ein Arzt endlich auch an diese mögliche Ursache dachte.

Völlig unklar ist noch, wie häufig die Lyme-Borreliose Ursache eines Abortes oder kongenitaler Mißbildungen ist.

Lyme-Borreliose ohne Zeckenstich?

Die Frage, ob nur Zecken oder auch stechende Insekten (Stechfliegen, Stechmücken) als Überträger von wesentlicher Bedeutung sind, läßt sich noch nicht endgültig beantworten. Berichte hierüber liegen bisher nur aus den USA vor. Im Gegensatz zu Zecken scheint aber die Überlebensrate der Borrelien in infizierten Mücken begrenzt zu sein, wie experimentelle Untersuchungen vermuten lassen. Eine negative Zeckenstichanamnese schließt eine Lyme-Borreliose aber nicht aus, da sich nur 20–50 % der Patienten eines Zeckenstiches bewußt sind, was auch dazu beigetragen hat, die Theorie anderer Vektoren zu etablieren.

Die Zecken sind im ausgehungerten Stadium nur stecknadelkopfgroß und krabbeln meist mehrere Stunden auf der Haut, bevor sie sich festsaugen. So wird verständlich, daß sie auch an nichtexponierten Körperstellen zu finden sind. Besonders wenn sie sich in Bereichen festsaugen, die nicht leicht einsehbar sind, werden sie aufgrund des verursachenden Juckreizes weggekratzt und somit nicht erkannt.

Die Gefahr einer indirekten Infektion ohne Zeckenstich (z. B. durch eine Zeckenentfernung bei Hunden) ist nach heutiger Kenntnis als gering einzuschätzen. Sie wäre theoretisch möglich, wenn Material einer infizierten, zerquetschen Zecke in eine Wunde oder auf die Schleimhäute gelangte. Infektionen durch Einkratzen infizierten Zeckenkots sind bislang nicht beschrieben, auch keine Übertragung – im Gegensatz zum Q-Fieber und der FSME – durch infizierte Milch von Schafen oder sonstige Lebensmittel tierischer Herkunft. Endgültig kann diese Frage aber derzeit nicht beantwortet werden, da noch keine gesicherten Untersuchungen vorliegen. Bei Kühen wurden schon Borrelien im Urin nachgewiesen, jedoch nicht in der Milch. Allerdings fand bei Katzen und Mäusen, die mit dieser Milch gefüttert bzw. inokuliert wurden, eine Serokonversion statt. Aus epidemiologischer Sicht wäre es daher dringend erforderlich, hierüber umfassende Untersuchungen einzuleiten.

Bei kleinen, freilebenden Nagetieren (Mäusen), welche in den Entwicklungszyklus der Zecken integriert und ein Reservoir für die Borrelien-Übertragung auf diese sind, wurde in den USA eine Erregerausscheidung im Urin festgestellt. Die Überlebensdauer der Borrelien im Urin beträgt jedoch nur ca. 20 Stunden. Eine Übertragung von Maus zu Maus wäre in der Nestperiode aber gegeben und könnte eine Rolle spielen, den B.-burgdorferi-Kreislauf in der Natur aufrechtzuerhalten, ist jedoch als direkte Infektionsquelle für den Menschen abwegig.

Welche Bedeutung der Tatsache, daß bei Kaninchen und Hunden nach wiederholtem Zeckenbefall Antikörper gegen Bestandteile des Zeckenspeichels nachgewiesen wurden, hinsichtlich einer protektiven Wirkung beizumessen ist, bleibt abzuwarten.

Die einzige reale Gefahr einer direkten Übertragung von Mensch zu Mensch ist in der Schwangerschaft oder bei einer Bluttransfusion gegeben. Dieses Thema wird in einem späteren Kapitel abgehandelt.

Jahreszeitlicher Infektionszyklus

Das jahreszeitliche Auftreten der Zecken-Borreliose ist an die Zeckenaktivität und das Freizeitverhalten der Bevölkerung gekoppelt. Die Frühstadien der Erkrankung (ECM, neurologische Manifestationen, außer Enzephalomyelitis) treten daher hauptsächlich in den Monaten März bis November mit einem Gipfel im Juli–August in Erscheinung, während die übrigen Krankheiten wie Acrodermatitis chronica atrophicans, Arthritis, Enzephalitis-Myelitis keinen eindeutigen saisonalen Gipfel erkennen lassen. Versuche, mittels serologischer Untersuchungen Rückschlüsse auf den Durchseuchungsgrad der Bevölkerung zu ziehen und Aussagen hinsichtlich der Morbidität zu machen, scheiterten bisher.

Das Risiko, nach einem Zeckenstich an einer Lyme-Borreliose zu erkranken

Zur Frage, mit welcher Häufigkeit der Stich borrelieninfizierter Zecken zur Erkrankung führt (Infektionsindex), liegen nur spärliche Angaben vor. Nach einer in Tübingen durchgeführten Feldstudie liegt er hinsichtlich des Auftretens eines Erythema migrans unter 5 %, obwohl in über 30 % eine Serokonversion bei den Betroffenen stattfand. Eine prospektive Studie aus Tirol führte zu einem ähnlichen Ergebnis. Nach eigenen Untersuchungen dürfte der Infektionsindex zwischen 3 und 8,5 % liegen, alle Krankheitsstadien einbezogen.

Legt man einen Infektionsindex von 5 % und einen durchschnittlichen B.-burdorferi-Befall der Zecken von 20 % zugrunde, so wäre pro ca. 100 Stiche mit einem Fall von Erythema migrans und pro ca. 400 Stiche mit einem Fall zweit- oder drittstadlicher Erkrankungen zu rechnen. Diese Aussage trifft nur für die „Normalbevölkerung", nicht jedoch für Risikogruppen (z. B. Waldarbeiter) zu, wie im Kapitel „Lyme-Borreliose als berufliches Risiko" näher erläutert wird.

Literatur

1. *Ai Chengxu, et al.:* Clinical manifestation and epidemiological characteristics of Lyme disease in China. Ann. New York Acad. Sci. 539 (1988), 302–313
2. *Aeschlimann, A., et al.:* B.burgdorferi in Switzerland. Zbl. Bakt. Hyg. A 263 (1986), 450–458
3. *Barbour, A.G., W. Burgdorfer, S.F. Hayes, O. Peter, A. Aeschlimann:* Isolation of a cultivable spirochete from Ixodes ricinus ticks of Switzerland. Curr. Microbiol. 8 (1983), 123–126
4. *Bollegraaf, E.:* Lyme disease in Canada. CMAJ 139 (1988), 233–234
5. *Boslar, E.M., T.L. Schulze:* The prevalence and significance of Borrelia burgdorferi in the urine of feral reservoir hosts. Zbl. Bakt. Hyg. A. 263 (1986), 40–44
6. *Bozsik, B., et al.:* Occurence of Lyme borreliosis in Hungary. Zbl. Bakt. Hyg. A 263 (1986), 466–467
7. *Burgdorfer, W., J.E. Keirans:* Ticks and Lyme disease in the United States. Ann. intern. Med. 99 (1983), 121
8. *Ciesielski, C.A., et al.:* The geographic distribution of Lyme disease in the United States. Ann. New York Acad. Sci. 539 (1988), 283–288
9. *Crovato, F., G. Nazzari, D. Fumarolo, G. Rovetta, M.A. Cimmino, G. Bianchi:* Lyme disease in Italy: first reported case. Ann. Rheum. Dis. 44 (1985), 570–571
10. *Doby, J.M., et al.:* Lyme disease in Canada with possible transmission by an insect. Zbl. Bakt. Hyg. A 263 (1986), 488–490
11. *Dokonenko, E.P.:* Clinical manifestations of tickborne erythema in the USSR. Ann. New York Acad. Sci. 539 (1988), 452–453
12. *Dournon, E., M. Assons:* Lyme disease in France. Zbl. Bakt. Hyg. A 263 (1986), 464–465
13. *Gerster, J.C., S. Guggi, H. Perroud, R. Bovet:* Lyme disease appearing outside the United States – a case report from Switzerland. Br. med. J. 283 (1981), 951
14. *Grünenthal GmbH, Referat Antibiotika:* Verbreitung von Erythema migrans in der Bundespepublik Deutschland. Aachen 1987
15. *Hanrahan, J.P., J.L. Benach, J.L. Coleman, E.M. Bosler, J.C. Grabau, D.L. Morse:* Epidemiologic features of Lyme disease in New York. Yale J. Biol. Med. 57 (1984), 643–650
16. *Horst, H.:* Infektionen durch Zecken. Niders. Ärztebl. 14 (1988), 14–16
17. *Horst, H.:* Incidence of Lyme borreliosis in Middle-Europe. IV. Int. Conf. on Lyme Borreliosis, Stockholm. Book B Abstracts (1990), 56
18. *Kawabata, M., et al.:* Lyme disease in Japan and its possible incriminated tick vector, Ixodes persulcatus. J. Infeckt. Dis. 156 (1987), 884
19. *Kinety, E., J. Rehacek, V. Vyrostekova:* Investigation of ticks for the presence of borrelia in Czechoslovakia. Zbl. Bakt. Hyg. A 263 (1986), 468–470
20. *Korenberg, E.I., et al.:* Prerequisites of existence of Lyme disease in the USSR. Zbl. Bakt. Hyg. A 263 (1986), 431–432
21. Lyme Disease – United States, 1987 and 1988. Morbidity and Mortality Weekly Report (CDC) 38 (1989), 668
22. *Magnarelli, A., J.F. Anderson:* Ticks and biting insects infected with the etiologic agent of Lyme

disease, B. burdorferi. J. clin. Microbiol. 26 (1988), 1482–1486
23. *Magnarelli, L.A., J.F. Anderson, A.G. Barbour:* The etiologic agent of Lyme disease in deer flies, horse, flies, and mosquitos. J. Infect. Dis. 154 (1986), 355–358
24. *Magnarelli, L.A., J.E. Freier, J.F. Anderson:* Experimental infections of mosquitos with Borrelia burgdorferi. Am. J. Inf. Dis. 156 (1987), 694–695
25. *Matuschka, F.R., A. Spielman:* The emergence of Lyme disease in an changing environment in North America and Central Europa. Exp. and Appl. Acarology 2 (1986), 337–353
26. *Monteil, H., B. Jaulhac, Y. Piemont:* Maladie de Lyme et infections à Borrelia burgdorferi en Europe. Ann. Biol. clin. 47 (1989), 428–437
27. *Olbrich, S., B. Finkenbeiner-Weber:* Vorkommen von Borrelia burgdorferi in Zecken und Kleinsäugern in einem Waldgebiet in Norddeutschland. Vortrag, Tagung Deutsche Gesellschaft für allgemeine und angewandte Entomologie in Ulm, April 1989
28. *Paul, H., H.J. Gerth, R. Ackermann:* Infectiousness for humans of Ixodes ricinus containing Borrelia burgdorferi. Zbl. Bakt. Hyg. A 263 (1986), 473–476
29. *Piesmann, J., et al.:* Seasonal variation of transmission risk of Lyme disease and human babesiosis. Am. J. Epidemiol. 126 (1987), 1187–1189
30. *Post, J.E., E.E. Schaw, S. Wright:* Suspected borreliosis in cattle. Ann. New York Acad. Sci. 539 (1988), 488
31. *Rawling, J.A.:* Lyme disease in Texas. Zbl. Bakt. Hyg. A 263 (1986), 483–487
32. *Schaumann, K., J. Kovanen, I. Seppälä:* Lyme borreliose in Finland 1986–1988. Biomed. Pharmacother. 43 (1989), 427–430
33. *Schmid, G.P., et al.:* Surveillance of Lyme disease in the United States, 1982. J. Infect. Dis. 151 (1985), 1144–1149
34. *Schmidt, K.:* Isolierung des Erregers der Lyme Borreliose oder Lyme disease aus Zecken in Berlin (West). Bundesgesundheitsbl. 31 (1988), 183
35. *Schmidt, R., J. Kabatzki, S. Hartwig, R. Ackermann:* Erythema-chronicum-migrans disease in the Federal Republic of Germany. Zbl. Bakt. Hyg. A 263 (1986), 435–441
36. *Schmutzhard, E., et al.:* Infections follwing tickbites: Tick-borne encephalitis and Lyme borreliosis – a prospective epidemiological study from Tyrol. Infection 165 (1988), 269–272
37. *Schwan, T.G., W. Burgdorfer, M.E. Schrumpf, R.H. Karstens:* The urinary bladder, a consistent source of Borrelia burgdorferi in experimentally infected white-footed mice (Peromyscus leucopus). J. clin. Microbiol. 26 (1988), 893–895
38. *Sigal, L.H.:* Lyme disease: a world-wide borreliosis. Clin. exp. Rheumat. 6 (1988), 411–421
39. *Stanek, G., et al.:* Epidemiologie und Borrelia-Infectionen in Österreich. Öst. Ärzteztg. 40/4 (1985), 19–22
40. *Stanek, G., et al.:* Does Lyme borreliosis also occur in tropical and subtropical aeras? Zbl. Bakt. Hyg. A 263 (1986), 491–495
41. *Stewart, A., J. Glass, A. Patel, G. Watt, A. Gropps, R. Clancy:* Lyme arthritis in the Hunter Valley. Med. J. Aust. 1 (1982), 139
42. *Trevisan, G., et al.:* Lyme disease in Italy. Zbl. Bakt. Hyg. A 263 (1986), 459–463
43. *Wheeler, C.M., J.L. Colemann, E.M. Bosler, J.L. Benach:* Detection of antibodies to salivary gland components of Ixodes dammini. Ann. New York Acad. Sci. 539 (1988), 434–436
44. *Williams, C.L., et al.:* Lyme disease: Epidemiological characteristics of an outbreak in Westchester County. Am. J. Publ. Health 76 (1986), 62–65
45. *Wilske, B., et al.:* Lyme-Borreliose in Süddeutschland. Dtsch. med. Wschr. 112 (1987), 1730–1736
46. *Yan-Ming Lin, C.E. Bennett:* Lyme disease in the United Kingdom. Ann. New York Acad. Sci. 539 (1988), 465–467

Klinik der Borrelia-burgdorferi-Infektionen – allgemeiner Überblick

H. Horst

Der kanadische Arzt *Osler* schrieb um die Jahrhundertwende unter dem euphorischen Eindruck der Entdeckung des Lues-Erregers: „Wer die Syphilis mit der Vielfalt ihrer klinischen Erscheinungen und Wechselwirkungen kennt, der dürfte auch die übrige Medizin beherrschen." Inzwischen ist die Medizin zwar viel differenzierter geworden, aber die Versuchung ist groß, angesichts der vieldeutigen Symptomatik, die klinisch auch eine Lues vortäuschen kann, und der Begeisterung, mit der Entdeckung des Erregers für mehrere, bisher als nosologische Einheiten beschriebene Krankheiten einen gemeinsamen ätiologischen Nenner gefunden zu haben, die Lyme-Krankheit in diese Aussage einzubeziehen.

Pathogenese

Die Entwicklung der Lyme-Borreliose in erregerbefallenen Organismen läßt sich zum gegenwärtigen Zeitpunkt nur – wenn überhaupt – fragmentarisch darstellen, wobei die bereits diskutierten opportunistischen Erregereigenschaften sicher eine wesentliche Rolle spielen. Wenn wir uns die Frage stellen, was sich wirklich zwischen Erreger und Wirt abspielt, müssen wir die Antwort schuldig bleiben und können nur auf ein verwirrendes immunologisches „Puzzle" verweisen.

Das kommt klinisch schon dadurch zum Ausdruck, daß sich keine verbindliche Inkubationszeit festlegen läßt; sie kann bis zum Auftreten erster klinischer Zeichen Tage bis Jahre dauern. Ein borrelieninfizierter Zeckenstich kann demnach einer Zeitbombe entsprechen, ohne daß man vorhersagen kann, ob und wann sie explodiert.

Inwieweit hierbei eine Beziehung zur Erregerdosis und zur Virulenz besteht, ist nicht bekannt, zumal die Virulenz eine nicht eindeutig definierbare Erregereigenschaft ist. Mit Sicherheit sind aber insbesondere im Spätstadium vielfältige Immunmechanismen einschließlich Autoimmunreaktionen und Antigen-Antikörperkomplexe am Verlauf beteiligt, welche die Entzündung auch nach Wegfall der auslösenden Ursache aufrechterhalten können. Wie dem auch sei, in ca. 95 % der Fälle scheinen – wie bei vielen Infektionskrankheiten – die Abwehrmechanismen des befallenen Organismus ausreichend, dem Ausbruch einer manifesten Krankheit entgegenzuwirken.

Krankheitsverlauf

Dr. *Allen C. Steere* und seine Arbeitsgruppe haben die vielfältigen klinischen Erscheinungen als nosologische Einheit erkannt und aufgrund der unterschiedlichen Latenzzeiten bis zum Auftreten der manifesten Erkrankung eine – analog der Lues – klinische Einteilung in 3 Stadien vorgenommen. Diese Einteilung erleichtert den Überblick über den komplexen Krankheitsablauf, obwohl der Übergang von einem Stadium ins nächste oft fließend ist und verschiedenen Stadien zugeordnete Symptome gleichzeitig vorhanden sein können, bzw. die Reihenfolge der Stadien nicht gesetzmäßig durchlaufen wird und die

Erstmanifestation der Krankheit in jedem Stadium erfolgen kann.

Erstes Krankheitsstadium

Das pathognomonische Krankheitsbild des ersten Stadiums ist das altbekannte Erythema (chronicum) migrans (ECM), das im Durchschnitt Tage bis Wochen nach der Infektion auftreten kann. Seltener tritt als erste Hautmanifestation die Lymphadenosis cutis benigna (Borrelienlymphozytom, LCB) auf. In unserem Untersuchungsmaterial beträgt das Verhältnis ECM : LCB = 29 : 1; LCB ist also relativ selten. Cave: LCB nicht mit Lymphadenitis verwechseln!

Unspezifische grippale Allgemeinsymptome im Frühstadium können sein: Fieber, Muskel-, Gelenk-, Kopfschmerzen, Abgeschlagenheit, Konjunktivitis, Pharyngitis, Begleitbronchitis, regionale Lymphangitis und Lymphadenitis. Die Diagnose wird aber dadurch erschwert, daß diese uncharakteristischen Symptome auch ohne Kopplung mit einem Erythema migrans, das nur bei etwa der Hälfte der Patienten manifest wird, auftreten können.

Wenn ein Patient einen Arzt wegen eines Zeckenstiches konsultiert, erfordert es die Sorgfaltspflicht, ihn auf mögliche Frühsymptome der Lyme-Borreliose hinzuweisen. In den meisten Fällen ist eine Früherkennung der Krankheit aber unmöglich, weil dieses Stadium völlig symptomlos ablaufen kann, viele Patienten zur Zeckenentfernung nicht zum Arzt gehen bzw. sich an keinen Stich erinnern können

Die Diagnose von Hauterkrankungen des ersten Stadiums ist vorwiegend klinisch (LCB evtl. histologisch) zu stellen, da in vielen Fällen noch keine Serumkonversion stattgefunden hat und deshalb keine Antikörper gegen Borrelia burgdorferi nachgewiesen werden können.

Zweites Krankheitsstadium

In Relation zum Erythema migrans ist in 15 % der Fälle Wochen bis einige Monate nach der Infektion mit Erkrankungen anderer Organe, die das zweite Stadium charakterisierten, zu rechnen. Der Befall von Organen, die vom Infektionsort weit entfernt liegen, setzt eine bakteriämische Phase voraus, wobei – gerade wegen der langen Inkubationszeiten und der überzufälligen Koinzidenz zwischen Zeckenstichlokalisation und späteren Komplikationen – auch eine Erregerausbreitung auf lymphatischem Weg oder entlang der Nervenfasern diskutiert wird. Im Vordergrund stehen in erster Linie neurologische Krankheitsbilder in Form einer „aseptischen Meningitis" und peripherer Nervenentzündung (Mono-Polyneuritis, Radikulitis) unter Beteiligung sensibler und/oder meist motorischer Fasern. Eine Di- oder Tetraplegiesymptomatik ist möglich und läßt eine Einbeziehung des Rückenmarks erkennen (Radikulomyelitis). Das klinische Bild kann vieldeutig sein, meist tritt es jedoch als Bannwarth-Syndrom (Meningopolyneuritis) in Erscheinung. Häufig ist eine Fazialisparese, die man geradezu als Leitsymptom des zweiten Krankheitsstadiums bezeichnet hat. Was früher als „idiopathische Fazialisparese" bei Kindern diagnostiziert wurde, hat sich zu 60 % als B.-burgdorferi-Infektion erwiesen.
Weitere Prädilektionsorgane sind Herz (Endo-Myo-Peri-Pankarditis), seltener das Auge (Uveitis, Konjunktivitis, Chorioretinitis, Iridozyklitis, Panophthalmitis), Leber (Transaminasenerhöhung), Niere, Lunge, Muskel, Milz und andere Organe.
Wegen der differentialdiagnostisch mehrdeutigen Symptomatik bedarf die Diagnose letztlich einer serologischen, kulturellen oder histologischen Bestätigung. Die Serodiagnostik ist meistens zuverlässig, da in diesem Stadium die humorale Immunantwort bereits voll ausgebildet ist. Die Problematik der Serodiagnostik ist jedoch bei der Bewertung serologischer Befunde aller Krankheits-

stadien zu berücksichtigen (s. Kap. „Serodiagnostik", S. 120).

Drittes Krankheitsstadium

Wieder in Relation zum Erythema migrans geht die Krankheit in 10 % der Fälle in ein drittes Stadium über oder tritt unter Übergehung der beiden ersten Stadien hier erstmals im Durchschnitt nach 3 Monaten, aber auch noch nach Jahren, klinisch in Erscheinung. Gelenke, Haut und das zentrale Nervensystem können befallen sein.

Arthritis

Im Vordergrund stehen chronisch-rezidivierende Gelenkentzündungen vorwiegend der Knie- und Sprunggelenke. Etwas vereinfacht ausgedrückt, kann die Gonarthritis als Leitsymptom des dritten Stadiums gelten, da in 80 % der Fälle die Kniegelenke betroffen sind. Da jedoch der Entzündungsprozeß auch an den übrigen Gelenken ablaufen kann, stellt sich das klinische Bild vieldeutig dar. Die Abgrenzung von anderen Ursachen einer Gelenkentzündung ist nur durch eine serologische Untersuchung auf Borrelien-Antikörper möglich; Serum und Gelenkpunktat weisen meist hohe IgG-Titer auf. Andere differentialdiagnostisch relevante Ursachen sind auszuschließen.

Chronische Hautentzündungen

Eine weitere Krankheit dieses Stadiums ist die Acrodermatitis chronica atrophicans, die mitunter bis zum Erreichen des Endstadiums einen jahre- bis jahrzehntelangen Verlauf nehmen kann. Diese den Dermatologen seit über 100 Jahren bekannte Hautkrankheit kann in typischen Fällen klinisch diagnostiziert werden. Im Zweifelsfall bestätigen die in fast 100 % stark erhöhten IgG-Borrelien-Antikörpertiter den Verdacht. Inwieweit die zirkumskripte Sklerodermie und Lichen sclerosus et atrophicus dem Formenkreis der drittstadlichen Lyme-Borreliose zuzuordnen sind, ist noch nicht mit letzter Sicherheit geklärt. Beide Hauterkrankungen können mit erheblichen Borrelien-Antikörpertitern einhergehen, und es gelang, Spirochäten in Hautpunktaten nachzuweisen.

Chronische Erkrankungen des zentralen Nervensystems

Als Problem erweist sich die diesem Stadium zugeordnete, noch nach Jahren schleichend auftretende, progressive Enzephalomyelitis sowohl hinsichtlich Diagnostik, Therapie und Prognose als auch bezüglich der Abgrenzung zur „multiplen Sklerose". Ein erhöhter Borrelien-Antikörpertiter allein kann nicht beweisend, ein normaler Titer allein nicht widerlegend sein, wie klinische Erfahrungen zeigen. Die Serodiagnostik muß stets auch eine Liquoruntersuchung mit einbeziehen. Aber selbst im Liquor nachgewiesene autochthone Antikörper gegen Borrelia burgdorferi liefern keinen endgültigen Beweis, da auch bei klinisch eindeutigen Fällen einer Encephalitis disseminata vielfach autochthone Antikörper im Liquor gegen Masern-, Mumps- und andere Viren gefunden wurden, ohne daß man diese Krankheit damit ätiologisch erklären würde.
Der zur Zeit letztlich überzeugende Beweis einer chronischen Neuroborreliose ist der histologische aus Gehirnschnitten, aber der kann leider erst post mortem erbracht werden!
Auch bei anamnestisch, klinisch und serologisch scheinbar gesicherten Fällen sind infolge irreversibler Schädigungen im ZNS die Therapieerfolge trotz Rückgang entzündlicher Parameter meist nicht befriedigend.
Insbesondere bei fortgeschrittenen Stadien wurden zelluläre und humorale, gegen Myelin gerichtete Autoimmunprozesse beschrieben, die naturgemäß auch eine Antibiotikabehandlung nicht stoppen kann.

Krankheitsverlauf

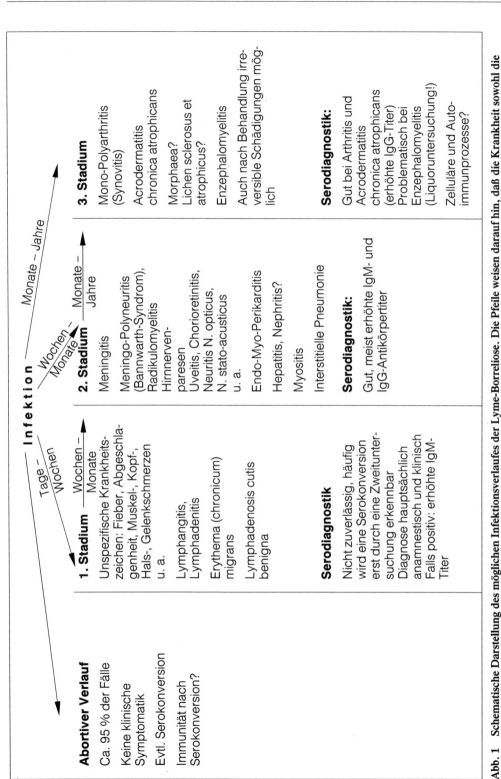

Abb. 1 Schematische Darstellung des möglichen Infektionsverlaufes der Lyme-Borreliose. Die Pfeile weisen darauf hin, daß die Krankheit sowohl die einzelnen Stadien durchlaufen als auch sich in jedem Stadium erstmals manifestieren kann. Der Übergang von einem Stadium ins nächste kann fließend sein. Verschiedenen Stadien zugeordnete Symptome können gleichzeitig vorhanden sein.

Spekulative Erkrankungen

Inzwischen wurde kasuistisch eine Vielzahl weiterer Erkrankungen aufgrund erhöhter Antikörpertiter mit der Lyme-Borreliose in Verbindung gebracht. Wir selbst überblicken 2 Fälle von Alopecia areata und einen Fall von Arteriitis temporalis. Inwieweit hier stark erhöhte IgG-Borrelien-Antikörpertiter in ursächlichem Zusammenhang mit den Erkrankungen stehen, müßte noch in einem größeren Kollektiv verifiziert werden.

In Abbildung 1 sind die wesentlichen Gesichtspunkte eines möglichen Verlaufes einer Borrelia-burgdorferi-Infektion zur schnellen Orientierung zusammengestellt.
Die in dieser klinischen Einleitung summarisch beschriebenen Erkrankungen werden in den folgenden Kapiteln ausführlicher dargestellt. Naturgemäß werden hierbei die Hauterkrankungen textlich und bildlich einen breiteren Raum einnehmen, weil hierüber die meisten gesicherten Detailkenntnisse vorliegen. Diese zwar den Dermatologen altbekannten Krankheiten werden jedoch erfahrungsgemäß noch häufig von vielen Ärzten verkannt und inadäquat behandelt; sie können daher für mache Patienten der Beginn einer schicksalhaften Leidensgeschichte sein. Weiterhin können die Hauterkrankungen, da äußerlich sichtbar, als Modell für andere Organerkrankungen dienen. Es werden deshalb im Kapitel der Hautmanifestationen der Lyme-Borreliose, dessen Verfasser, Dr. *Neubert*, über lange, weit in die Ära vor der Erregerentdeckung reichende klinische und wissenschaftliche Erfahrungen verfügt, neben den klinischen auch die besonderen serodiagnostischen und pathologischen Aspekte abgehandelt. Auf diese wird in späteren Kapiteln unter Berücksichtigung allgemeiner Gesichtspunkte noch einmal zusammenfassend eingegangen.

Literatur

1. *Duray, P. H., A. C. Steere:* Clinical pathologic correlations of Lyme diesease by stage. Ann. New York Acad. Sci. 539 (1988), 65–79
2. *Garcia-Monco, J. C., J. L. Coleman, J. L. Benach:* Antibodies to myelin basic protein in Lyme disease. J. Inf. Dis. 158 (1988), 667
3. *Johnson, R. C., C. L. Kodner, M. E. Russel:* Vaccination of hamsters against experimental infection with Borrelia burgdorferi. Zbl. Bakt. Hyg. A 263 (1986), 45–48
4. *Johnson, R. C., N. Marek, C. Kodner:* Infection of Syrian hamsters with Lyme disease spirochetes. J. clin. Microbiol. 20 (1984), 1099–1101
5. *Luft, B. I., et al.:* New chemotherapeutic approaches in the treatment of Lyme borreliosis. Ann. New York Acad. Sci. 539 (1988), 352–361
6. *MacDonald, A. B.:* Concurrent neocortical borreliosis and Alzheimer's disease. Demonstration of a spirochetal cyst form. Ann. New York Acad. Sci. 539 (1988), 468–470
7. *Malawista, S. E.:* Pathogenesis of Lyme disease. Rheumatol. Int. 9 (1989), 233–235
8. *Marcus, I. C., A. C. Steere, P. H. Duray, A. E. Anderson, E. B. Mahoney:* Fatal pancarditis in a patient with coexistent Lyme disease and babesiosis. Demonstration of spirochetes in myocardium. Ann. intern. Med. 103 (1985), 374–376
9. *Martin, R., et al.:* Borrelia burgdorferi as a trigger for autoimmune T-cell reactions within the central nervous system. Ann. New York Acad. Sci. 539 (1988), 400–401
10. *Pachner, A. R., A. C. Steere:* CNS Manifestation of third stage Lyme disease. Zbl. Bakt. Hyg. A 263 (1986), 301–306
11. *Rhese-Küpper, B., R. Ackermann:* Demonstrations of locally synthesized borrelia antibodies in cerebrospinal fluid. Zbl. Bakt. Hyg. A 263 (1986), 407–411
12. *Sigal, L. H., A. H. Tatum:* IgM in the sera of patients with Lyme neurological disease bind to crossreacting neuronal and B. burgdorferi antigens. Ann. New York Acad. Sci. 539 (1988), 422–424
13. *Steere, A. C:* Pathogenesis of Lyme arthritis: Implications for rheumatic disease. Ann. New York Acad. Sci. 539 (1988), 87–92
14. *Steere, A. C., et al.:* Lyme arthritis – correlation of serum an cryoglobulin IgM with activity and serum IgG with remission. Arthr. Rheum. 22 (1979), 471–483
15. *Steere, A. C., et al.:* Clinical manifestations of Lyme disease. Zbl. Bakt. Hyg. A 263 (1986), 201–205
16. *Suchanek, G., et al.:* Anti-myelin antibodies in cerebrospinal fluid and serum of patients with meningopolyneuritis Garin-Bujadoux-Bannwarth and other neurological diseases. Zbl. Bakt. Hyg. A 263 (1986), 160–168

Hauterkrankungen

U. Neubert

Nach derzeit allgemein akzeptierter Ansicht lassen sich 3 Hauterkrankungen, nämlich das Erythema (chronicum) migrans (EM, ECM), die Lymphadenosis cutis benigna (LCB) und die Acrodermatitis chronica atrophicans (ACA), auf eine Infektion durch Borrelia burgdorferi zurückführen.

Man rechnet heute das Erythema migrans und die Lymphadenosis cutis benigna dem Frühstadium, die Acrodermatitis chronica atrophicans dem Spätstadium der Erkrankung zu.

Die genannten Dermatosen wurden bereits gegen Ende des 19. und zu Beginn des 20. Jahrhunderts in Europa beschrieben und können damit als die am längsten bekannten Manifestationen der Lyme-Borreliose gelten.

Zur Ergänzung des Kapitels, in dem die Entdeckung der Lyme-Krankheit und des Erregers beschrieben wurde, werden deshalb zunächst die wesentlichen klinischen Erkenntnisse der „Prä-Lyme-Ära" hinsichtlich dieser Krankheiten dargestellt.

Historische Daten

1883: Der Breslauer Arzt *Alfred Buchwald* veröffentlicht einen Fallbericht über einen 36jährigen Maurer mit „diffuser idiopathischer Hautatrophie" der unteren Extremitäten (15) (vgl. Abb. 15). Seine Schilderung und weitere Kasuistiken (*Touton* 1886, *Pospelow* 1886 u. a.) weisen bereits auf wesentliche Merkmale der 1902 von *Herxheimer* und *Hartmann* als „Acrodermatitis chronica atrophicans" bezeichneten und eingehend analysierten Erkrankung hin und gelten als erste belegbare Beschreibungen ihrer Endphase. *Herxheimer* und *Hartmann* unterscheiden ein frühes infiltratives von einem späteren atrophischen Stadium der ACA und betonen, daß es sich nicht um eine idiopathische Hautatrophie handeln könne, da die Atrophie kein primärer selbständiger Prozeß, sondern die Folge einer vorausgehenden chronischen Entzündung sei (24). Die entzündlich-infiltrative Frühphase der Erkrankung war 1895 von *Pick* unter der Bezeichnung „Erythromelie" beschrieben worden.

1909: Der schwedische Dermatologe *Arvid Afzelius* berichtet anläßlich einer Sitzung der Stockholmer Dermatologischen Gesellschaft über „ein von Ixodes reduvius (syn. Ixodes ricinus) wahrscheinlich hervorgerufenes Erythema migrans bei einer älteren Frau" (6). Dieser ersten Beschreibung eines nach Zeckenstich aufgetretenen Erythema migrans folgen im Jahr 1911 Berichte des Wieners *W. Balban* über ringförmige Hautrötungen, von ihm als „Erythema anulare, entstanden durch Insektenstiche" bezeichnet, und – 2 Jahre später – des gleichfalls in Wien tätigen Dermatologen *B. Lipschütz* über einen im Verlauf von insgesamt 8 Monaten zentrifugal sich ausdehnenden Erythemring mit abblassendem, leicht zyanotisch verfärbtem Zentrum, der aus einem kleinen roten, subjektiv brennenden und stechenden Fleck am Oberschenkel einer 29jährigen Frau entstanden war. *Lipschütz* spricht von einer „besonderen Erythemform, die offenbar infolge ihrer Seltenheit bisher nur geringe Beachtung und, wie es scheint, überhaupt noch keine eingehende Beschreibung gefunden hat," und gibt ihr den Namen „Erythema chronicum migrans" (33). Er vermutet eine „infektiöse Ursache, für die sich jedoch keinerlei Anhaltspunkte erbringen lassen". Differentialdiagnostisch führt er „fixe" Arzneiexantheme, das Rosenbachsche Erysipeloid (Schweinerotlauf) und syphilitische „Roseoles tardives" an. Unglücklicherweise glaubt er, „die Affektion als absolut unschädlich" mit einer „stets günstigen Prognose" bezeichnen zu können, und hat mit dieser nicht hinreichend fundierten Ansicht vermutlich die Wahrnehmung assoziierter oder nachfolgender, auf eine Allgemeininfektion hindeutender Krankheitssymptome erschwert.

Auch eine 1923 von *Lipschütz* veröffentlichte Übersichtsdarstellung von 16 teils von ihm selbst, teils von anderen Autoren beobachteten EM-Fällen erwähnt zwar vorausgegangene Zecken- oder Insektenstiche bei insgesamt 11 Patienten, enthält jedoch keinen Hinweis auf Symptome einer Allgemeinerkrankung oder einer Beteiligung anderer Organe. Die Auffassung, es handele sich beim ECM um eine harmlose, auf die Haut beschränkte und wegen ihrer spontanen Abheilung nicht behandlungsbedürftige Hautveränderung, wurde damit erneut bekräftigt. Auch die wiederholten kasuistischen Hinweise auf mit einem EM assoziierte Meningitiden, beginnend 1930 mit einer ersten Falldarstellung von *Hellerström* bis hin zu einer 1974 von *K. Weber* beschriebenen, nach parenteraler Penicillintherapie ausheilenden Meningitis, haben diese Fehleinschätzung nicht wesentlich beeinflussen können.

1911: Der Schweizer Pathologe *J. L. Burckhardt* veröffentlicht einen Beitrag „Zur Frage der Follikel- und Keimzentrenbildungen der Haut", der als erste Darstellung eines solitären Pseudolymphoms gelten kann. 1943 widmet *Bo Bäfverstedt* den benignen ektopischen Bildungen lymphoretikulären Gewebes in der Haut unter der Bezeichnung „Lymphadenosis benigna cutis" eine ausführliche Darstellung (11). Er unterscheidet dabei zwischen solitären und den wesentlich selteneren disseminierten Formen.

1924: *Jessner* und *Löwenstamm* beschreiben 66 ACA-Patienten, von denen 9 Gelenkveränderungen und Knochenatrophien aufweisen (25).

1925: *Ehrmann* und *Falkenstein* erörtern die Differentialdiagnose „pseudosklerodermatischer" Verläufe der ACA. Sie vermuten eine infektiöse Ätiologie der ACA.

1934: Der deutsche Zahnmediziner *Stadelmann* beschreibt bei einem von 6 Erythemamigrans-Patienten heftige Gelenk- und Muskelschmerzen, begleitet von erheblicher Abgeschlagenheit.

1942: *Kahle* in Halle findet mit Pallida-Antigen, einer Proteinfraktion von Treponema phagedenis, positive Seroreaktionen bei 6 von 7 ACA-Patienten.

1945: *Montgomery* und *Sullivan* beschreiben klinische und histopathologische Befunde an 45 nordamerikanischen ACA-Patienten, in der Mehrzahl Einwanderern aus Europa.

1946/1949: Die schwedischen Dermatologen *Nanna Svartz* und *Thyresson* berichten über die erfolgreiche Behandlung von ACA-Patienten mit Penicillin.

1950: *Bianchi* beschreibt die Abheilung von Lymphozytomen (Lymphadenosis cutis benigna) nach Penicillinbehandlung.

1951: *Hollström* registriert Behandlungserfolge mit Penicillin bei Erythema migrans ebenso wie bei einer diesem assoziierten Meningitis.

1952: *Grüneberg* führt, angeregt durch die Beobachtung von *Kahle,* serologische Untersuchungen mit Pallida-Antigen an 104 ACA-Patienten durch. Er findet signifikant häufiger positive Reaktionen mit ACA-Seren im Vergleich zu Kontrollen und deutet dies als gruppenspezifische Reaktion auf einen vermutlich spirochätalen Erreger. In dieser Auffassung wird er bestärkt durch die offenkundige therapeutische Wirksamkeit von Penicillin sowie durch Hinweise von *Miescher,* der die plasmazellulären Infiltrate bei ACA als Indiz für eine Spirocäteninfektion wertete.

1954/1955/1957: *Götz,* nachfolgend *Binder, Döpfmer* und *Hornstein* sowie *Paschoud* weisen durch erfolgreiche Übertragungsversuche von Mensch zu Mensch nach, daß es sich bei ACA, ECM und LCB um erregerbedingte Dermatosen handeln muß.

1955: *Walter Hauser* stellt die ACA als Hautmanifestation einer systemischen Infektionskrankheit mit regionaler Lymphadenopathie, reaktiver plasmazellulärer Knochenmarkhyperplasie und auf einen chronisch-entzündlichen Prozeß hinweisende Normabweichungen der Serumelektrophorese dar (22). Aufgrund anamnestischer Angaben seiner Patienten vermutet er, daß der fragliche Erreger durch Zeckenstiche übertragen wird, und konstatiert eine weitgehende Übereinstimmung der Verbreitung von Ixodes ricinus mit derjenigen der ACA. Er weist auch auf das gelegentlich gleichzeitige oder aufeinanderfolgende Auftreten von EM, LBC und ACA beim gleichen Patienten hin.

1966: Der Neurologe *H. C. Hopf* findet bei 37 (40 %) von 92 ACA-Patienten neurologische Komplikationen, insbesondere Polyneuritiden, die trotz Abheilung der Hauterscheinungen fortschreiten können (26).

1970: *Scrimenti* gibt die erste Beschreibung eines Patienten, der sich ein EM in den Vereinigten Staaten zugezogen hat.

1976: *H. E. Krampitz* beobachtet nach intraperitonealer Verimpfung von Ixodes-ricinus-Nymphen aus der Münchner Umgebung auf

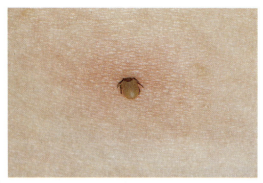

Abb. 1a   Ixodes ricinus beim Saugakt, initiales Erythem.

entmilzte Rötelmäuse Spirochätämien und kann die so isolierten – später als Borrelien identifizierten – Spirochäten durch weitere Tierpassagen erhalten (29, 30, 35, 40).

Bereits zu Beginn der achtziger Jahre stellen der Münchner Dermatologe *K. Weber* und Mitarbeiter am Beispiel von zunächst 31 Patienten heraus, daß auch in Europa Zeichen einer Allgemeininfektion und einer Beteiligung anderer Organe ein Erythema migrans begleiten oder ihm folgen können (50).

Erythema migrans

Das Erythema migrans (EM) gilt heute als charakteristische Hautmanifestation des Frühstadiums einer Schildzeckenborreliose mit ihren klinischen Varianten „Lyme-Borreliose" und „Erythema-migrans-Borreliose". Es kann in jedem Lebensalter wenige Tage bis mehrere Wochen (im Mittel ca. 10 Tage) nach dem Stich einer Schildzecke (selten eines Insekts) beginnen (Abb. 1a, b). An einen Zeckenstich können sich allerdings nur etwa 40 % der Patienten erinnern.

Eine regionale Lymphknotenschwellung und – als Manifestation des zweiten Stadiums der Erkrankung – eine exanthematische Aussaat weiterer fleckförmiger oder anulärer Eryheme können folgen. Solche multiplen, offen-

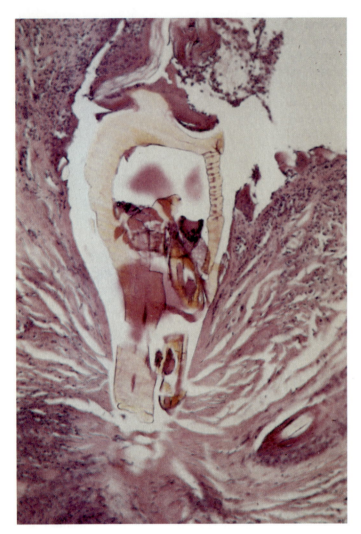

Abb. 1b Histologisches Bild einer in der Haut eingestochenen Zecke (HE-Färbung, 100fache Vergrößerung). In unmittelbarer Nähe des Einstiches sind Binde- und Plattenepithelzellen nekrotisch verändert bzw. abgestorben. Im unteren Areal lymphozytäre Infiltration als entzündliche Abwehrreaktion (mit freundlicher Genehmigung von Dr. *J. Stobbe*).

bar durch bakteriämische Aussaat des Erregers ausgelösten Erytheme werden allerdings bei europäischen Patienten nur selten – in ca. 5 % der Fälle – beobachtet. Im Verlauf von Wochen oder Monaten blaßt das zunächst homogene Erythem (Abb. 2) häufig zentral ganz oder teilweise ab und bleibt auf einen peripher fortschreitenden, hellrötlichen 0,5 – 2 cm breiten, bogig verlaufenden Randsaum beschränkt. Im Zentrum verbleibt meist ein kleiner Fleck oder ein zentrales lymphozytäres Knötchen, gelegentlich entwickeln sich eine ausgedehntere livide Rötung und Schwellung. Manchmal sind atypische Varianten wie unregelmäßig fleckige, schuppende oder hämorrhagische Erytheme zu beobachten. Erythemata migrantia können nur wenige Tage oder auch über ein Jahr bestehen bleiben (bei einer Dauer von mehr als 4 Wochen kann man von Erythema chronicum migrans sprechen), heilen aber gewöhnlich nach wenigen Wochen oder Monaten (durchschnittlich etwa 10 Wochen) spontan ab.

Dennoch kommen der korrekten Diagnose und Behandlung gerade dieser Frühmanifestationen große Bedeutung zu. Dies vor allem wegen der schwerwiegenden Komplikationen, wie sie im weiteren Krankheitsverlauf an anderen Organsystemen auftreten können. Wenn ein Erythema migrans oder ein Borrelien-Lymphozytom an der Haut sichtbar wird, können zu diesem Zeitpunkt bereits andere Organe durch bakteriämische Aussaat des Erregers infiziert sein. Das Verschwinden der Hautveränderungen – spontan oder unter antibiotischer Therapie – darf deshalb nicht als Indiz für eine Ausheilung der Infektion gewertet werden. Dies folgt zum Beispiel aus der Beobachtung, daß mit dem Einsetzen einer zweifellos erregerbedingten lymphozytären Meningopolyneuritis ein bis dahin progredientes Erythema migrans häufig spontan verschwindet und vom Neurologen nur selten noch gesehen wird, wie folgende Kasuistik zeigt:

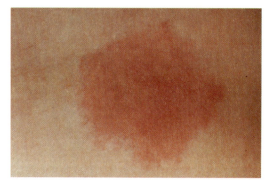

Abb. 2 Homogenes Erythema migrans nach Zeckenstich (Frühstadium).

Die 56jährige Patientin hatte bereits im Jahr zuvor ein nach Zeckenstich auftretendes Erythema migrans beobachtet, das spontan und folgenlos abgeheilt war. Zum Vorstellungszeitpunkt, im Juli 1985, berichtete sie über einen 5 Wochen zurückliegenden neuerlichen Zeckenstich an der linken Brustwarze. Dieser hatte eine Rötung und Schwellung der Mamille, von dieser ausgehend eine intensive Rötung der Brusthaut, anschließend eine Aussaat weiterer homogener Eryheme an der rechten Brust, Gesichts-, Nacken- und seitlichen Rumpfhaut sowie am Unterschenkel zur Folge (Abb. 3a, b). In den Tagen nach der Erstvorstellung steigerten sich Überempfindlichkeit und Schmerzen in den Hautveränderungen. Hinzu kamen heftige, reißende Schmerzen im Nackenbereich, in der linken Schulter und im Arm, begleitet von schwerem Krankheitsgefühl, Kopfschmerzen und Fieber. Gleichzeitig blaßten die nach Aussage der Patientin zuvor intensiv geröteten Hauterscheinungen mehr und mehr ab. Der unter der Verdachtsdiagnose eines Bannwarth-Syndroms entnommene Liquor cerebrospinalis zeigte eine mononukleäre Pleozytose (200/3 Zellen/mm). Aus einer Hautprobe von der Brusthaut konnten wir Borrelien in BSK-Medium anzüchten. Die Serumantikörpertiter (IFT) gegen B. burgdorferi waren bei negativem Liquorbefund mit 1 : 40 (IgM) und 1 : 160 (IgG) deutlich erhöht und stiegen unter parenteraler Penicillintherapie zunächst noch weiter an. Im Gegensatz zu den Hauterscheinungen gingen die radikuläre Schmerzsymptomatik und die erhöhten Antikörpertiter erst im Verlauf von Jahren zurück (40).

Daß die Rückbildung von Hautveränderungen nicht eine Ausheilung der Infektion bedeuten muß, zeigen auch die Ergebnisse einer Verlaufsstudie, die von unserer Arbeitsgruppe in München an insgesamt 121 EM-Patienten und 29 ACA-Patienten nach antibiotischer Therapie durchgeführt wurde. Trotz Verschwindens der Erythemata migrantia und Rückbildung von Hautrötung und -schwellung bei den ACA-Patienten traten bei 27 % der EM-Patienten und 47 % der ACA-Patienten weiterhin oder auch erstmalig extrakutane Manifestationen der Borrelien-Infektion in Erscheinung.

Ein EM kann sich prinzipiell in jeder Hautregion, gehäuft an den Beinen, bei Kindern nicht selten an der Kopfhaut, entwickeln (Abb. 4, 5, 6). Es kann lokal rezidivieren oder sich wechselnd deutlich abzeichnen, auch Reinfektionen wurden wiederholt beob-

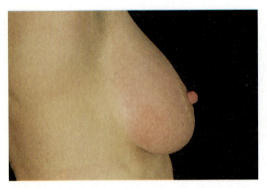

Abb. 3a Primärläsion: Homogenes Erythem an der Brusthaut, ausgehend von einem Lymphozytom an der Brustwarze nach Zeckenstich.

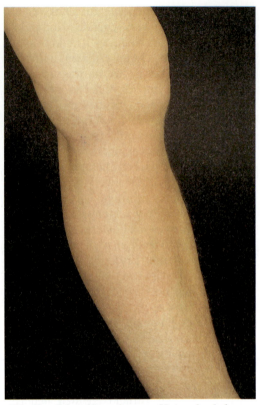

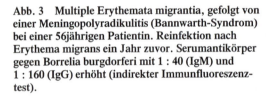

Abb. 3 Multiple Erythemata migrantia, gefolgt von einer Meningopolyradikulitis (Bannwarth-Syndrom) bei einer 56jährigen Patientin. Reinfektion nach Erythema migrans ein Jahr zuvor. Serumantikörper gegen Borrelia burgdorferi mit 1 : 40 (IgM) und 1 : 160 (IgG) erhöht (indirekter Immunfluoreszenztest).

Abb. 3b Sekundärerythem am Unterschenkel.

achtet. An lokalen Beschwerden wurde von etwa einem Drittel unserer Patienten gelegentlicher Juckreiz, von einem Viertel stärkere Mißempfindungen wie Schmerzen, Hitzegefühl oder Brennen geäußert, bei über 40 % blieb das EM selbst symptomlos. Nicht selten äußern die Patienten Beschwerden, die auf eine Allgemeininfektion hindeuten. Bei 104 EM-Patienten registrierten wir folgende Begleitsymptome am häufigsten: Kopfschmerzen (37,5 %), Abgeschlagenheit und Krankheitsgefühl (32 %), flüchtige Gelenkschmerzen (18 %), muskelkaterartige Myalgien (17 %), Frösteln und erhöhte Körpertemperatur (16 %). Nur 31 % der Patienten waren vollkommen beschwerdefrei. für die Praxis bedeutsam erscheint die Beobachtung, daß Patienten mit ausgeprägten Mißempfindungen (Schmerzen, Brennen) im EM-Herd, ebenso wie Patienten mit multiplen (5 oder mehr) initialen Symptomen signifikant häufiger spätere Krankheitsmanifestationen entwickelten (47).

Diagnose und Differentialdiagnose

Die *Diagnose* eines Erythema migrans muß sich in erster Linie auf klinische Kriterien einschließlich der anamnestischen Angaben des Patienten stützen. Wichtig ist die Frage nach einem vorausgegangenen Zecken-, allenfalls auch Insektenstich oder, falls der Patient keinen Stich bemerkt hat, nach einem Aufenthalt im Wald oder Garten.

Differentialdiagnostisch kommen neben gewöhnlichen Insektenstichreaktionen vor al-

Erythema migrans

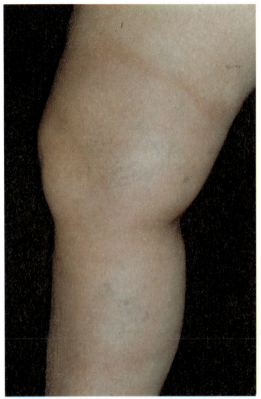

Abb. 4   Erythema chronicum migrans nach Zeckenstich in der Kniekehle 7 Monate zuvor. Nachweis von IgG-Serumantikörpern gegen Ixodes-ricinus-Borrelien (Titer 1 : 320 im indirekten Immunfluoreszenztest) (aus 35).

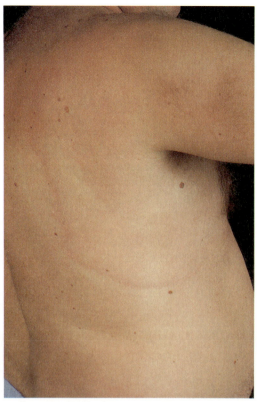

Abb. 5   Erythema chronicum migrans mit doppeltem Erythemsaum an der Schulterhaut.

lem Hautmanifestationen durch andere Erreger in Betracht. Das *streptogene Erysipel* tritt meistens an den Unterschenkeln, seltener an der Gesichtshaut auf und verläuft gewöhnlich hochakut mit rasch fortschreitender intensiver Rötung, begleitet von Fieber und Schüttelfrost, BKS-Beschleunigung und Leukozytose.

Das durch Erysipelothrix rhusiopathiae verursachte *Erysipeloid* tritt vorzugsweise an den Händen einschließlich der Finger, ausgehend von Verletzungen durch Knochensplitter oder Gräten in Erscheinung, schreitet ebenfalls nach peripher fort, zeigt jedoch einen stärker infiltrierten blaurötlich verfärbten Randwall. Fakultativ können Fieber und Schmerzen an den Interphalangealgelenken auftreten. Zu Verwechslungen könnten weiterhin Hautreaktionen allergischer Genese führen, so die zum Rezidivieren in loco neigenden *„fixen" Arzneimittelexantheme* sowie urtikarielle Reaktionen, insbesondere das meist in Vielzahl auftretende *Erythema anulare centrifugum (Darier)*, dessen größere Herde ringförmige oder kreissegmentähnliche schnurartig erhabene Ränder zeigen. Die ebenfalls zur Ringbildung neigende *Tinea corporis* weist gewöhnlich Schuppung sowie folliculäre Knötchen und Pusteln im Randbereich auf und läßt sich durch den mikroskopischen und kulturellen Pilznachweis bestätigen.

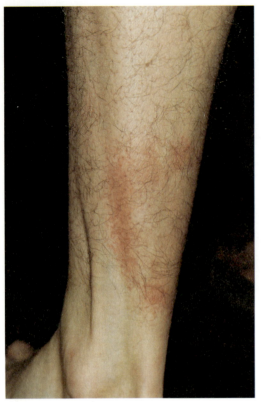

Abb. 6 Erythema chronicum migrans mit hämorrhagischem Randsaum am Unterschenkel.

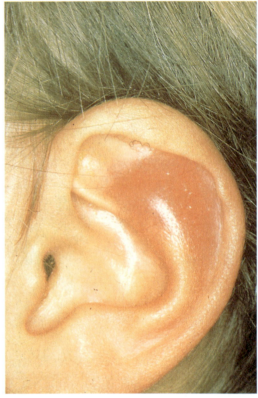

Abb. 7 Borrelien-Lymphozytom (Lymphadenosis cutis benigna) an der Ohrmuschel.

Borrelien-Lymphozytom (Lymphadenosis cutis benigna)

Bei Pseudolymphomen der Haut, die durch Borrelia burgdorferi verursacht werden, kann man heute statt des älteren, histomorphologisch orientierten Begriffs Lymphadenosis cutis benigna, der lymphoretikuläre Proliferationen unterschiedlicher Ätiologie einschließt, die spezifischere Bezeichnung Borrelien-Lymphozytom (BL) verwenden (52). Borrelien-Lymphozytome können in der Frühphase der Borrelia-burgdorferi-Infektion (gegen Ende des ersten oder zu Beginn des zweiten Stadiums), aber auch in der Spätphase, im Verlauf einer Acrodermatitis chronica atrophicans, auftreten. Es handelt sich um livid-rötliche polsterartige Schwellungen oder Knoten, denen lymphoretikuläre Zellproliferationen in der Kutis und/oder Subkutis zugrunde liegen. Borrelien-Lymphozytome sind häufig im Bereich weicher, gut durchbluteter Gewebspartien wie Ohrläppchen, Brustwarzen und Skrotalhaut lokalisiert. Ihre Größe kann zwischen etwa 0,5 und 5 cm im Durchmesser variieren. Nicht selten (in ca. 25 % der Fälle) findet sich eine regionale Lymphknotenschwellung. Besonders Kinder neigen zur Entwicklung von Borrelien-Lymphozytomen. Ein unbehandeltes BL kann zwischen mehreren Monaten bis zu mehr als einem Jahr bestehen bleiben. Es kann in einem Erythema migrans auftreten (als zentrales Zeckenstichlymphozytom)

Borrelien-Lymphozytom

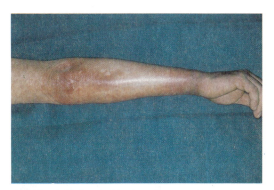

Abb. 8   Acrodermatitis chronica atrophicans in typischer Lokalisation. Entzündlich-ödematöse Phase.

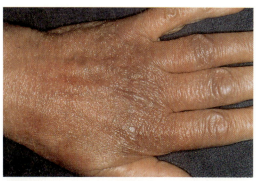

Abb. 11   Acrodermatitis chronica atrophicans des Handrückens: Übergang in das Stadium der Atrophie.

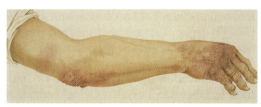

Abb. 9   Acrodermatitis chronica atrophicans, veröffentlicht 1896 unter der Bezeichnung „Erythema paralyticum" (vgl. Abb. 8 und 10) (aus: *Neumann, I.*: Atlas der Hautkrankheiten. Wilhelm Braumüller, Wien und Leipzig 1896).

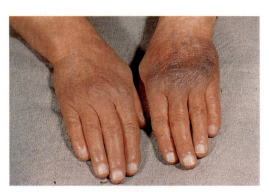

Abb. 10   Acrodermatitis chronica atrophicans des Handrückens: entzündlich-infiltratives Frühstadium.

teren beschrieben. In einem derartigen, von uns in München beobachteten Erkrankungsfall bei einem 12jährigen Kind ließ sich Borrelia burgdorferi aus einer Hautprobe vom Lymphozytom an der Ohrmuschel anzüchten (Abb. 7). Bei ACA können sich Lymphozytome innerhalb und außerhalb der befallenen Haut entwickeln.

Diagnose und Differentialdiagnose

Für die *Diagnose* eines Borrelien-Lymphozytoms können vorausgehende Zeckenstiche, die Lokalisation (bevorzugtes Auftreten an Ohrmuscheln, Brustwarzen und Warzenhof, Skrotalhaut, Halsregion, Achselfalten), gemeinsames Auftreten mit AM, ACA oder Polyradikulitis, der histologische Befund und vor allem natürlich der Erregernachweis herangezogen werden.

Für die *Differentialdiagnose* kommen nach klinisch-morphologischen Kriterien zahlreiche Hautveränderungen in Betracht. Dazu zählen u. a. knotige Basaliome, Histiozytome, Sarkoidose, das Granuloma eosinophilicum faciei, polymorphe Lichtdermatosen sowie auch nach histologischen Kriterien oft schwer abzugrenzende Erkrankungen wie das maligne B-Zell-Lymphom der Haut, Lupus erythematodes und pseudo-lymphomatöse Arzneireaktionen (17).

oder ihm folgen. Auch eine Koinzidenz mit einer Meningopolyradikulitis wurde des öf-

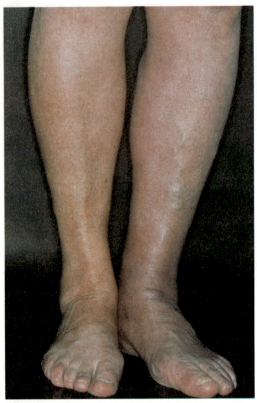

Abb. 12 Acrodermatitis chronica atrophicans des linken Beines: entzündlich-infiltratives Frühstadium.

Acrodermatitis chronica atrophicans (ACA)

Die ACA wird heute allgemein als Manifestation des Stadiums III einer Infektion mit Schildzeckenborrelien aufgefaßt. Sie beginnt gewöhnlich mit fleckigen Erythemen oder polsterartigen, teigig-weichen, livid-rötlich verfärbten, unscharf begrenzten Schwellungen an den Extremitätenstreckseiten (*entzündlich-infiltrative Phase,* Abb. 8–12) und schreitet unter zunehmender Hautverdünnung zu einem *atrophischen Endstadium* (Abb. 13 und 14) fort. Letzteres kann begleitet oder gefolgt sein von *reparativen Vorgängen* (Dermatosklerose, fibroide Knoten).

Der Zeitraum zwischen der Übertragung des Erregers durch den Stich einer Schildzecke und dem Zeitpunkt, an dem Patient oder Arzt auf die Hautveränderungen aufmerksam werden, ist individuell unterschiedlich, er kann zwischen Monaten und vielen Jahren variieren. Da die Erkrankung gewöhnlich schleichend und relativ symptomarm einsetzt, läßt sich ihr Beginn nur selten präzise feststellen, zumal sich nur wenige Patienten an einen bestimmten vorausgehenden Zeckenstich oder ein Erythema migrans erinnern können.

Das Durchschnittsalter von ACA-Patienten ist deutlich höher als das von EM- und BL-Patienten; bei 50 in den letzten Jahren von uns registrierten Erkrankungen betrug es 59 (24–87) Jahre. Es sind überwiegend Frauen betroffen (unter unseren Patienten in 64 %). Wie schon erwähnt, pflegt die ACA mit teigigen Schwellungen und blaurötlicher Verfärbung über den dorsalen Gelenkbereichen einer Extremität (Fingergrundgelenke, Ellbogen, Fußrücken und -knöchel oder Knie) zu beginnen. Wegen dieser gelenkorientierten Lokalisation wurde bereits 1931 von *Oppenheim* vorgeschlagen, von „Arthrodermatitis" statt von „Acrodermatitis" zu sprechen, zumal die eigentlichen Akren (Fingerendglieder und Zehen) nur selten betroffen sind.

Die ACA kann auch mit fleckigen, netzigen oder streifigen Erythemen in anderen Extremitätenbereichen, nur selten allerdings an Rumpf- oder Kopfhaut, beginnen. Die bei längerem Bestehen zunehmende Atrophie des dermalen und epidermalen Gewebes äußert sich klinisch in einer zigarettenpapierartigen Verdünnung und Runzelung der Oberhaut, verbunden mit einem verstärkten Hervortreten der darunter gelegenen erweiterten Blutgefäße. An druckbelasteten Hautpartien mit stärker entwickelter Hornschicht wie der Fußsohle kann die Hautveränderung einen bratapfelähnlichen Aspekt bieten (Abb. 15). Über den Streckseiten der Unterarme, seltener der Unterschenkel, können sich streifenförmige Rötungen und Stränge als *Ulnar-*

Acrodermatitis chronica atrophicans

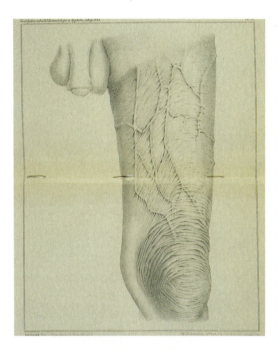

Abb. 13 Atrophisches Spätstadium der Acrodermatitis chronica atrophicans. Abbildung zur Erstbeschreibung unter der Bezeichnung „Diffuse idiopathische Haut-Atrophie" durch A. Buchwald 1883 (aus: *Buchwald, A.:* Arch. Derm. Syph. [Berlin] 15 [1883], 553–556).

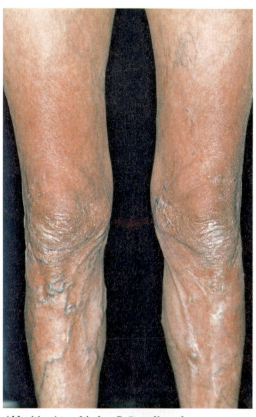

Abb. 14 Atrophisches Spätstadium der Acrodermatitis chronica atrophicans an beiden unteren Extremitäten (vgl. Abb. 13).

streifen (in ca. 25 %, Abb. 16) oder Tibiastreifen (in ca. 4 %) entwickeln. Als Resultat einer überschießenden Neubildung von Bindegewebe, welches durch das zugrundegehende elastische Fasernetz nicht gezügelt wird, entwickeln sich in etwa 16 % der Fälle derbe, elfenbeinfarbene, *dermatosklerotische Platten* mit panzerartig verdickter, straffer Haut (Abb. 17), in Gelenknähe häufig (in ca. 25 %) charakteristische *juxtaartikuläre fibroide Knoten* (Abb. 18). In sklerotisch verhärteten Hautbereichen an den Unterschenkeln können schwer heilende Ulzerationen, bei langem Bestehen auch Karzinome entstehen.

Eine klinische Sonderform der ACA ist die fleckförmig umschrieben auftretende, über den Gelenken, der Gesäßhaut und den Oberschenkeln, seltener an den Oberarmen lokalisierte *Dermatitis atrophicans maculosa* mit der makulösen *Anetodermie* als dem atrophischen Endstadium. In die rundlichen Herde mit atrophisch gerunzelter Epidermis sinkt der palpierende Finger wie in eine Bruchpforte ein („Klingelknopfphänomen"). Gelegentlich wölbt sich auch emporquellendes Fettgewebe durch die atrophische Haut hernienartig vor.

Häufig greift die ACA bei längerem Bestehen auf die kontralaterale Extremität über, gelegentlich sind alle 4 Extremitäten betroffen. Da die ACA als Hautmanifestation einer chronischen Allgemeininfektion zu betrachten ist, kann sie von regionalen, gelegentlich

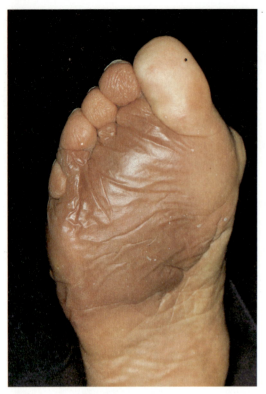

Abb. 15 Acrodermatitis chronica atrophicans am Vorfuß („Bratapfelhaut").

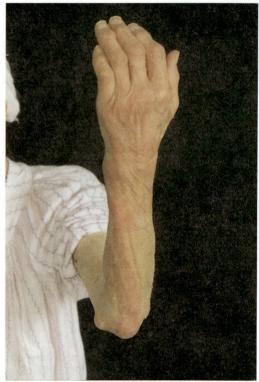

Abb. 16 Sogenannter Ulnarstreifen am Unterarm bei Acrodermatitis chronica atrophicans.

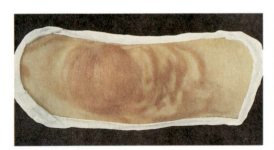

Abb. 17 Pseudosklerodermatische Hautveränderungen am proximalen Unterschenkel bei Acrodermatitis chronica atrophicans (aus: *Heuck, W.*: Acrodermatitis atrophicans mit sklerodermieartigen Veränderungen, veröffentlicht in: Ikonographia Dermatologica, S. 49–51. *Neisser, A., E. Jacobi* [Hrsg.]. Urban und Schwarzenberg, Berlin–Wien 1910).

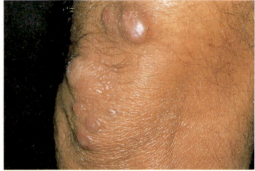

Abb. 18 Fibroide juxtaartikuläre Knoten am Ellenbogen bei Acrodermatitis chronica atrophicans.

auch generalisierten *Lymphknotenschwellungen*, darüber hinaus auch von Krankheitserscheinungen an Skelett- und Nervensystem begleitet sein. Auch neurologische Symptome können der ACA vorausgehen. Die *ACA-Neuropathie* (nach *Hopf* [26] bei etwa 45 % der Patienten zu beobachten) äußert sich meist durch Sensibilitätsstörungen mit Hyperästhesien, Dysästhesien und Parästhesien zunächst vor allem an von der Hauterkrankung betroffenen Extremitäten. Außerdem leidet ein Teil der Patienten an Muskelschmerzen und -krämpfen, an Muskelschwäche, in seltenen Fällen auch Muskelschwund als Äquivalenten von *Myositiden*. Nicht selten sind Druckschmerzen an Knochenvorsprüngen, und es können, wie im Spätstadium der Syphilis, anfallsweise bohrende („lanzinierende") Schmerzen in die Extremität einschießen.

Gelenkbeteiligung (Arthralgien, Arthritiden, Arthrosis-deformans-artige Subluxationen der kleinen Finger- und Zehengelenke) sowie *Knochenveränderungen* (Atrophien, Kortikalisverdickungen) wurden schon in der älteren Literatur, beginnend mit *Jessner* und *Löwenstamm* 1924, immer wieder beschrieben, ein pathogenetischer Zusammenhang jedoch nicht allgemein akzeptiert. Die bei etwa 30 % der ACA-Patienten zu beobachtenden Zeichen einer Skelettbeteiligung erscheinen nach der Beschreibung der Lyme-Arthritis als der in Nordamerika dominierenden Spätmanifestation der Lyme-Borreliose in einem neuen Licht.

Einige der ACA-Patienten klagen über chronische Abgeschlagenheit und Konzentrationsschwäche, gelegentlich wird auch ein anderweitig nicht erklärbarer Gewichtsverlust beobachtet. Aus noch ungeklärten Gründen wird die ACA in Nordamerika wesentlich seltener als in Europa beobachtet.

Sklerosierende Hautveränderungen

Die im Zuge einer dritten reparativen Phase dem atrophisierenden Prozeß folgenden,

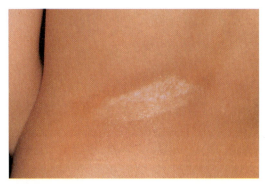

Abb. 19 Zirkumskripte Sklerodermie vom Plaquetyp („Morphaea").

durch überschießende Bindegewebsneubildung verursachten, auch als *Pseudosklerodermie* bezeichneten platten- und strangartigen Verhärtungen bei ACA wurden bereits erwähnt. Abgesehen von Sklerosierungen innerhalb von ACA-Herden sind jedoch häufiger auch Patienten mit zirkumskripten Sklerodermieherden außerhalb der eigentlichen ACA-Veränderungen beschrieben worden.

Ebenso wie der wiederholt beobachtete Übergang eines durch Zeckenstich ausgelösten Erythema migrans in eine plaqueförmige zirkumskripte Sklerodermie (14a) deuten solche Fallbeobachtungen darauf hin, daß B. burgdorferi Sklerosen der Haut induzieren kann. Gestützt wird diese Annahme durch das von mehreren europäischen Untersuchergruppen beobachtete, gehäufte Vorkommen von Serumantikörpern gegen B. burgdorferi bei bestimmten Formen der zirkumskripten Sklerodermie, wie dem Atrophoderma Pasini-Pierini, dem Plaque-Typ der Morphaea (Abb. 19) und der linearen zirkumskripten Sklerodermie (1, 2, 38, 39, 40, 45).

Wir fanden bei 66 (31 %) von insgesamt 210 zwischen 1984 und 1990 untersuchten Patienten mit zirkumskripter Sklerodermie Borrelienantikörper durch einen indirekten Immunfluoreszenztest (IFT-Abs). Bei einem Kontrollkollektiv entsprechender Alters- und Geschlechtsverteilung aus Hautgesunden

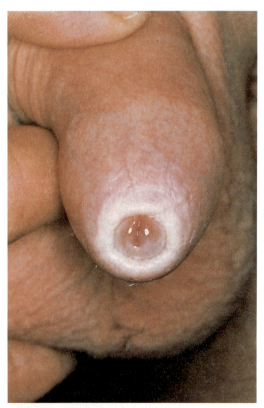

Abb. 20 Lichen sclerosus et atrophicus am Praeputium penis.

Eine weitere, sowohl der ACA wie auch der zirkumskripten Sklerodermie häufig assoziierte und auch histomorphologisch nahestehende Dermatose ist der *Lichen sclerosus et atrophicus* (LSA). Er kann sich als sklerosierender und atrophisierender Prozeß sowohl genital (hier auch als Kraurosis vulvae bzw. penis bezeichnet) als auch extragenital (Abb. 20) manifestieren. Auch bei LSA-Patienten werden gehäuft Serumantikörper gegen Borrelien nachgewiesen. Wir fanden solche Antikörper bei 10 von 30 unserer Patienten. Mit immunhistochemischen Methoden gelang auch der Direktnachweis von B. burgdorferi im Gewebe.

Ob B. burgdorferi tatsächlich zumindest für einen Teil der Erkrankungsfälle an zirkumskripter Sklerodermie und LSA verantwortlich ist, ist noch umstritten. Untersuchergruppen in Schweden, Dänemark und den USA konnten an ihren Patientenkollektiven das gehäufte Vorkommen von Borrelienantikörpern bei den genannten Hauterkrankungen nicht bestätigen. Weitere Untersuchungen müssen deshalb klären, ob B. burgdorferi als spezifischer Erreger des LSA und bestimmter Formen von zirkumskripter Sklerodermie zu betrachten oder nur einer von mehreren ätiologischen Faktoren ist.

und Patienten mit anderen dermatologischen Erkrankungen war dies in 4 % der Fall. Die Differenz ist hochsignifikant ($p < 0{,}001$).
Auch kulturell und histochemisch konnten Borrelien aus Hautproben von Sklerodermieherden nachgewiesen werden (1, 2, 14a, 49, *Neubert:* unveröffentlichte Beobachtungen). Welche Pathomechanismen den Sklerosierungsvorgängen zugrunde liegen, ist vorläufig hypothetisch. Am Beginn dürfte eine zell- und zytokininvermittelte Entzündungsreaktion stehen. B. burgdorferi könnte an dieser Reaktion durch die Freisetzung von Interleukin 1 aus monozytären Zellen beteiligt sein. Interleukin 1 wiederum kann die Proliferation von Fibroblasten und damit die Kollagensynthese anregen.

Diagnose und Differentialdiagnose

Eine ACA wird vermutlich des öfteren erst lange nach ihrem Auftreten bemerkt und nicht selten auch diagnostisch fehlinterpretiert. Man sollte sich bei der Diagnose ACA nicht allein auf den klinischen Blick verlassen, sondern zumindest den histologischen Befund einer Hautbiopsie als diagnostische Stütze heranziehen. Heute bieten sich darüber hinaus der serologische Nachweis von IgG-Antikörpern gegen B. burgdorferi sowie der Versuch eines kulturellen Erregernachweises an.
Verwechslungsmöglichkeiten ergeben sich beim Frühstadium der ACA insbesondere

mit *Akrozyanose* und *Pernionen*, beim atrophischen Spätstadium mit *Stauungsdermatitis bei chronisch-venöser Insuffizienz* und mit *seniler Hautatrophie* (bei letzterer finden sich keine Entzündungszeichen). Generell werden zunächst häufig „*periphere Durchblutungsstörungen*" vermutet. Gelegentlich stehen *Gelenkmanifestationen* im Vordergrund der Beschwerden und führen den Patienten zum Arzt. Im Zuge der reparativen Phase auftretende band- oder plattenartige *Sklerosierungen* können mit zirkumskripter Sklerodermie, *juxtaartikuläre fibroide Knoten* mit Rheumaknoten oder Erythema nodosum verwechselt werden.

Labordiagnostik der Hautborreliosen

Die klinische Verdachtsdiagnose einer Borrelia-burgdorferi-Infektion der Haut läßt sich prinzipiell stützen durch charakteristische histopathologische Befunde, durch den kulturellen Nachweis des Erregers oder seine Darstellung im Gewebe mit Hilfe von Silberfärbungen oder polyklonalen IgG-Antikörpern, schließlich indirekt durch den Nachweis von IgM- und/oder IgG-Antikörpern im Serum des Patienten. Ergänzend können, insbesondere bei Verdacht auf eine ACA, unspezifische Normabweichungen bestimmter Laborparameter wie der BKS und der Immunglobuline G, A und M sowie der zirkulierenden Immunkomplexe im Serum herangezogen werden. Als im strengen Sinne diagnostisch beweisend kann jedoch nur der direkte Nachweis des Erregers gelten. Unabhängig vom gewählten Verfahren ist dieser allerdings zeit- und arbeitsaufwendig, nur in wenigen Laboratorien Bestandteil der Routinediagnostik und mißlingt zudem heute noch in vielen Fällen. Größere diagnostische Sicherheit läßt sich daher nur durch Kombination verschiedener diagnostischer Methoden erzielen.

Histopathologie:
Lichtmikroskopische Befunde an mit Haematoxylin-Eosin gefärbten Gewebeschnitten

Erythema chronicum migrans

Seit der Erstbeschreibung durch *Lipschütz* gelten die feingeweblichen Befunde bei Erythema migrans als uncharakteristisch und nicht beweisend für die Diagnose. Hautproben aus dem Randsaum zeigen demnach lediglich erweiterte, von unterschiedlich ausgeprägten lymphohistiozytären Zellproliferationen umgebene Kapillaren im Subpapillarplexus und oberen, gelegentlich auch mittleren und tiefen Corium. Nach *Hellerström* kann sich ein leichtes Papillenödem und eine Schwellung der Gefäßendothelien finden. Bindegewebe und Hautanhangsorgane sollen keine Veränderungen aufweisen. Nach unserer Erfahrung finden sich ausgeprägtere, auch auf das tiefere Corium und das interstitielle Gewebe übergreifende, in wenigen Fällen auch Plasmazellen und Eosinophile enthaltende Zellinfiltrate vor allem in Biopsien aus dem Zentrum von EM-Läsionen. Andererseits zeigen nahezu alle Exzisate aus dem Randsaum mit Endothelschwellungen, Fibrinablagerungen und Erythrozytenextravasaten Anzeichen einer Vaskulitis, wie sie sich im Zentrum nur ausnahmsweise finden lassen (40).

Borrelien-Lymphozytom (Lymphadenosis cutis benigna)

In charakteristischen Fällen finden sich, beginnend im zirkumvasalen Bereich und einen schmalen subepidermalen Streifen frei lassend, dichte lymphoretikuläre Zellproliferationen, die allmählich einen lymphknotenartigen Aufbau mit rundlichen Reaktionszentren entwickeln. Es können sich große und kleine Keimzentrumzellen (Zentroblasten und Zentrozyten) sowie Lymphozyten und Keimzentrummakrophagen („Sternhimmelzellen"), daneben häufig Plasmazellen und gelegentlich Eosinophile finden. Wie bei ACA lassen sich eine Zerstörung des elastischen Gewebes und eine Atrophie der Hautanhangsorgane nachweisen. Schwierigkeiten kann die Abgrenzung von einem follikulär aufgebauten malignen B-Zell-Lymphom der Haut bereiten. Bei Vorhandensein von Frischgewebe trägt die Immunphänotypisierung der Infiltratzellen zur Differenzierung bei. Die LCB zeigt im Gegensatz zum malignen B-Zell-Lymphom B- und T-Lymphozyten polyklonalen Ursprungs sowie Plasmazellen mit Immunglobulinbildung vom Kappa- und Lambda-Typ (13, 16, 17).

Acrodermatitis chronica atrophicans

Die klinischen Stadien der ACA mit entzündlichen, atrophischen und reparativen Veränderungen spiegeln sich in den feingeweblichen Befunden wider. Das entzündliche Geschehen ist gekennzeichnet durch ein Ödem im Corium mit Erweiterung der Blut- und Lymphgefäße. Anfänglich auf die Gefäßumgebung konzentriert, finden sich lymphohistiozytäre Zellproliferate mit zunehmender Beimengung von Plasmazellen. Ein schmaler subepidermaler Streifen bleibt infiltratfrei. Bei Ausdehnung der Infiltrate in die tieferen Coriumschichten werden auch Talg- und Schweißdrüsen und ihre Ausführungsgänge umhüllt.

Frühzeitig kommt es zu atrophischen Veränderungen. Sie betreffen das elastische Gewebe im Bereich der Zellinfiltrate, wo sich Rarefizierung und schließlich Schwund der Elastika mit entsprechenden Färbungen darstellen lassen. Die kollagenen Fasern zeigen Quellung und Homogenisierung bei verminderter Färbbarkeit. Die Atrophie erfaßt auch das subkutane Fettgewebe sowie die Haartalgdrüsenfollikel, während die Schweißdrüsen, durch die Verdünnung des Coriums dichter an die Epidermis rückend, länger erhalten bleiben. An der Epidermis selbst kommt es unter Verlust der Retezapfen zu einer bandartigen Verschmälerung.

Die *dermatosklerotischen Platten* zeigen im oberen Corium eine Horizontalschichtung der verdickten Kollagenbündel mit Einlagerung plasmazellreicher Infiltrate, im tieferen Corium säulenartige Bindegewebsbündel mit zahlreichen Hohlräumen und vorwiegend perivenösen Plasmazellanhäufungen. Die Blutgefäße des oberen Coriums sind von dickeren Zellproliferationen eingehüllt und weitgehend verschlossen.

Erregernachweis

Borrelien-Darstellung durch Versilberung

Nachdem *Bertarelli* und Mitarbeiter 1906 erstmals eine Silberimprägnation zur Darstellung von Treponema pallidum im Gewebe beschrieben hatten, wurden zahlreiche Modifikationen dieses Verfahrens entwickelt. Zum Nachweis von Spirochäten werden heute vor allem die Färbemethoden nach *Warthin-Starry, Dieterle* und *Steiner* sowie deren Abwandlungen eingesetzt.
Um die praktische Verwendbarkeit einer Versilberungsmethode für die Routinediagnostik besser einschätzen zu können, wurden an unserer Klinik im Rahmen einer Doktorarbeit nach *Warthin-Starry* gefärbte Gewebeschnitte von Erythema migrans (27 Exzisate von 23 Patienten), follikulären Lymphozytomen (5 Exzisate) und Acrodermatitis chronica atrophicans (12 Exzisate) auf das Vorhandensein borrelienartiger argyrophiler Strukturen im Vergleich zu Schnitten von borrelien- und treponemeninfiziertem Gewebe der Ratte und des Kaninchens sowie von anderen Dermatosen geprüft. In einem standardisierten Verfahren wurden jeweils 10 Schnitte mit einem Zeitaufwand von je 1/2 Stunde vom gleichen Untersucher durchgemustert.
Bei 9 EM-Exzisaten von 7 Patienten (= 30 % der Gesamtzahl) waren Borrelien entsprechende Strukturen nachweisbar.

Labordiagnostik

3 dieser Proben stammten aus dem Zentrum, 6 aus dem Randsaum des EM. Die Borrelien waren überwiegend ohne Zuordnung zu den Blutgefäßen im oberen Corium mit durchschnittlich 2 Spirochäten in 1 oder 2 Schnitten zu finden, nur bei einem Patienten ließen sich in allen 10 Schnitten zwischen 10 und 15 Borrelien in der Umgebung der Blutgefäße des tiefen Coriums darstellen. Beim follikulären Lymphozytom (LCB) waren Borrelien in einer (20 %) von 5 Proben, hier allerdings zahlreich und in jedem der 10 Schnitte zu finden. Bei ACA enthielten 3 (25 %) von 12 Gewebsproben Borrelien, auch hier jedoch nur bei einem Patienten in jedem der 10 Schnitte, bei den übrigen Patienten war jeweils nur eine Borrelie in einem der 10 Schnitte auffindbar (40) (Abb. 21).

Wegen des großen Zeitaufwands für die Färbevorgänge und die gründliche Durchsicht der Schnitte, der zur Erkennung von Artefakten („Pseudospirochäten") notwendigen Erfahrung des Untersuchers und der relativ niedrigen Rate positiver Ergebnisse ist nach unseren Erfahrungen der Borrelien-Nachweis durch Silberfärbung für die Routinediagnostik von Hautborreliosen kaum geeignet. Er könnte allenfalls bei besonderen Fragestellungen, z. B. einem wider Erwarten negativen serologischen Ergebnis, diagnostische Hilfe bieten.

Borrelien-Nachweis durch immunhistochemische Verfahren

Als spezifischer im Vergleich zu den Silberfärbungen wäre der Nachweis von B. burgdorferi im Gewebe durch polyklonale oder monoklonale Antikörper anzusehen. Die Bindung der Antikörper an den Erreger läßt sich durch indirekte Immunfluoreszenz oder einen Avidin-Biotin-Immunperoxidase-Assay nachweisen. Ebenso wie die Silberfärbungen sind diese Methoden vorwiegend im Rahmen wissenschaftlicher Untersuchungen eingesetzt worden, in der Routinediagnostik haben sie sich bislang nicht eingebürgert.

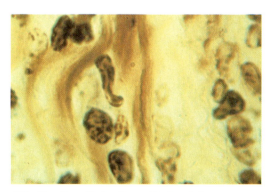

Abb. 21   Borrelie im oberen Corium bei Acrodermatitis chronica atrophicans. Anfärbung durch Versilberung nach Warthin-Starry (aus 40).

Kultureller Nachweis von Borrelia burgdorferi

Die kulturelle Anzüchtung von B. burgdorferi aus einer Hautprobe ist sicherlich das beweiskräftigste diagnostische Verfahren. Es gilt hier jedoch ähnliches wie für die Darstellung des Erregers im gefärbten Schnittpräparat. Die Herstellung des komplex zusammengesetzten Barbour-Stoenner-Kelly(BSK)-Mediums ist ebenso wie die Langzeitüberwachung der Kulturen arbeitsaufwendig und teuer. Erhebliche, manchmal unlösbare Probleme kann die bakterielle Kontamination der Kulturen durch primär oder sekundär eingeschleppte Keime bereiten. *A. C. Steere* berichtete 1986, daß ihm und seinen Mitarbeitern aus insgesamt 146 in BSK-Medium verbrachten Gewebeproben nur in 4 Fällen die Anzüchtung von B. burgdorferi gelang. In unserem Labor können wir derzeit Borrelien aus EM- und ACA-Gewebe in etwa 20 % der Proben kulturell nachweisen. Unter optimalen personellen und technischen Bedingungen sind vor allem beim EM sicherlich höhere Isolierungsraten möglich. Sie können jedoch die klinische Diagnose allenfalls a posteriori bestätigen. Als ein wesentlicher Parameter für die Wahl einer geeigneten antibiotischen Therapie wäre sicherlich das spezifische Resistenzverhalten des Borrelien-Isolates anzusehen. Bisher

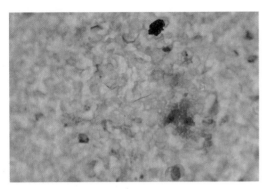

Abb. 22 Borrelien im Blut einer thymusaplastischen Maus, 9 Tage nach intraperitonealer Implantation von Erythema-migrans-Gewebe. Giemsa-Färbung, 1 000 x (aus 35).

vorliegende Untersuchungsergebnisse deuten darauf hin, daß verschiedene Borrelien-Isolate – wie andere Bakterienspezies auch – in ihrer Antibiotikaempfindlichkeit erheblich voneinander abweichen können. Da derzeit jedoch der Arbeits- und Kostenaufwand für eine solche Testung denjenigen der Primärisolation noch erheblich übersteigt, wird eine Resistenzbestimmung unseres Wissens bisher von keinem Laboratorium routinemäßig durchgeführt. Aus den genannten Gründen erscheint es vorerst nicht sinnvoll, das therapeutische Vorgehen vom Kulturergebnis abhängig zu machen.

Xenodiagnose

Eine herkömmliche und z. B. in der Tuberkulose- und Lepradiagnostik heute noch gebräuchliche Methode, einen mikroskopisch und kulturell schwer oder gar nicht zu erfassenden Erreger nachzuweisen, besteht in der Übertragung von mutmaßlich erregerhaltigem Gewebe des Patienten auf ein geeignetes Versuchstier. Versuche, auf diese Weise den oder die fraglichen Erreger des Erythema migrans nachzuweisen, wurden vom Autor dieses Beitrages im Jahre 1982, kurz vor Bekanntwerden der Burgdorferschen Befunde,

begonnen. Aus den Randsäumen von Erythemata migrantia bei insgesamt 16 Patienten entnommene Hautproben wurden nach Abtrennung der Epidermis auf thymusaplastische (T-Zell-defiziente) Nacktmäuse (nu/nu-BALB/c/Abom) entweder intraperitoneal (n = 5) oder subkutan (n = 5) übertragen. Hautproben von Patienten mit Pityriasis rosea, Granuloma anulare und Lichen ruber planus wurden 6 Kontrolltieren übertragen.
Mit Ausnahme einer Maus, die sklerodermiforme Veränderungen an der Rückenhaut entwickelte, zeigte überraschenderweise keines der übrigen Tiere in den folgenden Wochen oder Monaten eine auffällige Krankheitssymptomatik. Immerhin ließen sich bei 2 von 5 (in einer zweiten Serie bei 1 von 6) Empfängern eines intraperitonealen Implantats Borrelien, allerdings auch andere, vor allem fusiforme Bakterien, mikroskopisch in aus der Schwanzvene entnommenem Blut nachweisen (Abb. 22). Bei der Autopsie von 10 Monate nach der intraperitonealen Implantation von Erythema-migrans-Gewebe getöteten Mäusen fanden sich u. a. Schwellungen mesenterialer Lymphknoten und fokale Nekrosen im Leberparenchym (40). Für die Routinediagnostik wird der Erregernachweis durch Übertragung fraglich mit Borrelien infizierten Gewebes auf Laboratoriumstiere voraussichtlich keine größere Bedeutung erlangen.

Serodiagnostik

Der serologische Nachweis von Antikörpern gegen B. burgdorferi durch einen indirekten Immunfluoreszenztest (IFT) oder einen „enzyme linked immunosorbent assay" (ELISA) hat sich auch in der Diagnostik der Borrelien-Infektionen der Haut als verläßlichstes Bestätigungsverfahren erwiesen. Dies gilt insbesondere für die Acrodermatitis chronica atrophicans, bei der in nahezu 100 % der Fälle IgG-Antikörper, nur selten dagegen IgM-Antikörper nachweisbar sind. Die IgG-Antikörper bei ACA erreichen oft sehr hohe Werte. In diesen Fällen können kreuzreagierende Antikörper zu einem falsch positiven Ausfall des als Bestätigungstest in der Syphilisdiagnostik verwendeten FTA-Tests führen. Andererseits zeigen auch Seren an Syphilis erkrankter Patienten eine positive Borrelien-Serologie, zumal dann, wenn sie nicht erschöpfend mit Treponema phagedenis vorabsorbiert wurden. Folgenschwere Verwechslungen können durch den TPHA- und VDRL-Test, die bei Borrelien-Infektionen negativ ausfallen, vermieden werden.

Anders sieht es bei den Manifestationen des Frühstadiums, Erythema migrans und Lymphadenosis cutis benigna, aus. Bei LCB gelingt der Nachweis von Serumantikörpern gegen B. burgdorferi in etwa 20–50 % der Fälle. Hierbei ist zu berücksichtigen, daß die LCB eine Erkrankung heterogener Ätiologie und nicht in jedem Fall Folge einer Borrelien-Infektion ist. Ob beim Erythema migrans Serumantikörper gegen B. burgdorferi nachweisbar sind, ist offenbar wesentlich von der Krankheitsdauer abhängig. Die Ergebnisse verschiedener Untersuchergruppen weichen hier erheblich voneinander ab. Es wurden zwischen unter 20 % und über 80 % positiver Resultate mitgeteilt. Für Sensitivität und Spezifität des Testverfahrens sind u. a. die Wahl des Antigens, die Ausschaltung von Kreuzreaktionen durch Vorabsorption der Seren (i. a. mit Treponema phagedenis) und die Festlegung des Grenzwertes (des sog. „cut-off levels") anhand eines Kontrollkollektivs wesentlich.

Unabhängig von der Testmethode beeinflussen natürlich die Treffsicherheit der klinischen Diagnose und der Zeitpunkt der Blutentnahme das Gesamtresultat erheblich. So werden bei einem erst wenige Tage bestehenden Erythema migrans auch IgM-Antikörper nur selten nachweisbar sein, häufig ist dies dann aber 1–2 Wochen später der Fall. Eine antibiotische Behandlung muß die Antikörperbildung nicht zwangsläufig unterdrücken, sondern kann sie im Gegenteil durch Antigenfreisetzung stimulieren.

Wir führen seit Ende 1982 einen indirekten Immunfluoreszenztest durch, der sich an dem in der Syphilisdiagnostik gebräuchlichen FTA-AbS-Test orientiert. Das Patientenserum wird mit Treponema phagedenis („Reiter-Treponemen") vorabsorbiert, um kreuzreagierende Antikörper zu eliminieren. Neue Chargen der mit Fluoreszeinisothiozyanat markierten Antiseren gegen humanes IgM bzw. IgG werden in einer sog. Schachbretttitration mit einem Referenzserum bekannten Titers jeweils auf die optimale Verdünnung eingestellt. Als Antigene haben wir anfänglich Borrelien verwendet, die nicht in vitro (in BSK-Medium) angezüchtet, sondern durch wiederholte Passagen in Labortieren (Mäusen, Ratten, Gerbils) vermehrt wurden. Wir setzten zunächst ein Borrelien-Isolat, das durch *H. E. Krampitz* bereits im Jahre 1976 aus Ixodes-ricinus-Nymphen gewonnen wurde, später leichter zu vermehrende Rückfallfieber-Borrelien (B. duttonii und B. recurrentis) ein, da sich in vergleichenden Untersuchungen keine signifikante Antigenabhängigkeit der Antikörpertiter feststellen ließ. In letzter Zeit verwenden wir eine käufliche Antigenpräparation des Burgdorferschen Isolates (B 31).

Basierend auf den an 256 Kontrollseren gewonnenen Ergebnissen, betrachten wir in unserem IFT reziproke Werte der IgM- und IgG-Antikörpertiter von ≥ 1 : 10 als erhöht. 51 (83,6 %) von 61 unbehandelten EM-Patienten wiesen in diesem IFT Serumantikörper gegen Borrelien auf. Nach Aufteilung des Gesamtkollektivs in 33 Patienten mit einem bis zu 5 Wochen alten Erythema migrans und 28 Patienten mit einem 5 Wochen bis zu 10 Monaten bestehenden Erythema „chronicum" migrans ergab sich erwartungsgemäß, daß bei den Patienten mit einem frühen EM das geometrische Mittel der reziproken IgM-Antikörpertiter im Vergleich zu den IgG-Titern signifikant erhöht war (19,4 vs. 5,7). In der zweiten Gruppe mit einem länger als 5 Wochen bestehenden Erythema chronicum migrans übertraf das geometrische Mittel der IgG-Antikörpertiter

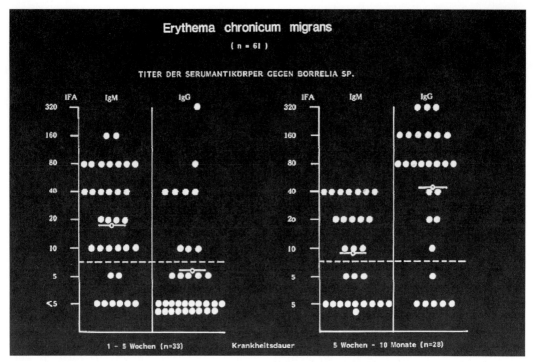

Abb. 23 IgM- und IgG-Antikörpertiter gegen Borrelien-Antigen in den Seren von 61 Erythema-migrans-Patienten (indirekter Immunfluoreszenztest). Die linke Hälfte der Abbildung zeigt die Antikörpertiter bei 33 Patienten mit einem 1–5 Wochen alten Erythema migrans, die rechte Hälfte die Antikörpertiter bei 28 Patienten mit einem zwischen 5 Wochen und 10 Monaten bestehenden Erythema chronicum migrans. Antikörpernachweis in insgesamt 51 (84 %) der Seren (siehe „Serodiagnostik").

dasjenige der IgM-Antikörpertiter um 2 Titerstufen (41,8 vs. 9,6). In der Gruppe mit frühem EM waren bei der ersten Vorstellung 7 (21,2 %) der 33 Patienten seronegativ, in der zweiten Gruppe fanden wir bei 5 (17,8 %) der 28 Patienten keine Borrelien-Antikörper (Abb. 23).
Die Titerverläufe nach antibiotischer Behandlung zeigen eine große individuelle Schwankungsbreite, eindeutige Beziehungen zum Krankheitsverlauf lassen sich nicht immer herstellen. Allerdings wird man einen signifikanten Titeranstieg als ein starkes Indiz für eine floride und behandlungsbedürftige Infektion werten können. Diesen Schluß läßt jedenfalls eine serologische Verlaufsstudie zu, die wir an oberbayerischen Forstarbeitern durchführten. 71 (33,6 %) von 211 im Jahre 1983 arbeitsmedizinisch untersuchten Angehörigen dieser Zeckenstichen besonders exponierten Berufsgruppe wiesen im IFT Antikörper gegen B. burgdorferi auf. Zum Untersuchungszeitpunkt wurden keine Hautmanifestationen einer Borrelia-burgdorferi-Infektion gefunden. Die Mitglieder der seronegativen Gruppe erinnerten sich jedoch signifikant weniger häufig an Zeckenstiche und einem Erythema migrans entsprechende Hautrötungen. In der seropositiven Gruppe ließ sich doppelt so häufig eine BKS-Beschleunigung feststellen, während sich Hinweise auf Manifestationen einer Lyme-Borreliose am Herzen, den Gelenken und dem Nervensystem in dieser Gruppe nicht signifikant häufiger fanden. 3 Jahre später konnten 53 seropositive Forstarbeiter nachuntersucht werden. Bei 33 (62 %) von ihnen waren die IgG-Antikörpertiter, bei 23

Labordiagnostik

(43 %) die IgM-Titer signifikant (um 2 Stufen oder mehr) abgefallen, bei 12 Personen (23 %) waren keine erhöhten Titer mehr nachzuweisen. Im Vergleich mit dieser Gruppe wurden bei 20 Personen, deren IgG-Antikörpertiter unverändert geblieben oder angestiegen waren, Symptome und Krankheitsmanifestationen von Seiten des Herzens (am häufigsten absolute Tachyarrhythmie und AV-Block), der Gelenke (am häufigsten rezidivierende asymmetrische Oligoarthralgien) und des Nervensystems (am häufigsten Parästhesien, Hypästhesien und radikuläres Schmerzsyndrom) signifikant häufiger gefunden. Das gleiche gilt für das Auftreten spezifischer Hauterkrankungen (EM, LCB, ACA). 6 von 8 Personen, bei denen ein vierfacher Anstieg von IgG- und/oder IgM-Antikörpern zu verzeichnen war, wiesen anamnestisch oder zum Untersuchungszeitpunkt Krankheitserscheinungen an Haut, Gelenken oder Nervensystem auf, die mit einer Borrelia-burgdorferi-Infektion vereinbar waren. So entwickelte ein 60jähriger Mann, dessen IgM- und IgG-Serumantikörpertiter von 1983 bis 1986 und 1987 stetig bis auf hohe Werte (IgM 1 : 160, IgG 1 : 1 280) angestiegen waren, eine histologisch gesicherte ACA des linken Beines mit einer begleitenden peripheren Neuropathie, zudem chronische Abgeschlagenheit sowie eine erhebliche Minderung der Konzentratrions- und Reaktionsfähigkeit.

Unspezifische Laborparameter

Nur bei einer Minderzahl der EM- und der LCB-Patienten lassen sich auf einen chronisch-entzündlichen Prozeß hindeutende Normabweichungen hämatologischer Parameter nachweisen. Bei 72 EM-Patienten lag eine mäßige BKS-Beschleunigung (Median: 19 mm/h) nur in 19 % der Patienten vor, noch seltener zeigte das Differentialblutbild Auffälligkeiten: Leukozytose in nur 4 %, am häufigsten relative Lymphozytose (10 %) und Basophilenvermehrung (16 %) (47). Erhöhte Serumkonzentrationen von IgG, IgM und IgA fanden wir bei 89 untersuchten Seren in 17, 10 und 7 %. Nur bei wenigen Patienten zeigten sich Normabweichungen der Serumelektrophorese sowie leicht erhöhte Serumkonzentrationen der Transaminasen. ACA-Patienten dagegen wiesen häufiger (in 63 %) eine BKS-Beschleunigung mit einem Medianwert von 27 mm/h und erhöhte Konzentrationen der Immunglobuline im Serum (IgG in 53 %, IgA in 32 %, IgM in 26 %) auf. Seren von 15 unserer ACA-Patienten wurden von Dr. *W. Samtleben* (I. Medizinische Klinik der LMU München) mit Hilfe des C1qu-Bindungstests auf das Vorhandensein zirkulierender Immunkomplexe untersucht. Erhöhte Werte (≥ 10 %) fanden sich in 11 (73 %) der Seren, darunter 2 mit einem pathologischen (13 – 20 %), 4 weitere mit einem stark pathologischen (> 20 %) Befund. Bei Verdacht auf ACA sollten daher die BKS sowie die Serumkonzentrationen der Immunglobuline und der zirkulierenden Immunkomplexe als ergänzende diagnostische Parameter herangezogen werden.

HLA-Assoziationen von Borrelia-burgdorferi-Infektionen

Eine multizentrische Studie an bislang 220 Patienten mit serologisch gesicherten Borrelia-burgdorferi-Infektionen verschiedener Stadien ergab unter Berücksichtigung eines 655 Personen umfassenden Kontrollkollektivs eine signifikante Assoziation des HLA-Antigens CW 3 mit klinisch manifesten Infektionen aller Stadien. Als hochsignifikant assoziiert erwies sich die Phänotyp-Kombination HLA-A 2 und -CW 3. Die Nachweishäufigkeit des HLA-Antigens DR 2 nahm hingegen vom Stadium 0 (inapparente, nur serologisch nachweisbare Infektionen) bis zum Stadium 3 signifikant ab (43). Diese Befunde treffen selbstverständlich nicht für jeden Einzelfall zu und haben daher für diesen keine wesentliche diagnostische oder prognostische Bedeutung.

Literatur

1. *Aberer, E., G. Stanek:* Histological evidence for spirochetal origin of morphea and lichen sclerosus et atrophicus. Am. J. Dermatopathol. 9 (1987), 374–379
2. *Aberer, E., G. Stanek, M. Ertl, R. Neumann:* Evidence for spirochetal origin of circumscribed scleroderma (morphea). Acta Derm. Venerol. (Stockholm) 67 (1987), 225–231
3. *Ackermann, R.:* Erythema-migrans-Borreliose und Frühsommer-Meningoenzephalitis. Dtsch. Ärztebl. 83 (1986), 1765–1774
4. *Ackermann, R., H. P. Boisten, J. Kabatzki, U. Runne, K. Krüger, W. P. Hermann:* Serumantikörper gegen Ixodes-ricinus-Spirochäte bei Acrodermatitis chronica atrophicans (Herxheimer). Dtsch. med. Wschr. 109 (1984), 6–10
5. *Ackermann, R., J. Kabatzki, H. P. Boisten, A. C. Steere, R. L. Grodzicki, S. Hartun, U. Runne:* Spirochäten-Ätiologie der Erythema-chronicum-migrans-Krankheit. Dtsch. Med. Wschr. 109 (1984), 92–97
6. *Afzelius, A.:* Verhandlungen der dermatologischen Gesellschaft zu Stockholm. Sitzung vom 28. Oktober 1909. Arch. Derm. Syph. (Berlin) 101 (1910), 404
7. *Åsbrink, E.:* Erythema chronicum migrans Afzelius and Acrodermatitis chronica atrophicans. Early and late manifestations of Ixodes ricinus-borne borrelia spirochetes. Acta Derm. Venerol. (Stockholm) Suppl. 118 (1985), 1–63
8. *Åsbrink, E., A. Hovmark:* Cutaneous manifestations in Ixodes-borne borrelia spirochetosis. Int. J. Dermatol. 26 (1987), 215–223
9. *Åsbrink, E., A. Hovmark, I. Olsson:* Clinical manifestations of Acrodermatitis chronica atrophicans in 50 Swedish patients. Zbl. Bakt. Hyg. A 263 (1986), 253–261
10. *Åsbrink, E., J. Olsson, A. Hovmark:* Erythema chronicum migrans Afzelius in Sweden. A study on 231 patients. Zbl. Bakt. Hyg. A 263 (1986), 229–236
11. *Bäfverstedt, B.:* Über Lymphadenosis benigna cutis. Acta Derm. Venerol. (Stockholm) Suppl. 11 (1943), 1–202
12. *Binder, I., R. Doepfner, O. Hornstein:* Experimentelle Übertragung des Erythema chronicum migrans von Mensch zu Mensch. Hautarzt 6 (1955), 494–496
13. *Bollinger, A., F. Harnischberg, E. Schneider, R. Lüthv:* Acrodermatitis chronica atrophicans als Quelle angiologischer Fehldiagnosen. Schweiz. Rundsch. med. Prax. 72 (1983), 1577–1581
14. *Braun-Falco, O., G. Burg:* Lymphoretikuläre Proliferationen in der Haut. Hautarzt 26 (1975), 124–132
14a *Büchner, S. A.:* Morphaea – eine zeckenübertragene Borreliose der Haut? Ein Beitrag zur Pathogenese der zirkumskripten Sklerodermie. Z. Hautkr. 64 (1989), 661–669
15. *Buchwald, A.:* Ein Fall von diffuser idiopathischer Haut-Atrophie. Arch. Derm. Syph. (Berlin) 15 (1883), 553–556
16. *Burg, G., O. Braun-Falco:* Cutaneous lymphomas, pseudolymphomas and related disorders, pp. 415–441. Springer, Berlin–Heidelberg–New York 1983
17. *Burg, G., U. Neubert:* Die Lyme-Krankheit aus dermatologischer Sicht. In: Colloquia rheumatologica/Haut und Rheuma II, S. 128–135. Albrecht, H. J. (Hrsg.). Werk-Verlag Dr. E. Banaschewski, München-Gräfelfing 1987
18. *Burgdorfer, W., A. G. Barbour, S. F. Haves, J. L. Benach, E. Grunwaldt, J. P. Davis:* Lyme disease – a tick-borne spirochetosis? Science 216 (1982), 1317–1319
19. *Burgdorfer, W., A. G. Barbour, S. F. Haves, O. Péter, A. Aeschlimann:* Erythema chronicum migrans – a tick-borne spirochetosis. Acta Trop. (Basel) 40 (1983), 79–83
20. *DeKoning, J., J. A. Hoogkamp-Korstanje:* Diagnosis of Lyme disease by demonstration of spirochetes in tissue biopsies. Zbl. Bakteriol. [Orig. A] 263 (1986), 179–188
21. *Götz, H.:* Acrodermatitis chronica atrophicans Herxheimer als Infektionskrankheit. Hautarzt 5 (1954), 491–504; 6 (1955), 249–252
22. *Hauser, W.:* Zur Kenntnis der Acrodermatitis chronica atrophicans. (Unter besonderer Berücksichtigung der Veränderungen an den hautnahen Lymphknoten, des Knochenmarkes, der Serumeiweißverhältnisse sowie der Ätiologie und Pathogenese). Arch. Derm. Syph. (Berlin) 199 (1955), 350–393
23. *Hauser, W.:* Wahrscheinliche Infektionskrankheiten der Haut. In: Handbuch der Haut- und Geschlechtskrankheiten, S. 556–629. Springer, Berlin–Heidelberg–New York 1965
24. *Herxheimer, K., K. Hartmann:* Über Acrodermatitis chronica atrophicans. Arch. Derm. Syph. (Berlin) 61 (1902), 57–76
25. *Hoesly, J. M., L. E. Mertz, R. K. Winkelmann:* Localized scleroderma (morphea) and antibody to Borrelia burgdorferi. J. Am. Acad. Dermatol. 17 (1987), 455–458
26. *Hopf, H.:* Acrodermatitis chronica atrophicans (Herxheimer) und Nervensystem. In: Monographien aus dem Gesamtgebiete der Neurologie und Psychiatrie, Heft 114. Springer, Berlin–Heidelberg–New York 1966
27. *Jessner, M., A. Loewenstamm:* Bericht über 66 Fälle von Acrodermatitis chronica atrophicans. Dermat. Wschr. 79 (1924), 1169–1177
28. *Johnson, R. C., C. Kodner, M. Russell:* In vitro and in vivo susceptibility of the Lyme disease spirochete, Borrelia burgdorferi, to four antimicrobial agents. Antimicrob. Agents Chemother. 31 (1987), 164–167

29. *Krampitz, H. E.:* Über einige potentiell pathogene Mikroorganismen aus einheimischen Schildzecken (Babesia miroti, Haemobartonellen, Spirochäten). In: Tropenmed. Parasitol., S. 353–357. *Boch, I.* (Hrsg.). Gemeins. Tg. Tropenmed. Ges. Garmisch-Partenkirchen, 22.–23. April 1983. Lang, Frankfurt–Bern–New York 1984
30. *Krampitz, H. E.:* In vivo isolation and maintenance of some wild strains of European hard tick spirochetes in mammalian and arthropod hosts. Zbl. Bakt. Hyg. A 263 (1986), 21–28
31. *Krampitz, H. E., S. Bark:* Zur Epidemiologie der Ixodes-Borreliose in Süddeutschland. Immun. Infekt. 15 (1987), 141–145
32. *Kristoferitsch, W.:* Neuropathien bei Lyme-Borreliose. Springer, Wien–New York 1989
33. *Lipschütz, B.:* Über eine seltene Erythemform (Erythema chronicum migrans). Arch. Derm. Syph. 118 (1913), 349–356
34. *Mursic, V. P., B. Wilske, G. Schierz, M. Holmburger, E. Süß:* In vitro and in vivo susceptibility of Borrelia burgdorferi. Eur. J. clin. Microbiol. 6 (1987), 424–426
35. *Neubert, U.:* Zur Ätiologie von Erythema-migrans-Krankheit und Lyme-Erkrankung. Übersicht und eigene Untersuchungsergebnisse. Hautarzt 35 (1984), 563–570
36. *Neubert, U.:* Hautborreliosen durch Zeckenstich. In: Fortschritte der praktischen Dermatologie und Venerologie, Band XI, S. 92–100. *Braun-Falco, O., W. B. Schill* (Hrsg.). Springer, Berlin–Heidelberg–New York–Tokyo 1987
37. *Neubert, U.:* Fortschritte in der Diagnostik des Erythema migrans, der Lymphadenosis cutis benigna und der Acrodermatitis chronica atrophicans. Hautarzt 38 (1987), 34–42
38. *Neubert, U.:* Klinische Aspekte der Borrelia-burgdorferi-Infektionen. Z. Hautkr. 64 (1989), 649–656
38a *Neubert, U.:* Die Borrelia-burgdorferi-Infektion. Dt. Derm. 38 (1990), 708–723
39. *Neubert, U., M. Kauzmann, M. Meurer, J. Gerstmeier, T. Krieg:* Seological evidence for Borrelia burgdorferi as a possible etiologic agent in morphea. J. Invest. Dermatol. 91 (1988), 404
40. *Neubert, U., H. E. Krampitz, H. Engl.:* Microbiological findings in erythema (chronicum) migrans and related disorders. Zbl. Bakt. Hyg. A 263 (1986), 237–252
41. *Neubert, U., P. Münchhoff, B. Völker, C. D. Reimers, K. H. Pflüger:* Borrelia burgdorferi infections in Bavarian forest workers – a follow-up study. J. Am. Acad. Sci. 539 (1988), 476–479
42. *Paschoud, J.-M.:* Die Lymphadenosis benigna cutis als übertragbare Infektionskrankheit. Hautarzt 8 (1957), 197–211; 9 (1958), 153–165, 263–269, 311–315
43. *Pflüger, K.-H., et al.:* Lyme-borreliosis and possible association with HLA-antigens. Tissue Antigens 33 (1989), 375–381
44. *Reimers, C. D., W. Müller, U. Neubert, H. Kutzner, D. E. Pongratz:* Noduläre Herdmyositis: Behandelbare Spätkomplikationen bei Borrelia-burgdorferi-Infektion. In: Aktuelle Aspekte neuromuskulärer Erkrankungen, S. 64–67. *Mortier, W., R. Pothmann, K. Kunze* (Hrsg.). Thieme, Stuttgart–New York 1988
45. *Rufli, T., S. Lehner, A. Aeschlimann, E. Chamot, F. Gigon, J.-P. Jeanneret:* Zum erweiterten Spektrum zeckenübertragener Spirochätosen. Hautarzt 37 (1987), 597–602
46. *Sepp, N., E. Schmutzhard, P. Fritsch:* Shulman syndrome associated with Borrelia burgdorferi and complicated by carpal tunnel syndrome. J. Am. Acad. Dermatol. 18 (1988), 1361–1362
47. *Weber, K., U. Neubert:* Clinical features of early erythema migrans disease and related disorders. Zbl. Bakt. Hyg. A 263 (1986), 209–228
48. *Weber, K., U. Neubert, R. Thurmayr:* Antibiotic therapy in early erythema migrans disease and related disorders. Zbl. Bakt. Hyg. A 263 (1986), 377–388
49. *Weber, K., V. Preac-Mursic, C. D. Reimers:* Spirochaetes isolated from two patients with morphaea. Infection 16 (1988), 29–30
50. *Weber, K., A. Puzik, T. Becker:* Erythema-migrans-Krankheit. Beitrag zur Klinik und Beziehung zur Lyme-Krankheit. Dtsch. med. Wschr. 108 (1983), 1182–1190
51. *Weber, K., G. Schierz, B. Wilske, V. Preac-Mursic:* Zur Klinik und Ätiologie der Acrodermatitis chronica atrophicans. Hautarzt 35 (1984), 571–577
52. *Weber, K., G. Schierz, B. Wilske, V. Preac-Mursic:* Das Lymphozytom – eine Borreliose? Z. Hautkr. 60 (1985), 1585–1598

Neurologische Manifestationen der Borrelia-burgdorferi-Infektion

C. D. Reimers, D. E. Pongratz

Borrelia burgdorferi verursacht eine Vielzahl neurologischer Störungen. Sie kommen als Begleitsymptomatik des Erythema migrans (Stadium I nach *Steere* [115]), im Stadium der disseminierten Infektion (Stadium II) nach Tagen bis Wochen und bei persistierenden Infektionen (Stadium III) nach Monaten bis Jahren vor. *Mertens* et al. (72) unterteilen das Stadium III nach *Steere* et al. (115) in ein Stadium III chronischer Erkrankungen und ein Stadium IV später Manifestationen ohne klinisch erkennbare Vorboten. Die Zuordnung der Krankheitsbilder zu bestimmten Stadien ist im Einzelfall oft schwierig. Die Mehrzahl der Patienten durchläuft nur 1 oder 2 Stadien. Auch die Reihenfolge der Stadien wird im Einzelfall nicht immer eingehalten. Zudem können Manifestationen verschiedener Stadien gleichzeitig bestehen. Die Ausfälle betreffen sowohl das zentrale wie das periphere Nervensystem und die Muskulatur. Zumindest in Schweden ist Borrelia burgdorferi die häufigste bakterielle Ursache neurologischer Erkrankungen (118). Tabelle 1 gibt einen Überblick über die verschiedenen Manifestationen.

Frühsymptome (Myalgien, Kopfschmerzen, Nackensteifigkeit, psychische Auffälligkeiten) (Stadium I)

Im ersten Stadium der Borrelia-burgdorferi-Infektion finden sich noch keine neurologischen Ausfälle. Nicht selten wird jedoch über heftige Kopfschmerzen oder Myalgien geklagt. Auch eine leichte Nackensteifigkeit und geringe psychische Auffälligkeiten wie Müdigkeit und Reizbarkeit können vorkommen. Die Häufigkeit der Kopfschmerzen als

Stadium I:
Kopfschmerzen
Myalgien
Nackensteifigkeit
Leichte psychische Auffälligkeiten (Müdigkeit, Reizbarkeit)

Stadium II:
Myalgien
Meningitis
Meningopolyneuritis Garin-Bujadoux-Bannwarth
(Isolierte) Hirnnervenausfälle
Akute Enzephalitis
Myelitis
Störungen des vegetativen Nervensystems
Myopathien

Stadium III:
Chronische Enzephal(omyel)itis
Organisches Psychosyndrom einschließlich Demenz
Chronische Neuropathie
Neuropathie bei Acrodermatitis chronica atrophicans
Myopathien

Tab. 1 Stadieneinteilung der neurologischen Manifestationen (mod. nach 113).

Begleitsymptomatik im Stadium I wird mit 30 bis fast 90 % angegeben (33). *Pachner* (78) diskutiert, ob nicht in diesem frühen Stadium bereits Borrelien in den Subarachnoidalraum eingedrungen sein könnten, ohne daß es zu einer erkennbaren entzündlichen Reaktion komme.
Die zum Teil wandernden Myalgien treten auch im zweiten Krankheitsstadium auf. Ihre Häufigkeit wird mit 17–43 % beziffert (114, 115, 127). Auch Muskelkrämpfe, vor allem in den Oberschenkeln, Waden und im Kreuz, werden beschrieben.
Sigal et al. (110a) berichten über das häufige Auftreten fibromyalgischer Beschwerden im Verlauf einer Lyme-Erkrankung, möglicherweise als Folge von Schlafstörungen. Die Schmerzen reagieren jedoch – außer bei aktiver Lyme-Erkrankung – nicht auf eine antibiotische Therapie.

Meningitis (Stadium II)

Bei Kindern häufiger als bei Erwachsenen tritt eine Meningitis ohne neurologische Ausfälle auf (85). Sie ist durch fluktuierende Kopfschmerzen, leichte Nackensteifigkeit, Lichtempfindlichkeit, Übelkeit und Erbrechen gekennzeichnet (81). Die Liquorveränderungen entsprechen jenen der Meningoradikuloneuritis Garin-Bujadoux-Bannwarth. *Huppertz* und *Sticht-Groh* (47) diskutieren aufgrund zweier Kasuistiken, ob die Meningitis zumindest im Kindesalter nicht auch im Stadium I als Folge einer primären Invasion des Erregers in die Meningen vorkommen könne.

Meningoradikuloneuritis (Garin-Bujadoux-Bannwarth) (Stadium II)

Die von *Garin* und *Bujadoux* (28) im Jahre 1922 und von *Bannwarth* (5, 6) in den Jahren 1941 und 1944 beschriebene Meningoradikuloneuritis ist in Europa die häufigste neurologische Manifestation der Borrelia-burgdorferi-Infektion (Übersichten bei 45, 58, 59, 73, 101, 111).
Etwa 2 Drittel der Patienten erinnern sich an einen Arthropodenstich, der sich wenige, im Mittel etwa 3 Wochen vor Beginn der neurologischen Symptomatik ereignete. Im allgemeinen handelt es sich um einen Zeckenstich. Hieraus ergibt sich, daß die Krankheit meist in den Sommer- und Herbstmonaten auftritt. Bei etwa jedem zweiten Patienten entwickelt sich mit einer Latenz von selten mehr als 2 Wochen nach dem Stich auch ein Erythema migrans. Die Zeiträume sind wohl bei Kindern etwas kürzer als bei Erwachsenen. Fast alle Betroffenen leiden unter nächtlich betonten, sehr quälenden brennenden, stechenden, ziehenden oder reißenden Schmerzen, häufig begleitet von Mißempfindungen. Die Schmerzen können sich attacken- oder wellenförmig steigern. Sie führen zu erheblichen Schlafstörungen und sind durch Analgetika kaum zu beeinflussen. Der Schmerz beginnt meist in der Gegend des Stiches, er breitet sich von hier häufig aus oder verlagert sich vollends auf andere Körperregionen. Eine Zuordnung der Schmerzen zu peripheren Nerven oder Wurzeln gelingt in der Regel nicht. Bei Kindern sind die Schmerzen meistens geringer ausgeprägt (17, 44, 88). Manchmal fehlen sie bei Kindern völlig, oder es bestehen lediglich Kopfschmerzen.
Als weitere Allgemeinsymptome werden ein allgemeines Krankheitsgefühl, Müdigkeit, Appetitlosigkeit und Gewichtsverlust angegeben.
Kurze Zeit nach Auftreten der Schmerzen stellen sich etwa bei 90 % der Kranken neurologische Ausfälle ein. Es überwiegen motorische gegenüber sensiblen Störungen. Bei 2 Dritteln der Patienten entwickeln sich Hirnnervenausfälle. Diese können alle Hirnnerven betreffen. Lediglich eine Beteiligung des N. olfactorius wurde bisher nicht berichtet. Besonders häufig ist der N. facialis geschädigt, bei etwa 2 von 3 Patienten sogar

beidseitig. Die Schädigung betrifft überwiegend den proximalen Anteil des Nervs. Ihm folgen in der Häufigkeit der III., IV. und VI. Hirnnerv. Bei Kindern ist meist nur der N. facialis betroffen. Bei isoliertem Hirnnervenbefall entsteht das Bild einer Polyneuritis cranialis (106).

Jeder zweite Patient leidet zudem unter Lähmungen an den Gliedmaßen, gelegentlich auch am Stamm. Auch das Zwerchfell kann betroffen sein (88). Meist entspricht die Verteilung der Ausfälle der einer Oligoradikulitis oder polytopen asymmetrischen Polyradikulitis. Nur selten finden sich symmetrische Störungen oder eine Mononeuritis. Die sensiblen Ausfälle folgen am ehesten einer radikulären Verteilung. *Malin* et al. (65) diskutieren bei 2 Patienten mit einer Radikulitis der Cauda equina (Elsberg-Syndrom) eine Borrelien-Ätiologie.

Eine Nackensteifigkeit findet sich fast nur bei Kindern. Sie ist nur gering ausgeprägt. Ab und zu fallen die Patienten durch Unruhe, Agitiertheit, Konzentrations- oder Merkfähigkeitsstörungen auf, die nicht alleine auf die Schmerzen zurückgeführt werden können (58). Auch das Elektroenzephalogramm zeigt hin und wieder leichte Auffälligkeiten, die auf eine zerebrale Mitbeteiligung hindeuten (101).

Unterschiedliche Ergebnisse erbringen die elektrophysiologischen Untersuchungen. So werden einerseits überwiegend axonale Schäden (62), andererseits überwiegend demyelinisierende Neuritiden (31) beschrieben. *Pfadenhauer* et al. (84) weisen darauf hin, daß mit dem sog. Tibialis-SEPs nicht selten eine subklinische Mitbeteiligung der Hinterstränge nachgewiesen werden könne.

Nahezu immer findet sich im Liquor cerebrospinalis eine lymphoplasmozelluläre Pleozytose, die im Mittel bei mehreren 100/3, maximal bei etwa 3 000/3 Zellen liegt (85). Die Lymphozyten können so stark aktiviert sein, daß zunächst an eine lymphatische Systemerkrankung gedacht wird (92, 120). Nur selten fehlt die Pleozytose (12). Ebenso ungewöhnlich ist der Nachweis einer eitrigen Meningitis mit ausgeprägter granulozytärer Pleozytose (13). Es besteht zudem meistens eine Blut-Liquor-Schrankenstörung mit einer Eiweißkonzentration bis etwa 4 g/l. Nur ein kleiner Teil der Patienten weist normale Werte auf (85). Es können in der Regel eine intrathekale Immunglobulinsynthese und sog. oligoklonale Immunglobulinbanden nachgewiesen werden. Dies gilt vor allem für IgM und IgG (43). Die hohen IgM-Titer zeigen eine bemerkenswerte, krankheitstypische Neigung zur Persistenz (10, 42).

Wird eine Nervenbiopsie durchgeführt, so lassen sich vaskulitische Läsionen mit perivaskulären lymphoplasmozellulären Infiltraten der epi-, peri- und manchmal endoneuralen Gefäße mit einem Verlust vorwiegend der markhaltigen Nervenfasern darstellen. Eine segmentale Demyelinisierung wird nicht beobachtet (69, 127). Auch Gefäßnekrosen fehlen (15, 58, 62, 68).

Die Prognose der Erkrankung ist schlußendlich – nach wochen- und monatelangem Verlauf – auch ohne antibiotische Therapie meist günstig. Der Verlauf ist bei Kindern kürzer, die Heilung meist vollständig. In weniger als der Hälfte der Fälle finden sich gering- bis mäßiggradige Residuen wie leichte sensible oder motorische Ausfälle oder Reflexabschwächungen. Eine antibiotische Behandlung vermag den qualvollen Krankheitsverlauf abzukürzen (78, 86).

In Endemiegebieten muß auch an die Möglichkeit einer Doppelinfektion mit dem Frühsommermeningoenzephalitis-Virus und Borrelia burgdorferi gedacht werden (60, 76).

Isolierte Hirnnervenausfälle (Stadium II)

Hirnnervenausfälle werden – wie oben ausgeführt – kombiniert mit anderen Ausfällen im Rahmen der Meningoradikuloneuritis Garin-Bujadoux-Bannwarth beobachtet. Sie können aber auch isoliert auftreten. Dies

trifft vor allem für die Nn. facialis (48, 105) und statoacusticus (39, 40) zu. Kombinationen kommen vor.
Die Abgrenzung einer borrelienbedingten Fazialisparese von der idiopathischen (Bellschen) Fazialisparese kann außer durch den serologischen Nachweis der Borrelien-Infektion eventuell durch den im ersten Fall pathologischen, im zweiten Fall normalen Liquorbefund vorgenommen werden (11, 97, 131). Nach *Schmutzhard* et al. (107) führt eine antibiotische Behandlung nicht zu einer beschleunigten Rückbildung der Ausfälle, so daß eine Diagnosestellung „ex juvantibus" nicht möglich ist. Dennoch sei zur Verhinderung von Spätkomplikationen eine Behandlung indiziert.
Bei Befall des VIII. Hirnnervs stellen sich Tinnitus (89), Schwindel, ein Lagenystagmus oder eine akute Hörminderung ein (39, 40, 98).
Es werden Einzelfälle von Papillitis (100) und Neuritis nervi optici (9) beschrieben. *Kieffer* (49) beobachtete einen Fall mit einem Torticollis spasmodicus bei borrelieninduzierter Neuritis n. accessorii und Radikulitis von Zervikalwurzeln.

Störungen des vegetativen Nervensystems (Stadium II)

Glauser et al. (39) berichten über ein reversibles zentrales oder präganglionäres Horner-Syndrom bei einer Borrelia-burgdorferi-Infektion. *Koudstaal* et al. (57) beobachteten ein Argyll-Robertson-Phänomen im Zusammenhang mit einer Meningoradikuloneuritis Garin-Bujadoux-Bannwarth.

Kohler und *Blumberg* (52a) fanden bei 4 von 42 Fällen einer Meningoradikuloneuritis Garin-Bujadoux-Bannwarth Sympathikusfunktionsstörungen, die neben der antibiotischen auch eine sympatholytische Therapie erforderlich machten.

Myelitis (Stadium II)

Myelitiden sind relativ seltene Manifestationen der Borrelia-burgdorferi-Infektion. Die Myelitis führt zu einer spastischen oder – offenbar bei einer Beteiligung der Vorderhörner oder -wurzeln – zu einer schlaffen Paraparese, zu Blasen- und Analsphinkterfunktionsstörungen, Potenzstörungen und sensibler Querschnittssymptomatik (33, 50, 88, 95, 99).
Frederikson und *Link* (27) sahen einen Patienten mit einer isolierten spastischen Paraparese. *Kohler* (52) beobachtete eine Borrelien-Myelitis, bei der magnetresonanztomographisch eine Syrinx nachgewiesen wurde. *Martin* et al. (67) beschreiben einen Patienten mit einer Myelitis, dessen Symptomatik an ein sogenanntes „stiff man"-Syndrom erinnert.

Myopathien und Fasziitiden (Stadium II und III)

Es wurden bisher nur wenige Fälle von Myopathien bei Borrelia-burgdorferi-Infektionen berichtet. Sie treten sowohl in frühen als auch in chronischen Krankheitsstadien auf. Myopathien entstehen offenbar zum Teil hämatogen fortgeleitet oder durch Erregerausbreitung aus Nachbarschaftsherden. Klinisch äußern sie sich durch Myalgien, eine Muskelschwellung oder Atrophien sowie Paresen. Histologisch handelt es sich hierbei um nekrotisierende Myopathien ohne Nachweis entzündlicher Infiltrate (108), um interstitielle oder fokale Herdmyositiden (21, 23, 32, 74, 96, 107).

Mehrfach wird auch über Fasziitiden bei Borrelia-burgdorferi-Infektionen berichtet (23, 32, 96, 110, 112). Die Krankheitsbilder ähneln teilweise klinisch und histologisch einer eosinophilen Fasziitis (Shulman-Syndrom).

Enzephalitis und Enzephalomyelitis (Stadium II und III)

Borrelia burgdorferi verursacht sowohl akute wie auch chronische, leichte wie schwere Enzephalitiden. Sie werden in Amerika wesentlich häufiger beobachtet als in Europa. Im zweiten Krankheitsstadium sind sie meist blander und gut zu behandeln, später eher chronisch und einer antibiotischen Therapie nur teilweise zugänglich. Sie kommen im Kindes- und Erwachsenenalter vor. Die Symptomatik einer Enzephalitis kann sich in Stunden bis wenigen Monaten entwickeln.
Bei der akuten, mitunter lebensbedrohlichen Enzephalitis treten Allgemeinsymptome wie Fieber, Tachykardie, Mattigkeit und Kopfschmerzen auf. Oft bestehen psychische Auffälligkeiten wie Bewußtseinstrübung, Verwirrtheit, Antriebsarmut, Müdigkeit, Konzentrations- und Merkfähigkeitsstörungen, emotionale Labilität, Reizbarkeit und Aggressivität. Die neurologische Untersuchung zeigt Herdsymptome wie eine Hemi-, Tetra- oder Paraparese, Hemianopsie, Aphasie, Apraxie, Dysarthrie, Dysphagie und andere bulbäre Symptome, Tremor, hirnorganische Anfälle, Optikusneuritis, Doppelbilder, zerebellare Ataxie sowie Blasen- und Erektionsstörungen (14, 24, 26, 33, 53, 56, 61, 70, 80).
Handelt es sich um einen Meningoenzephalitis, so treten meningitische Zeichen hinzu. Chronische Krankheitsverläufe können zu Persönlichkeitsstörungen und dementiellen Bildern führen. Auch Psychosen mit paranoid-halluzinatorischer Symptomatik wurden beobachtet (77). *Pachner* und *Steere* (82) erwähnen einen Fall einer „Anorexia nervosa"-ähnlichen Erkrankung. *Stiernstedt* et al. (118) sowie *Raucher* et al. (91) berichten über das Bild eines Pseudotumor cerebri bei Borrelien-Enzephalitis. *Halperin* et al. (36) weisen auf das häufige Vorkommen von Merkfähigkeits- und Wahrnehmungsstörungen, oft in Verbindung mit abnormer Müdigkeit in Spätstadien der Lyme-Krankheit hin, ohne daß der Liquorbefund oder das Elektroenzephalogramm auffällig seien. Durch eine antibiotische Behandlung ließen sich die Einbußen lindern. Es kann auch eine ausgeprägte Müdigkeit ganz im Vordergrund der Symptomatik stehen (78, 79). Weitere seltene Manifestationen einer Enzephalitis sind choreatische (95), dystone (33), und parkinsonistische Bewegungsstörungen (55).

Regelmäßig besteht im zweiten Krankheitsstadium eine lymphoplasmozelluläre Pleozytose, meist auch eine Liquoreiweißerhöhung. Nach 4 – 5 Wochen lassen sich in der Regel eine IgG-Vermehrung und oligoklonale Banden im Liquor cerebrospinalis nachweisen (118). Die Liquorveränderungen können im dritten Stadium allerdings gelegentlich fehlen und dadurch die Diagnosestellung erschweren (79, 80, 82).

Elektroenzephalographisch finden sich Allgemeinveränderungen, Herdbefunde und Zeichen einer erhöhten zerebralen Anfallsbereitschaft. Computer- und magnetresonanztomographisch werden bei einem Teil der Kranken Normalbefunde festgestellt, bei anderen intrazerebrale entzündliche (Demyelinisierungs-)Herde, bei den restlichen multiple Infarkte, die an eine Vaskulitis denken lassen (33, 54, 80). *Merlo* et al. (70) berichten über eine Patientin, bei der es im Rahmen einer akuten Borrelien-Meningitis offenbar durch eine Infarzierung im Ponsbereich auf dem Boden einer Vaskulitis zu einem „Locked-in"-Syndrom kam. Weitere Fälle einer zerebralen Arteriitis bei Borrelia-burgdorferi-Infektion haben *Midgard* und *Hofstad* (74), *Schmutzhard* et al. (104) sowie *Veenendaal-Hilbers* et al. (125) beobachtet.
Im Jahre 1985 publizierten *Ackermann* et al. (2), nachdem in Europa bis dahin Enzephalitiden nur selten beschrieben wurden, eine chronisch progrediente Infektion des Zentralnervensystems durch Borrelia burgdorferi, die sie progressive Borrelien-Enzephalomyelitis nannten. Die Diagnose fußt auf dem

Vorhandensein neuropsychiatrischer Störungen, entzündlicher Liquorveränderungen und dem Nachweis einer intrathekalen Antikörperproduktion gegen Borrelia burgdorferi (2, 4). Eine Meningoradikuloneuritis Garin-Bujadoux-Bannwarth geht einem Teil der Fälle bis mehrere Jahre voraus. Der neurologische Befund ist vor allem durch Hirnnervenausfälle, besonders der Nn. opticus, facialis und statoacusticus, spastische Para- und Tetraparesen und Blasenfunktionsstörungen als Folge einer Myelitis, ataktische Symptome und eine organische Wesensänderung gekennzeichnet (2, 4, 56). Die psychischen Auffälligkeiten bestehen in Merkfähigkeits-, Konzentrations- und Affektstörungen. Nur 2 von 44 Patienten wiesen ein dementielles Syndrom auf. Seltenere neurologische Störungen sind sensible Ausfälle, Sprechstörungen und hirnorganische Anfälle. Bei 2 Jugendlichen, die bereits in der Kindheit erkrankten, waren das Wachstum und die sexuelle Entwicklung verzögert.

Die elektroenzephalographischen Befunde fallen normal aus oder zeigen nur geringe diffuse oder herdförmige Veränderungen. Die überwiegende Zahl der Patienten weist eine Pleozytose und Gesamteiweißerhöhung im Liquor cerebrospinalis auf. Regelmäßig können sog. oligoklonale IgG-Banden nachgewiesen werden. Definitionsgemäß findet sich immer eine autochthone Antikörperproduktion gegen Borrelia burgdorferi im Liquor.
Die antibiotische Behandlung führt meist nur zu einer Besserung, aber nicht zur Ausheilung der Krankheit (2, 4, 7).
Bei relativ oberflächlichem Hinschauen sind Verwechslungen mit einer Encephalomyelitis disseminata möglich. Spätestens der Liquorbefund entscheidet über die Diagnose. So finden sich bei der Encephalomyelitis disseminata kaum Blut-Liquor-Schrankenstörungen und höhere Pleozytosen. Letztlich entscheidet das Vorliegen einer intrathekalen Antikörperproduktion gegen Borrelia burgdorferi über die Diffentialdiagnose (35).

Chronische Neuropathien (Stadium III)

Viel seltener als die akut auftretende Meningoradikuloneuritis Garin-Bujadoux-Bannwarth sind chronische Neuropathien (51, 128, 129). Hier entwickeln sich die Paresen schleichend. Schmerzen können fehlen oder sind diffuser und geringer ausgeprägt. Auch eine Pleozytose und eine Eiweißerhöhung im Liquor können fehlen. Ein Therapieerfolg stellt sich nur bei einem Teil der Patienten ein.
Polyneuropathien vom Typ des Guillain-Barré-Syndroms im Rahmen einer Borrelia-burgdorferi-Infektion werden von *Hanefeld* et al. (38) sowie *Sterman* et al. (117) beschrieben. Zwei offenbar parainfektiöse Fälle von Guillain-Barré-Syndrom werden von *Mancardi* et al. (65) berichtet.
Halperin et al. (34) weisen darauf hin, daß im Spätstadium der Lyme-Krankheit nicht selten leichte, vermutlich axonale Neuropathien vorkommen, die sich klinisch meist nur durch Mißempfindungen bemerkbar machen. Sie sprechen auf eine antibiotische Therapie an. *Halperin* et al. (37) finden zudem bei einem Viertel ihrer Patienten mit einer Lyme-Krankheit von über 4 Wochen Dauer die typischen klinischen und elektrophysiologischen Zeichen eines Karpaltunnelsyndroms.

Neuropathie bei Acrodermatitis chronica atrophicans (Stadium III)

Bei einem guten Drittel der Patienten mit einer Acrodermatitis chronica atrophicans lassen sich auch neurologische Störungen nachweisen (Übersichten bei 46, 58, 59). Es handelt sich dabei vor allem um ziehende oder brennende Schmerzen und um sensible Reizerscheinungen im Bereich der Hautlä-

sion oder deren Nachbarschaft. Gelegentlich sind Muskeleigenreflexe abgeschwächt. Ausnahmsweise treten Muskelkrämpfe oder leichte Paresen auf. In seltenen Fällen geht der Akrodermatitis ein Hirnnervenausfall, offenbar ebenfalls im Zusammenhang mit der Borrelien-Infektion, voraus.
Elektrophysiologisch handelt es sich um eher axonale Nervenläsionen. Morphologisch finden sich perivaskuläre lymphoidzellige Infiltrate der mittleren und kleinen epineuralen, selten der endoneuralen Gefäße. Gefäßinfiltrationen oder -okklusionen kommen vor. Gefäßwandnekrosen fehlen.
In den letzten Jahren verdichten sich die Hinweise darauf, daß auch ein Teil der Fälle von zirkumskripter Sklerodermie und Lichen sclerosus et atrophicus auf eine Borrelia-burgdorferi-Infektion zurückzuführen ist. *Aberer* et al. (1) fanden bei 7 von 9 Fällen dieser Spätkomplikationen mit Antikörpern gegen Borrelia burgdorferi Hinweise auf leichte periphere Neuropathien. Klinisch stehen Dysästhesien im Vordergrund.

Krankheitsbilder mit fraglicher und unwahrscheinlicher Assoziation zur Borrelia-burgdorferi-Infektion

Die gelegentliche Ähnlichkeit der Borrelien-Enzephalomyelitis (s. o.) mit dem Bild der multiplen Sklerose gab Anlaß, erneut über eine mögliche ätiologische Bedeutung der Borrelia-burgdorferi-Infektion für die Encephalomyelitis disseminata nachzudenken (29). *Coyle* (18) fand jedoch nur bei einem von 89 Patienten mit einer gesicherten multiplen Sklerose Antikörper gegen Borrelia burgdorferi im Serum. Er betont, daß die Lyme-Erkrankung keine nennenswerte Rolle als Differentialdiagnose der multiplen Sklerose spiele. *Muhlemann* et al. (75), *Rehse-Küpper* et al. (93) sowie *Schmutzhard* et al. (103) weisen auf die differentialdiagnostische Bedeutung der intrathekalen Antikörperproduktion gegen Borrelia burgdorferi hin. Selbst wenn eine solche vorhanden sei, sei jedoch die ätiologische Bedeutung des Erregers für die Erkrankung noch nicht gesichert. Es sei nämlich von einer Reihe von Erregern, z. B. Masern, Röteln und Mumps, eine intrathekale Antikörperproduktion bei Vorliegen einer multiplen Sklerose bekannt, ohne daß daraus auf eine ätiologische Bedeutung geschlossen werden könne. Für eine zufällige Koinzidenz beider Erkrankungen spreche das Fortbestehen der Krankheitszeichen der multiplen Sklerose trotz Verschwindens der intrathekalen Antikörper gegen Borrelia burgdorferi nach antibiotischer Behandlung. Die intrathekalen Antikörper seien offenbar Ausdruck klinisch inapparenter Borrelien-Infektionen. *Schmutzhard* (102) stellt in einer Übersichtsarbeit abschließend fest, daß ein ätiologischer Zusammenhang zwischen einer typischen multiplen Sklerose und der Borrelia-burgdorferi-Infektion extrem unwahrscheinlich sei.
Mehrfach wurde eine Demenz als alleiniges oder führendes Symptom im Zusammenhang mit einer Borrelia-burgdorferi-Infektion publiziert. So berichten *Carlsson* und *Malmvall* (16) über das Bild einer präsenilen Demenz offensichtlich als Folge einer Borrelien-Enzephalitis. Die antibiotische Therapie besserte das psychopathologische Bild, heilte die Krankheit aber nicht aus. Ein weiterer Fall wird von *Hansen* et al. (41) beschrieben. *MacDonald* und *Miranda* (63) wiesen im Gehirn einer Patientin mit Morbus Alzheimer Borrelien nach. *Pappolla* et al. (83) fanden keine Hinweise auf einen ätiologischen Zusammenhang zwischen einem Morbus Alzheimer und Borrelia-burgdorferi-Infektionen.
Waisbren et al. (126) berichten über einen Patienten mit einer myatrophen Lateralsklerose und Antikörpern gegen Borrelia burgdorferi im Serum, dessen Erkrankung möglicherweise durch eine antibiotische Behandlung günstig beinflußt wurde. Die umfangreiche Studie von *Mandell* et al. (66) ergibt

keine weiteren Anhaltspunkte für eine ätiologische Bedeutung von Borrelia burgdorferi für diese neurologische Systemerkrankung.
Ein von *Uldry* et al. (121) beobachteter Patient entwickelte 1 Jahr nach einer Meningoradikulitis Garin-Bujadoux-Bannwarth ein primäres B-Zell-immunoblastisches Lymphom des Zentralnervensystems. Ein unbekannter Faktor als Auslöser der Lymphozytenproliferation wird von den Autoren diskutiert.
Vaith et al. (122) fanden bei 12 von 19 Patienten mit einem Polymyalgia-rheumatica/Riesenzell-Arteriitis-Syndrom grenzwertige oder erhöhte IgG-Antikörper-Titer gegen Borrelia burgdorferi. Die Autoren diskutieren, ob die Borrelien-Infektion die Arteriitis „getriggert" habe.

Diagnostische Probleme

Im allgemeinen wird die Borrelien-Ätiologie einer neurologischen Manifestation durch den Nachweis der Antikörpertiter im Serum und möglichst auch im Liquor cerebrospinalis geklärt. Ausnahmen sind die Myopathien und manche isolierte Hirnnervenausfälle, möglicherweise auch manche chronische Enzephalitiden, bei denen Antikörper nur im Serum nachweisbar sind.

Neue diagnostische Aspekte ergeben sich durch eine Arbeit von *Dattwyler* et al. (20). Sie berichten über 9 Patienten mit einer seronegativen Neuropathie, ausgeprägter chronischer Müdigkeit und rezidivierenden Kopfschmerzen, bei denen die T-Lymphozyten wie bei seropositiven Patienten auf die Gegenwart von Borrelia burgdorferi mit einer ausgeprägten Proliferation reagierten. Die Patienten waren im Mittel 1,5 Jahre zuvor akut an einer Borrelien-Infektion erkrankt und antibiotisch erfolgreich behandelt worden. Möglicherweise erklärt sich die Seronegativität dadurch, daß Antikörper in Immunkomplexen gebunden werden (109). Die Studie von *Dattwyler* et al. (20) beweist, daß ein negativer Antikörpertiter gegen Borrelia burgdorferi auch eine Spätmanifestation der Erkrankung – zumindest nach vorangegangener antibiotischer Therapie – nicht ausschließt. Der aufwendige Test von *Dattwyler* et al. (20) steht für die Routine nicht zur Verfügung. Hieraus kann der Schluß abgeleitet werden, daß bei nicht serologisch gesichertem Verdacht einer Borrelia-burgdorferi-Infektion im Zweifelsfalle eine antibiotische Behandlung durchgeführt werden sollte.

Kommentar

Die voranstehende Übersicht macht deutlich, daß die Borrelia-burgdorferi-Infektion in der Tat – wie von *Pachner* (79) formuliert – der „große Imitator" ist. Es lohnt sich bei den meisten neurologischen, zumal entzündlichen Erkrankungen, diese Differentialdiagnose mit in die Überlegungen einzubeziehen. Dies gilt um so mehr, als sich aus der Diagnose auch eine Behandlungsmöglichkeit und -notwendigkeit ergeben. Die Mehrzahl der neurologischen Manifestationen der Infektion zeigt sich jedoch in wenigen Krankheitsbildern (Meningitis, Meningoradikuloneuritis Garin-Bujadoux-Bannwarth, Fazialisparese). Myelitiden, Myositiden, Enzephalitiden, chronische Neuropathien stellen die Minderzahl der Erkrankungen. Hoffnungen, auch nur einen Teil bisher schlecht oder nicht behandelbarer Erkrankungen wie die multiple Sklerose, die myatrophe Lateralsklerose oder die Alzheimer-Krankheit auf eine Borrelien-Infektion zurückführen zu können, haben sich nicht erfüllt. Das gelegentliche Vorkommen von Antikörpertitern bei Patienten mit diesen Erkrankungen hat sich – wie bei der teilweise hohen Durchseuchung der Bevölkerung zu erwarten – in den allermeisten Fällen als zufälliges Zusammentreffen entpuppt. Dennoch kann – allein zur Prophylaxe tatsächlicher Komplikationen der Borrelia-burgdorferi-Infektion – eine antibiotische Behandlung gerechtfertigt sein.

Wir schließen uns der Warnung von *Federlin* und *Becker* (25) an, daß durch die mannigfaltige klinische Symptomatik der Borreliaburgdorferi-Infektion und die große Aufmerksamkeit, die die Krankheit sowohl in der Fach- wie Laienpresse fand, heute das Risiko besteht, daß die Krankheit zu oft diagnostiziert und andere differentialdiagnostische Möglichkeiten gelegentlich nicht bedacht werden.

Literatur

1. *Aberer, E., H. Kollegger, W. Kristoferitsch, G. Stanek:* Neuroborreliosis in morphea and lichen sclerosus et atrophicus. J. Am. Acad. Dermatol. 19 (1988), 820–825
2. *Ackermann, R., E. Gollmer, B. Rehse-Küpper:* Progressive Borrelien-Enzephalomyelitis. Dtsch. med. Wschr. 110 (1985), 1039–1042
3. *Ackermann, R., B. Rehse-Küpper, E. Gollmer:* Progressive borrelia encephalomyelitis. Zbl. Bakt. Hyg. A 263 (1986), 297–300
4. *Ackermann, R., B. Rehse-Küpper, E. Gollmer, R. Schmidt:* Chronic neurologic manifestations of erythema migrans borreliosis. Ann. New York Acad. Sci. 539 (1988), 16–23
5. *Bannwarth, A.:* Chronische lymphocytäre Meningitis, entzündliche Polyneuritis und „Rheumatismus". Ein Beitrag zum Problem „Allergie und Nervensystem". Arch. Psychiatr. 113 (1941), 284–376
6. *Bannwarth, A.:* Zur Klinik und Pathogenese der „chronischen lymphocytären Meningitis". Arch. Psychiatr. 117 (1944), 161–185, 682–716
7. *Behringer, A., A. Wirbatz:* Chronische Borrelien-Erkrankung des Zentralen Nervensystems. Nervenarzt 58 (1987), 564–567
8. *Bendig, J. W., D. Ogilvie:* Severe encephalopathy associated with Lyme disease. Lancet 1 (1987), 681–682
9. *Bialasiewicz, A., A. Huk, K. F. Druschky, G. O. H. Naumann:* Borrelia-burgdorferi-Infektion mit beidseitiger Neuritis nervi optici und intrazerebralen Demyelinisierungsherden. Klin. Mbl. Augenheilk. 195 (1989), 91–94
10. *Boeer, A., H. I. Schipper, H. W. Prange:* Local IgM production in meningoradiculitis Bannwarth and neurosyphilis. J. Neuroimmun. 20 (1988), 315–316
11. *Bomholt, A.:* Facial palsy in lymphocytic meningoradiculitis (Bannwarth's syndrome). Arch. Otolaryngol. Head Neck Surg. 110 (1984), 763–764
12. *Bourdel, A., F. Viader, B. Dupuy, F. Courtheoux,*
F. Chapon, J. P. Thenint, B. Lechevalier: Maladie de Lyme révélée par une polyradiculonévrite sans hypercytose du liquide céphalorachidien. Presse Méd. 23 (1988), 1214–1215
13. *Bourke, S. J., A. G. Baird, F. J. Bone, D. R. Baird, R. D. Stevenson:* Lyme disease with acute purulent meningitis. Br. Med. J. 297 (1988), 460
14. *Broderick, J. P., B. A. Sandok, L. E. Mertz:* Focal encephalitis in a young woman 6 years after the onset of Lyme disease: tertiary Lyme disease. Mayo Clin. Proc. 62 (1987), 313–316
15. *Camponovo, F., C. Meier:* Neuropathy of vasculitic origin in a case of Garin-Boujadoux-Bannwarth syndrome with positive borrelia antibody response. J. Neurol. 233 (1986), 69–72
16. *Carlsson, M., B.-E. Malmvall:* Borrelia infection as a cause of presenile dementia. Lancet 2 (1987), 798
17. *Christen, H.-J., F. Hanefeld:* Neurologic complications of erythema-migrans-disease. Clinical aspects. Zbl. Bakt. Hyg. A 263 (1986), 337–342
18. *Coyle, P. K.:* Borrelia burgdorferi antibodies in multiple sclerosis patients. Neurology 39 (1989), 760–761
19. *Dattwyler, R. J., J. J. Halperin, D. J. Volkmann, B. J. Luft:* Treatment of late Lyme borreliosis – randomized comparison of ceftriaxone and penicillin. Lancet 1 (1987), 1191–1194
20. *Dattwyler, R. J., D. J. Volkmann, B. J. Luft, J. J. Halperin, J. Thomas, M. G. Golightly:* Seronegative Lyme disease. Dissociation of specific T- and B-lymphocyte responses to Borrelia burgdorferi. New Engl. J. Med. 319 (1988), 1441–1446
21. *Detmar, U., W. Maciejewski, C. Link, R. Breit, H. Sigl, H. Robl, V. Preac-Mursic:* Ungewöhnliche Erscheinungsformen der Lyme-Borreliose. Ein Beitrag zum klinischen Spektrum dieser Krankheitsgruppe. Hautarzt 40 (1989), 423–429
22. *Dotevall, L., K. Alestig, P. Hanner, G. Norkrans, L. Hagberg:* The use of doxycycline in nervous system Borrelia burgdorferi infection. Scand. J. Infect. Dis. 53 (1988), 74–79
23. *Duray, P. H., A. C. Steere:* Clinical pathologic correlations of Lyme disease by stage. Ann. New York Acad. Sci. 539 (1988), 65–79
24. *Feder, H. M. jr., E. L. Zalneraitis, L. Reik jr.:* Lyme disease: acute focal meningoencephalitis in a child. Pediatrics 82 (1988), 931–934
25. *Federlin, K., H. Becker:* Borrelieninfektion und systemischer Lupus erythematodes. Immun. Infekt. 17 (1989), 195–198
26. *Finkel, M. F.:* Lyme disease and its neurologic complications. Arch. Neurol. 45 (1988), 99–104
27. *Fredrikson, S., H. Link:* CNS-borreliosis selectively affecting central motor neurons. Acta Neurol. Scand. 78 (1988), 181–184
28. *Garin, C., C. Bujadoux:* Paralysis par les tiques. J. Med. Lyon 3 (1922), 765–767

29. *Gay, D., G. Dick:* Lyme disease, and multiple sclerosis. Lancet 1 (1986), 815–819
30. *Glauser, T. A., P. J. Brennan, S. L. Galetta:* Reversible Horner's syndrome and Lyme disease. J. clin. Neuro-Ophthalmol. 9 (1989), 225–228
31. *Graf, M., W. Kristoferitsch, U. Baumhack, J. Zeitlhofer:* Electrophysiologic findings in meningopolyneuritis of Garin-Bujadoux-Bannwarth. Zbl. Bakt. Hyg. A 263 (1986), 324–327
32. *Grahmann, F., J. Schmidli, C. Meier:* Shulman syndrome as precursor of Acrodermatitis chronica atrophicans Herxheimer. Another manifestation of Lyme borreliosis. In: Lyme borreliosis II. Based on the contributions to the first European update on Lyme borreliosis. Baden near Vienna 1987. *Stanek, G., W. Kristoferitsch, M. Pletschette, A. G. Barbour, H. Flamm* (eds.). Gustav Fischer, Stuttgart – New York 1989
33. *Hänny, P. E., H. J. Häuselmann:* Die Lyme-Krankheit aus der Sicht des Neurologen. Schweiz. med. Wschr. 117 (1987), 901–915
34. *Halperin, J. J., B. W. Little, P. K. Coyle, R. J. Dattwyler:* Lyme disease: Cause of a treatable peripheral neuropathy. Neurology 37 (1987), 1700–1706
35. *Halperin, J. J., B. J. Luft, A. K. Anand, C. T. Roque, O. Alvarez, D. J. Volkman, R. J. Dattwyler:* Lyme neuroborreliosis: central nervous system manifestations. Neurology 39 (1989), 753–759
36. *Halperin, J. J., H. L. Pass, A. K. Anand, B. J. Luft, D. J. Volkman, R. J. Dattwyler:* Nervous system abnormalities in Lyme disease. Ann. New York Acad. Sci. 539 (1988), 24–33
37. *Halperin, J. J., D. J. Volkman, B. J. Luft, R. J. Dattwyler:* Carpal tunnel syndrome in Lyme borreliosis. Muscle & Nerve 12 (1989), 397–400
38. *Hanefeld, F., H.-J. Christen, N. Bartlau, K. Wassmann, R. Thomssen:* Lyme borreliosis in children. In: Lyme borreliosis II. Based on the contributions to the first European update on Lyme borreliosis. Baden near Vienna 1987. *Stanek, G., W. Kristoferitsch, M. Pletschette, A. G. Barbour, H. Flamm* (eds.). Gustav Fischer, Stuttgart – New York 1989
39. *Hanner, P., U. Rosenhall, S. Edström, B. Kaijser:* Hearing impairment in patients with antibody production against Borrelia burgdorferi antigen. Lancet 1 (1989), 13–15
40. *Hanner, P., U. Rosenhall, B. Kaijse:* Borrelia infection in patients with vertigo and sensorineural hearing loss. Scand. Audiol. Suppl. 30 (1988), 201–203
41. *Hansen, K., C. Rechnitzer, N. S. Petersen, M. Arpi, O. Jessen:* Borrelia meningitis in Denmark. Zbl. Bakt. Hyg. A 263 (1986), 348–350
42. *Henriksson, A., H. Link:* Prolonged IgM response within the central nervous system in lymphocytic meningoradiculitis (Bannwarth's syndrome). New Engl. J. Med. 313 (1985), 1231
43. *Henriksson, A., H. Link, M. Cruz, G. Stiernstedt:* Immunoglobulin abnormalities in cerebrospinal fluid and blood over the course of lymphocytic meningoradiculitis (Bannwarth's syndrome). Ann. Neurol. 20 (1986), 337–345
44. *Hobusch, D., G. Naumann, K. Popp, K. Schumacher, E. Rohmann:* Neurologische Manifestationen bei Lyme-Borreliose. Pädiat. Prax. 38 (1989), 1–6
45. *Hörstrup, P., R. Ackermann:* Durch Zecken übertragene Meningopolyneuritis (Garin-Bujadoux-Bannwarth). Fortschr. Neurol. Psychiat. 41 (1973), 583–606
46. *Hopf, H. C.:* Acrodermatitis chronica atrophicans (Herxheimer) und Nervensystem. Springer, Berlin – Heidelberg – New York 1966
47. *Huppertz, H.-I., V. Sticht-Groh:* Meningitis due to Borrelia burgdorferi in the initial stage of Lyme disease. Eur. J. Pediatr. 148 (1989), 428–430
48. *Jonsson, L., G. Stiernstedt, L. Thomander:* Tick-borne borrelia infection in patients with bell's palsy. Arch. Otolaryngol. Head Surg. 113 (1987), 303–306
49. *Kieffer, G.:* Borrelien-bedingte Neuritis des N. accessorius – Eine Ursache des Torticollis spasmodicus. In: Verhandlung der Deutschen Gesellschaft für Neurologie, Bd. 5. *Fischer, P.-A., H. Baas, W. Enzensberger* (Hrsg.). Springer, Berlin – Heidelberg – New York – London – Paris – Tokyo – Hong Kong 1989
50. *Klenk, W., R. Heitmann, R. Ackermann:* Rezidivierende Erythema-chronicum-migrans-Krankheit des Nervensystems: Querschnittsmyelitis als Rückfall einer Meningopolyneuritis Garin-Bujadoux-Bannwarth. Akt. Neurol. 12 (1985), 20–23
51. *Klöter, I., T. Adam, M. Schabet, H. Wiethölter, J. Pfeiffer:* Borrelia-induced meningo-radiculitis – two different forms of the disease. Eur. Neurol. 25 (1986), 262–268
52. *Kohler, J.:* Lyme borreliosis: A case of transverse myelitis with syrinx cavity. Neurology 39 (1989; 1553–1554
52a *Kohler, J., H. Blumberg:* Lyme borreliosis and reflex sympathetic dystrophy. Poster: IV. International conference on Lyme borreliosis, Stockholm, Schweden, 18. – 21. Juni 1990
53. *Kohler, J., J. Kasper, U. Kern, U. Thoden, B. Rehse-Küpper:* Borrelia encephalomyelitis. Lancet 2 (1986), 35
54. *Kohler, J., U. Kern, J. Kasper, B. Rehse-Küpper, U. Thoden:* Chronic central nervous system involvement in Lyme borreliosis. Neurology 38 (1988), 863–867
55. *Kohlhepp, W., W. Kuhn, H. Krüger:* Extrapyramidal features in central Lyme borreliosis. Eur. Neurol. 29 (1989), 150–155
56. *Kohlhepp, W., H. G. Mertens, P. Oschmann, E. Rohrbach:* Akute und chronische Erkrankungen

bei zeckenvermittelter Borreliose. Nervenarzt 58 (1987), 557–563
57. *Koudstaal, P. J., M. Vermeulen, J. H. J. Wokke:* Argyll Robertson pupils in lymphocytic meningoradiculitis (Bannwarth's syndrome). J. Neurol. Neurosurg. Psychiat. 50 (1987), 363–365
58. *Kristoferitsch, W.:* Neuropathien bei Lyme-Borreliose. Springer, Wien – New York 1989
59. *Kristoferitsch, W., E. Sluga, M. Graf, H. Partsch, R. Neumann, G. Stanek, H. Budka:* Neuropathy associated with Acrodermatitis chronica atrophicans. Clinical and morphological features. Ann. New York Acad. Sci. 539 (1988), 35–45
60. *Kristoferitsch, W., G. Stanek, C. Kunz:* Doppelinfektion mit Frühsommermeningoenzephalitis- (FSME-) Virus und Borrelia burgdorferi. Dtsch. med. Wschr. 111 (1986), 861–864
61. *Leßmann, J. J., U. Liedtke, L. Nord, R. Ackermann:* Lebensbedrohliche Enzephalomyelitis im zweiten Stadium einer Borrelia-Burgdorferi-Infektion. Nervenarzt 60 (1989), 706–709
62. *Lubeau, M., J. M. Vallat, J. Hugon, M. Dumas, R. Desproges-Gotteron:* Tick bite meningoradiculitis. Zbl. Bakt. Hyg. A 263 (1986), 321–323
63. *MacDonald, A. B., J. M. Miranda:* Concurrent neocortical borreliosis and Alzheimer's disease. Hum. Path. 18 (1987), 759–761
64. *Malin, J.-P., E. Stark, U. Wurster:* Borreliose-Radikulitis der Cauda equina. Akt. Neurol. 16 (1989), 201–203
65. *Mancardi, G. L., M. del Sette, A. Primavera, M. Farinelli, D. Fumarola:* Borrelia burgdorferi infection and Guillain-Barré syndrome. Lancet 2 (1989), 985–986
66. *Mandell, H., A. C. Steere, B. N. Reinhardt, N. Yoshinari, T. Munsat, S. A. Brod, P. A. Clapshaw:* Lack of antibodies to Borrelia burgdorferi in patients with amyotrophic lateral sclerosis. New Engl. J. Med. 320 (1989), 255–256
67. *Martin, R., H. M. Meinck, W. Schulte-Mattler, K. Ricker, H. G. Mertens:* Borrelia burgdorferi myelitis presenting as a partial stiff man syndrome. J. Neurol. 237 (1990), 51–54
68. *Meier, C., H. Grehl:* Vaskulitische Neuropathie bei Garin-Bujadoux-Bannwarth-Syndrom. Dtsch. med. Wschr. 113 (1988), 135–138
69. *Meier, C., H. Grehl:* Pathogenesis of neurological complications in Lyme borreliosis; nerve biopsy and observations in tissue culture. In: Lyme borreliosis II. Based on the contributions to the first European update on Lyme borreliosis. Baden near Vienna 1987. *Stanek, G., W. Kristoferitsch, M. Pletschette, A. G. Barbour, H. Flamm* (eds.). Gustav Fischer, Stuttgart – New York 1989
70. *Merlo, A., B. Weder, E. Ketz:* Chronic progressive neurological involvement in Lyme borreliosis. In: Lyme borreliosos II. Based on the contributions to the first European update on Lyme borreliosis. Baden near Vienna 1987. *Stanek, G., W. Kristoferitsch, M. Pletschette, A. G. Barbour, H. Flamm* (eds.). Gustav Fischer, Stuttgart – New York 1989
71. *Merlo, A., B. Weder, E. Ketz, L. Matter:* Locked-in state in Borrelia burgdorferi meningitis. J. Neurol. 236 (1987), 305–306
72. *Mertens, H. G., R. Martin, W. Kohlhepp:* Clinical and neuroimmunological findings in chronic Borrelia burgdorferi radiculomyelitis (Lyme disease). J. Neuroimmunol. 20 (1988), 309–314
73. *Meyer-Rienecker, H. J., B. Hitzschke:* Lymphocytic meningoradiculitis (Bannwarth's syndrome). In: Handbook of clinical neurology, vol. 34, pp. 571–586. *Vinken, P. J., G. W. Bruyn* (eds.). North Holland Publishing Co., Amsterdam – New York – Oxford 1978
74. *Midgard, R., H. Hofstad:* Unusual manifestations of nervous system Borrelia burgdorferi infection. Arch. Neurol. 44 (1987), 781–783
75. *Muhlemann, M. F., D. J. M. Wright, B. N. McLean, E. J. Thompson, R. A. C. Hughes:* Multiple sclerosis and antibodies to Borrelia burgdorferi. In: Lyme Borreliosis II. Based on the contributions to the first European update on Lyme borreliosis. Baden near Vienna 1987. *Stanek, G., W. Kristoferitsch, M. Pletschette, A. G. Barbour, H. Flamm* (eds.). Gustav Fischer, Stuttgart – New York 1989
76. *Neubert, U., H. E. Krampitz, H. Engl:* Micobiological finding in Erythema (chronicum) migrans and related disorders. Zbl. Bakt. Hyg. A 263 (1986), 237–252
77. *Oepen, G., G. Deuschl, L. Hermle, J. Kohler:* Schizophrene Psychose bei der Borrelien-Enzephalitis. Psycho 13 (1987), 363–365
78. *Pachner, A. R.:* Spirochetal disease of the CNS. Neurol. Clin. 4 (1986), 207–222
79. *Pachner, A. R.:* Borrelia burgdorferi in the nervous system: the new „great imitator". Ann. New York Acad. Sci. 539 (1988), 56–64
80. *Pachner, A. R., P. Duray, A. C. Steere:* Central nervous system manifestation of Lyme disease. Arch. Neurol. 46 (1989), 790–795
81. *Pachner, A. R., A. C. Steere:* The triad of neurologic manifestations of Lyme disease: meningitis, cranial neuritis, and radiculoneuritis. Neurology 35 (1985), 47–53
82. *Pachner, A. R., A. C. Steere:* CNS manifestations of third stage of Lyme disease. Zbl. Bakt. Hyg. A 263 (1986), 301–306
83. *Pappolla, M. A., et al.:* Concurrent neuroborreliosis and Alzheimer's disease: analysis of the evidence. Hum. Path. 20 (1989), 753–757
84. *Pfadenhauer, K., B. Riffel, M. Stöhr:* Elektrophysiologische Befunde beim Bannwarth-Syndrom. In: Verhandlung der Deutschen Gesellschaft für Neurologie, Bd. 5. *Fischer, P.-A., H. Baas, W. Enzensberger* (Hrsg.). Springer, Berlin – Heidel-

berg – New York – London – Paris – Tokyo – Hong Kong 1989

85. *Pfister, H.-W., K.-M. Einhäupl:* Lyme Borreliose – eine durch Borrelia burgdorferi hervorgerufene Multisystemerkrankung. Intern. Welt (1986), 28–36

86. *Pfister, H.-W., K.-M. Einhäupl, P. Franz, C. Garner:* Corticosteroids for radicular pain in Bannwarth's syndrome. A double-blind, randomized, placebo-controlled trial. Ann. New York Acad. Sci. 539 (1988), 485–487

87. *Pfister, H.-W., K.-M. Einhäupl, B. Wilske:* Vergleich antibiotisch behandelter und symptomatisch behandelter Patienten. Langzeitverlauf nach Bannwarth-Syndrom. Psycho 13 (1987), 360–361

88. *Pfister, H.-W., K.-M. Einhäupl, B. Wilske, V. Preac-Mursic:* Bannwarth's syndrome and the enlarged neurological spectrum of arthropod borne borreliosis. Zbl. Bakt. Hyg. A 263 (1986), 343–347

89. *Pfister, H.-W., V. Preac-Mursic, B. Wilske, K.-M. Einhäupl, K. Weinberger:* Latent Lyme neuroborreliosis: Presence of Borrelia burgdorferi in the cerebrospinal fluid without concurrent inflammatory signs. Neurology 39 (1989), 1118–1120

90. *Preac-Mursic, V., V. Mönch:* Lyme-Borreliose. Epidemiologie, Diagnostik und Therapie. Krankenhauspharmazie 9 (1988), 443–445

91. *Raucher, H. S., D. M. Kaufman, J. Goldfarb, R. I. Jacobson, B. Roseman, R. R. Wolff:* Pseudotumor cerebri and Lyme disease: A new association. J. Pediatr. 107 (1985), 931–933

92. *Razavi-Encha, F., J. Fleury-Feith, R. Gherardi, J.-F. Bernaudin:* Cytologic features of cerebrospinal fluid in Lyme disease. Acta Cytologica 37 (1987), 439–440

93. *Rehse-Küpper, B., R. Ackermann, J. Kabatzki, S. Hartung:* Differentiation of progressive borrelia encephalomyelitis from multiple sclerosis. Ann. New York Acad. Sci. 539 (1988), 492–494

94. *Reik, L. jr., L. Smith, A. Khan, W. Nelson:* Demyelinating encephalopathy in Lyme disease. Neurology 35 (1985), 267–269

95. *Reik, L., A. C. Steere, N. H. Bartenhagen, R. E. Shope, S. E. Malawista:* Neurologic abnormalities of Lyme disease. Medicine 58 (1979), 281–294

96. *Reimers, C. D., et al.:* Myositis caused by Borrelia burgdorferi: report of four cases. J. Neurol. Sci. 91 (1989), 215–226

97. *Roloff, A., R. Laskawi, A. Argyrakis:* Zur Differentialdiagnose der idiopathischen Facialisparese: Meniningopolyradikulitis Bannwarth. HNO 34 (1986), 149–150

98. *Rosenhall, U., P. Hanner, B. Kaijser:* Borrelia infection and vertigo. Acta Otolaryngol. (Stockh.) 106 (1988), 111–116

99. *Rousseau, J. J., C. Lust, P. F. Zangerle, G. Bigaignon:* Acute transverse myelitis as presenting neurological features of Lyme disease. Lancet 2 (1986), 1222–1223

100. *Schlechter, S. L.:* Lyme disease associated with optic neuropathy. Am. J. Med. 81 (1986), 143–145

101. *Schmidt, R., R. Ackermann:* Durch Zecken übertragene Meningo-Polyneuritis (Garin-Bujadoux, Bannwarth). Erythema-chronicum-migrans-Krankheit des Nervensystems. Fortschr. Neurol. Psychiat. 53 (1985), 145–153

102. *Schmutzhard, E.:* Lyme borreliosis and multiple sclerosis. Biomed. & Pharmacother. 43 (1989), 415–419

103. *Schmutzhard, E., P. Pohl, G. Stanek:* Lyme borreliosis and multiple sclerosis. Lancet 1 (1987), 167–168

104. *Schmutzhard, E., P. Pohl, G. Stockhammer, B. Kleedorfer, G. Stanek:* Unusual neurological manifestations of second-stage Lyme borreliosis. Ann. New York Acad. Sci. 539 (1988), 495–496

105. *Schmutzhard, E., G. Stanek:* Borrelia burgdorferi, a possible cause of Bell's palsy? Clin. Neurol. Neurosurg. 87 (1985), 255–257

106. *Schmutzhard, E., G. Stanek, P. Pohl:* Polyneuritis cranialis associated with Borrelia burgdorferi. J. Neurol. Psychiat. 48 (1985), 1182–1184

107. *Schmutzhard, E., J. Willeit, F. Gerstenbrand:* Meningopolyneuritis Bannwarth with focal nodular myositis: A new aspect in Lyme borreliosis. Klin. Wschr. 64 (1986), 1204–1208

108. *Schoenen, J., J. Sienard-Gainko, M. Carpentier, M. Reznik:* Myositis during Borrelia burgdorferi infection (Lyme disease). J. Neurol. Neurosurg. Psychiat. 52 (1989), 1002–1005

109. *Schuster, S. E., P. K. Coyle, A. L. Belman, M. G. Golightly, J. Drulle:* Sequestration of antibody to Borrelia burgdorferi in immune complexes in seronegative Lyme disease. Lancet 335 (1990), 312–315

110. *Sepp, N., E. Schmutzhard, P. Fritsch:* Shulman syndrome associated with Borrelia burgdorferi and complicated by carpal tunnel syndrome. J. Am. Acad. Dermatol. 18 (1988), 1361–1362

110a *Sigal, L. H., R. W. Johnson:* Fibromyalgia: mimic of Lyme disease (LD), part of the spectrum of musculoskeletal complaints of LD. Poster: IV. International conference on Lyme borreliosis, Stockholm, Schweden, 18. – 21. Juni 1990

111. *Sindic, C. J. M., A. Depre, G. Bigaignon, P. F. Goubau, P. Hella, C. Laterre:* Lymphocytic meningoradiculitis and encephalomyelitis due to Borrelia burgdorferi: a clinical and serological study of 18 cases. J. Neurol. Neurosurg. Psychiat. 50 (1987), 1565–1571

112. *Stanek, G., K. Konrad, M. Jung, H. Ehringer:* Shulman syndrome, a scleroderma subtype caused by Borrelia burgdorferi? Lancet 1 (1987), 1490

113. *Steere, A. C.:* Lyme disease. New Engl. J. Med. 321 (1989), 586–596
114. *Steere, A. C., et al.:* The early clinical manifestations of Lyme disease. Ann. intern. Med. 99 (1983), 76–82
115. *Steere, A. C., et al.:* Clinical manifestations of Lyme disease. Zbl. Bakt. Hyg. A 263 (1986), 201–205
116. *Steere, A. C., A. R. Pachner, S. E. Malawista:* neurologic abnormalities of Lyme disease: successful treatment with high-dose intravenous penicillin. Ann. intern. Med. 99 (1983), 767–772
117. *Sterman, A. B., S. N. Nelson, P. Barclay:* Demyelinating neuropathy accompanying Lyme disease. Neurology 32 (1982), 1302–1305
118. *Stiernstedt, G., R. Gustafsson, M. Karlsson, B. Svenungsson, B. Sköldenberg:* Clinical manifestations and diagnosis of neuroborreliosis. Ann. New York Acad. Sci. 539 (1988), 46–55
119. *Stiernstedt, G. T., et al.:* Clinical manifestations of borrelia infections of the nervous system. Zbl. Bakt. Hyg. A 263 (1986), 289–296
120. *Szyfelbein, W. M., J. S. Ross:* Lyme disease meningopolyneuritis simulating malignant lymphoma. Modern Path. 1 (1988), 464–468
121. *Uldry, P.-A., F. Regli, M. Ferrazzini:* Lymphome primaire du système nerveux après radiculonévrite à Borrelia burgdorferi: étude d'une observation. Schweiz. Arch. Neurol. Psychiat. 139 (1988), 31–38
122. *Vaith, P., E. Röther, A. Vogt, H. H. Peter:* Polymyalgia rheumatica nach Borrelieninfektion. Immun. Infekt. 16 (1988), 71–73
123. *Vallat, J. M., J. Hugon, M. Lubeau, M. J. Leboutet, M. Dumas, R. Desprogres-Gotteron:* Tick-bite meningoradiculoneuritis: Clinical, electrophysiologic, and histologic findings in 10 cases. Neurology 37 (1987), 749–753
124. *Vallat, J. M., M. J. Leboutet, A. Loubet, P. Dumas, J. Hugon, N. Corvisier:* Tick bite neuropathy: an analysis of nerve biopsies from seven cases (abstract). Neurology (Cleveland) 34 (1984), 180–181
125. *Veenendaal-Hilbers, J. A., W. V. M. Perquin, P. H. Hoogland, L. Doornbos:* Basal meningovasculitis and occlusion of the basilar artery in two cases of Borrelia burgdorferi infection. Neurology 38 (1988), 1317–1319
126. *Waisbren, B. A., N. Cashman, R. F. Schell, R. Johnson:* Borrelia burgdorferi antibodies and amyotrophic lateral sclerosis. Lancet 2 (1987), 332–333
127. *Weber, K., U. Neubert:* Clinical features of early erythema migrans disease and related disorders. Zbl. Bakt. Hyg. A 263 (1986), 209–228
128. *Wokke, J. H. J., J. van Gijn, A. Elderson, G. Stanek:* Chronic forms of Borrelia burgdorferi infection of the nervous system. Neurology 37 (1987), 1031–1043
129. *Wokke, J. H. J., J. de Koning, G. Stanek, F. G. I. Jennekens:* Chronic muscle weakness caused by Borrelia burgdorferi meningoradiculitis. Ann. Neurol. 22 (1987), 389–392
130. *Wu, G., H. Lincoff, R. M. Ellsworth, B. G. Haik:* Optic disc edema and Lyme disease. Ann. Ophthalmol. 18 (1986), 252–255
131. *Wulff, C. H., K. Hansen, P. Strange, W. Trojaborg:* Multiple mononeuritis and radiculitis with erythema, pain, elevated CSF protein and pleocytosis (Bannwarth's syndrome). J. Neurol. Neurosurg. Psychiat. 46 (1983), 485–490

Anhang: Fallberichte aus der Niedersachsenstudie

H. Horst

Fall 1: Bannwarth-Syndrom (Meningo-Polyneuritis)

Der 63jährige, bisher neurologisch unauffällige Patient erinnert sich an einen Zeckenstich vor ca. 10 Wochen. Ein EM war anamnestisch nicht zu eruieren. 7 Wochen danach erfolgte die Krankenhauseinweisung wegen Kopfschmerzen und unerträglichen Schmerzen, die links unter den Rippen begannen und in die Schulter ausstrahlten. Später umfaßten die Schmerzen den ganzen Rücken mit radikulärer Ausstrahlung in die Finger der linken Hand, verbunden mit Taubheitsgefühl.

Die neurologische Untersuchung ergab eine leichte Kraftminderung links und Sensibilitätsstörungen im Bereich der linken Fingerspitzen sowie eine leichte spastische Parese des linken Beines.

Im Liquor zeigten sich eine mäßige Eiweißerhöhung auf 120 mg/dl und eine Pleozytose mit 230/3 Zellen. Das oligoklonale IgG war im Liquor positiv. Sowohl im Liquor als auch im Serum waren IgG- und IgM-Borrelien-Antikörper deutlich erhöht. Die übrigen

Laborbefunde waren bis auf eine geringe BSG- und Bilirubinerhöhung unauffällig.
Nach Behandlungseinleitung mit 20 Mill. E. Penicillin G i. v. über 10 Tage waren die Schmerzen verschwunden. Eine neurologische Kontrolluntersuchung 3 Monate nach Entlassung ergab einen unauffälligen Befund. Auch der entzündliche Liquorbefund hatte sich normalisiert, ebenso waren Borrelien-Antikörper und oligoklonale Banden nicht mehr nachweisbar.
Eine Serumuntersuchung 4 Wochen nach Behandlungseinleitung ergab einen im Vergleich zur Voruntersuchung deutlichen Anstieg der schon vorher erhöhten IgG-Borrelien-Antikörper. Bei einer weiteren Untersuchung nach einem Jahr war der Patient klinisch völlig beschwerdefrei, lediglich die IgG-Serumantikörper gegen Borrelia burgdorferi waren noch leicht erhöht, lagen jedoch deutlich unter den vorangegangenen Werten. Eine erneute Liquoruntersuchung wurde zu diesem Zeitpunkt nicht durchgeführt.

**Fall 2:
Rezidivierender Verlauf**

Der 27jährige Patient wurde stationär eingewiesen wegen hohem Fieber, schlechtem Allgemeinbefinden, Erbrechen, Bauch- und Kopfschmerzen, die nach dem Liquorbefund als seröse Meningitis gedeutet wurden.
Die Beschwerden gingen nach symptomatischer Behandlung in kurzer Zeit spontan zurück.
4 Wochen später erneute klinische Aufnahme wegen ähnlicher Beschwerden und zusätzlich einer rechtsseitigen Fazialisparese.
Der Liquorbefund zeigte auch diesmal eine diskrete Eiweißerhöhung und eine Pleozytose mit 180/3 Zellen. Vom Augenarzt wurden ein doppelseitiges Papillenödem und eine Visuseinschränkung rechts festgestellt. Innerhalb einer Woche bildeten sich auch diese Symptome ohne antibiotische Behandlung zurück.

3 Wochen nach Entlassung erneute Aufnahme wegen Kopfschmerzen und rechtsseitiger Abduzensparese. Im Rahmen einer umfangreichen Diagnostik einschließlich EEG, Computer- und Kernspintomographie, die keine auffälligen Befunde ergaben, wurde nun das Serum auf Borrelien-Antikörper untersucht, was hohe IgG- und IgM-Titer aufwies.
Eine erneute Liquorpunktion wurde nicht durchgeführt, da sie vom Patienten abgelehnt wurde. Obwohl die Symptome bereits wieder rückläufig waren, wurde eine hochdosierte antibiotische Behandlung mit Penicillin i. v. eingeleitet, und der Patient konnte am Ende der Behandlung beschwerdefrei entlassen werden.
Innerhalb eines Beobachtungszeitraumes von jetzt 2 Jahren sind keine weiteren Rezidive aufgetreten.
Anamnestisch ließ sich auch bei diesem Patienten kein Zeckenstich oder Erythema migrans erfragen.

**Fall 3:
MS-Verdacht**

Bei dieser inzwischen 37jährigen Patientin waren 1985 erstmalig neurologische Beschwerden aufgetreten. Sie erinnerte sich an einen „abgekratzten schwarzen Punkt" am Hals ca. 6 Wochen vorher, um den sich später eine Rötung bildete.
Die klinische Einweisung erfolgte wegen Taubheitsgefühl, Kraftminderung, Sehschwäche, Gesichtslähmung und Nervenschmerzen.
Die neurologischen Untersuchungen ergaben eine diskrete Fazialisparese, Hypästhesien, rechtsbetonte Dysdiadochokinese sowie ein ataktisches Gangbild. Die Liquoruntersuchung lieferte keinen Hinweis auf ein entzündliches Geschehen!
Bis auf eine leichte Bilirubinerhöhung waren die Blutwerte unauffällig. Bildgebende Verfahren erbrachten keinen sicheren Nachweis von Entmarkungsherden.

Aufgrund des klinischen Bildes wurde der dringende Verdacht auf EMD ausgesprochen, deren Bestätigung der weitere klinische Verlauf bringen sollte.
Nach Einleitung einer Kortisonbehandlung in absteigender Dosierung und nach krankengymnastischer Behandlung trat eine deutliche Besserung ein. Wegen Wiederauftreten von Schwächegefühl, Schmerzen unterschiedlicher Intensität und Leistungsminderung, welche die hausfraulichen Tätigkeiten zur Qual machten, wurden 1986 und im Frühjahr 1987 erneut Kortisonkuren durchgeführt, welche für kurze Zeit Besserung brachten, dann jedoch wieder zu um so stärkeren Beeinträchtigungen führten.
Erneute Zeckenstiche im Juni 1986 und Juli 1987. Nach letzterem trat um die Stichstelle an der rechten Wade eine gut bierdeckelgroße Rötung auf mit roten, nach oben ziehenden Streifen (Lymphangiitis). Wegen unerträglicher Zunahme der neurologischen Beschwerden stellte die Patientin in ihrer Verzweiflung eigene Recherchen an und wurde mit der Lyme-Krankheit vertraut, auf die sie sich fixierte. Die Untersuchung auf Borrelien-Antikörper im Serum ergab einen mäßig erhöhten IgM-Titer, IgG war nicht signifikant erhöht. Eine erneute Liquorpunktion wurde abgelehnt. Auf ihr Drängen erfolgte pragmatisch stationär eine hochdosierte Penicillintherapie i. v., wonach schon während der Behandlung die akute Symptomatik zurückging.
Nach der Entlassung verspürte sie noch einige Zeit in den vorher befallenen Extremitäten einen „Muskelkater", der jedoch bald abklang. Bei einer serologischen Kontrolle nach 3 Monaten war der IgG-Borrelien-Antikörpertiter im Blut angestiegen, IgM in den Normbereich abgefallen. Die Patientin ist seit 2 Jahren völlig beschwerdefrei und neben ihrer hausfraulichen Bürde auch beruflich tätig. Ihren jetzigen Zustand schildert sie wie folgt:
„Nach dem erfolgreichen Krankenhausaufenthalt hat sich mein Zustand weitgehend normalisiert, Heute, ein Jahr danach, haben sich mein Leben, meine psychische und physische Verfassung vollkommen normalisiert. Trotz zeitweise großer psychischer und physischer Anstrengung registriere ich heute keinerlei Beschwerden mehr. Auch das verschwommene Sehen hat sich vollkommen normalisiert. Ich lebe heute wieder ganz normal, wie man so schön sagt. Die Krankheit ist für mich Vergangenheit."

Fall 4:
MS oder chronische Neuroborreliose?

Der Krankheitsverlauf des 53jährigen, frühberenteten Patienten soll in seinen eigenen Worten geschildert werden: „Den Zeckenstich habe ich im Sommer des Jahres 1972 empfangen. Er wurde jedoch nicht als solcher erkannt, obwohl die handtellergroße Rötung und Schwellung des linken Beines klar darauf hindeuteten. Da diese Sache nach 3–4 Wochen abgeklungen war, maß ich dem Ereignis keine Bedeutung zu. Auch als nach etwa 2 Monaten bei mir für 1–2 Stunden ein sog. Doppeltsehen auftrat, ein Augenarzt jedoch keinen Fehler feststellen konnte, sah ich auch hier noch keinen Grund zur Besorgnis. Nach weiteren 3 Monaten stellte ich bei mir ein lästiges Hautjucken in den Schultergelenken und der linken Hand fest. Obwohl ich dem Arzt erklärte, daß ich das Jucken nicht auf der Haut, sondern darunter empfinde, gab mit der Arzt den Hinweis, meiner Frau zu sagen, daß sie die Wäsche besser spülen soll.

Im Februar des Folgejahres trat bei mir eine Fazialisparese auf, die meine rechte Gesichtshälfte lähmte. Man gab Zugluft die Schuld und sah keine Zusammenhänge zu den vorangegangenen Ereignissen; möglicherweise bedingt dadurch, daß ich sie nicht für erwähnenswert hielt.
Auch die extremen Gelenkschmerzen, die sich im Frühsommer einstellten, konnte ich nicht im Zusammenhang mit dem Zeckenstich des Vorjahres sehen.

Im Spätherbst des Jahres 1973 trat dann zum ersten Male, nach hoher physischer Belastung, eine verminderte Steuerfähigkeit des linken Fußgelenkes auf. Dies wiederholte sich dann häufiger. Jedoch waren all diese auftretenden Mängel in der Gehfähigkeit nach kurzen Ruhepausen nicht mehr feststellbar. Erst im Jahre 1974 verschlechterte sich meine Gehfähigkeit erheblich. Aus Angst vor einer angebotenen Lumbalpunktion verzögerte ich eine gründliche Untersuchung bis in das Jahr 1975. Dann wurde eine Entzündung im Nervenwasser festgestellt, und ich bekam über den Zeitraum von 7 Wochen eine Therapie mit Kortison.

Mein Gesundheitszustand verbesserte sich allerdings nicht, jedoch ging es mir danach nicht schlechter. Die Krankheit war anscheinend zum Stillstand gekommen.

Erst als im Jahre 1977 die gezielte Nutzung der Finger meiner rechten Hand schlechter wurde, unterzog ich mich einer nochmaligen gleichen Therapie. Seit dieser Zeit hat sich an meinem Gesundheitszustand nichts wesentliches geändert, wenn man davon absieht, daß ich inzwischen 10 Jahre älter geworden bin und das Allgemeinbefinden sich infolge der Behinderung nicht verbessern kann.

Die Frage nach meiner Erkrankung wurde bisher immer nur mit ausweichenden Erklärungen abgetan. Bei der direkten Frage nach MS hat ein behandelnder Arzt mir gesagt: 'Na so was Ähnliches ist es schon.' Verblieben sind mir bis zum heutigen Tage die schlechte Gehfähigkeit des linken Beines, das Gefühl einer zweiten Haut über der linken Hand bis zu den Schultern und die verminderte gezielte Greiffähigkeit mit den Fingern der rechten Hand.

Im Juli 1987 wurde ich auf die Krankheit Zecken-Borreliose aufmerksam gemacht, wonach nahezu klar war, daß auch mich diese Krankheit befallen hat.
Ich bemühte mich nun, einen Arzt zu finden, der durch eine Blutuntersuchung meinen Verdacht bestätigt und gegebenenfalls Maßnahmen einleitet, meinen Gesundheitszustand zu verbessern.

Nach mehreren vergeblichen Versuchen fand ich schließlich einen Arzt, der für mein Anliegen ein offenes Ohr hatte und die erforderlichen serologischen Untersuchungen vornehmen ließ. Das Ergebnis bestätigte meinen Verdacht.

Man verabreichte mir zweimal täglich 10 Mill. Einheiten Penicillin G in Form von Infusionen über einen Zeitraum von 10 Tagen. Ich kann nicht sagen, daß mir die Behandlung nicht bekommen ist, jedoch ist eine Verbesserung meines Gesundheitszustandes kaum merklich."

Auf Drängen des Patienten wurde er Mitte 1988 in eine neurologische Klinik zu einer nochmaligen Durchuntersuchung hinsichtlich seiner nie bestätigten multiplen Sklerose eingewiesen. Der neurologische Aufnahmebefund ergab eine diskrete partielle Fazialisparese rechts, eine spastische Parese der linken Extremitäten, eine beiderseitige Dysdiachokinese, einen rechtsbetonten Intentionstremor, ein ataktisches Gangbild sowie positive Pyramidenbahnzeichen links. Die elektrophysiologischen Untersuchungen erbrachten keinen Hinweis auf periphere Störungen. Die Kernspintomographie zeigte zerstreute Herde, die zu einer EMD passen, aber auch durch Gefäßprozesse bedingt sein könnten. Im Liquor waren Zellzahl, Gesamteiweiß und IgG leicht erhöht, oligoklonale Bande im Liquor und Serum positiv! Der Borrelien-Antikörpertiter war im Liquor negativ, im Serum hingegen war IgG leicht erhöht.

Bis auf eine leichte Gamma-GT-Erhöhung waren alle übrigen laborchemischen und serologischen Untersuchungen unauffällig.

Da weder eine Encephalomyelitis disseminata noch eine chronische Neuroborreliose mit letzter Sicherheit ausgeschlossen werden konnte, wurde eine antibiotische Behandlung mit Ceftriaxon in einer Dosierung von täglich 2 g i. v. für 14 Tage durchgeführt. Während des stationären Aufenthaltes trat keine sichtbare Besserung ein.

Der Patient schildert seinen Zustand 4 Wochen nach der Klinikentlassung folgendermaßen: „Die aus meiner Krankheit resultierende Gehbehinderung ist bisher noch nicht nennenswert abgeklungen. Außerdem habe ich das Empfinden, daß mein Behinderungsgrad jetzt gewissen Schwankungen unterliegt. An manchen Tagen geht es mir wesentlich besser, an einigen Tagen hingegen nicht so gut. Generell geht es mir jedoch besser als vor und während der Behandlung. Ich stelle jedesmal, wenn es mir nicht so gut geht, genau wie während der Behandlung eine leichte Erhöhung der Körpertemperatur fest. Ich werte dies als ein gutes Zeichen für die noch immer anhaltende Wirkung des verabfolgten Medikaments. Vermutlich brauche ich noch eine ganze Menge Geduld. Die Zuversicht, daß es mir eines Tages besser gehen wird, hat mich jedenfalls noch nicht verlassen."

Dieser Fall wurde etwas ausführlicher dargestellt, weil er das ganze diagnostische und therapeutische Dilemma einer möglichen chronischen Neuroborreliose zeigt, auch in der Schwierigkeit der Abgrenzung zu einer multiplen Sklerose.

Obwohl die Liquoruntersuchung nicht eine Borrelien-Infektion beweist (die Befunde der Untersuchung vor der ersten antibiotischen Behandlung sind uns allerdings nicht bekannt), ergibt die Anamnese einen nahezu lehrbuchmäßigen Verlauf einer unbehandelten Lyme-Krankheit, so daß der Übergang in eine progressive Borrelien-Meningoenzephalitis sich nahtlos – auch im zeitlichen Ablauf – einfügen würde.

Auch der im Vergleich zu Fall 3 unbefriedigende Behandlungserfolg ist nach so langer Krankheitsdauer kein Gegenbeweis. Leider ist eine so typische Vorgeschichte, die den Verdacht auf die Diagnose lenkt, nur in den wenigsten Fällen zu erheben. Wie in der Rechtspraxis üblich (im Zweifelsfall für den Angeklagten), wäre zu empfehlen, in unklaren Fällen hinsichtlich eines Therapieversuchs eine ähnliche Einstellung einzunehmen. Die Forderung einer wissenschaftlich fundierten Diagnose ist beim gegenwärtigen Stand der Dinge noch nicht in allen Fällen zu erfüllen.

Nach neuesten Erkenntnissen werden bei primär therapieresistenten chronischen Neuroborreliosen mehrfach antibiotische Wiederholungsbehandlungen (Kuren) empfohlen, wodurch Behandlungserfolge bzw. Besserungen bis zu 50 % erreicht werden können (Prof. Dr. *Ackermann*, persönliche Mitteilung, 1989).

Augenerkrankungen

H. Holak

Obwohl die Augenbeteiligung bei der Lyme-Borreliose zur Kasuistik gehört, steigt in der neueren ophthalmologischen Literatur die Zahl der Fälle serologisch nachgewiesener Erkrankungen. Es scheint, daß die zu selten durchgeführte serologische Diagnostik bei vielen Patienten mit Episkleritis, Skleritis bzw. Uveitis bislang eine umfassende Informationssammlung über die Augen-Borreliose verhindert hat.

Experimentelle Studien am Hamster zeigten, daß nach intraperitonealer Injektion von Borrelia burgdorferi bei ca. 50 % der Tiere die Spirochäten in den Augen nachgewiesen wurden. Borreliosebedingte Augenveränderungen wurden in allen Augenabschnitten gefunden (Abb. 1 und 2).

Bindehautentzündung (Konjunktivitis)

Eine unspezifische Konjunktivitis mit lokalen Hämorrhagien und Episkleritis trat bei der Untersuchung einer großen Serie (314 Fälle) in 11 % auf.

Hornhautentzündung (Keratitis)

Viel seltener wurde eine Keratitis beobachtet. Es handelt sich um atypische oberflächliche, punkt- bzw. dendritenförmige Infiltrate der Hornhaut mit begleitender Photophobie. In der weiteren Entwicklung können sich sekundäre Hornhautstromatrübungen mit zarten peripheren Gefäßeinsprossungen entwickeln, die zur vorübergehenden Sehverschlechterung führen. Interessant ist, daß es sich in einem Fall um eine chronische Borreliose handelte (5 Jahre nach der akuten Phase), bei der keine anderen systemischen Veränderungen festzustellen waren.

Im Vergleich zu Borrelia burgdorferi führt der Lues-Erreger (Treponema pallidum) zur fulminanten Keratitis parenchymatosa mit massiver Neovaskularisation.

Relativ oft findet man eine Keratitis e lagophthalmo bei einer Borreliose-bedingten Fazialisparese.

Aderhautentzündung, Netzhautentzündung (Uveitis, Chorioretinitis)

Die Chorioideabeteiligung führt oft zur schweren dauerhaften Sehverschlechterung. So wurde eine *Uveitis* mit exsudativer Netzhautablösung, zystoidem Makulaödem und Papillenödem beobachtet. Bei positiver Borrelien-Serologie wurde eine lymphozytäre Pleozytose im Liquor cerebrospinalis nachgewiesen. Die Gesichtsfelduntersuchungen ergaben parazentrale Skotome. Eine deutliche Sehbesserung und Rückbildung des klinischen Befundes nach Doxycyclin-Therapie bestätigt die ursächlichen Zusammenhänge der Erkrankung mit Borrelia burgdorferi.

Im Einzelfall wurde über eine weitere ungünstige Uveitiskomplikation, die *Panophthal-*

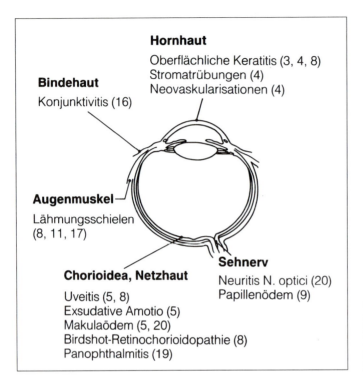

Abb. 1 Lokalisation der Augenveränderungen bei der Lyme-Borreliose. Die Zahlen in Klammern beziehen sich auf repräsentative Veröffentlichungen im Literaturverzeichnis.

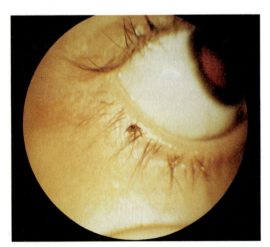

Abb. 2 Seltene Lokalisation einer Zecke im temporalen Winkel des Unterlides bei einer 10jährigen Patientin.

mitis mit sekundärer Phthisis bulbi, berichtet, wobei Borrelia burgdorferi aus dem Glaskörper isoliert wurde.

In chronischen Stadien serologisch nachgewiesener Lyme-Borreliose wurden beidseitige fleckförmige, depigmentierte, atrophische Läsionen des Pigmentblattes und der Chorioidea in der mittleren Fundusperipherie und am hinteren Pol festgestellt (Abb. 3 und 4). Die retinalen Gefäße zeigten Verengungen, und die Makulaveränderungen (Abb. 5 und 6) hatten eine starke Herabsetzung der Sehschärfe zur Folge.

Bei der Gesichtsfelduntersuchung fanden sich ausgeprägte Skotome (Abb. 7 und 8) im Bereich der atrophischen Pigmentblattareale. Dieses ophthalmologische Bild entspricht einer alten *Birdshot-Retinochorioidopathie,* und die Diagnose wurde auch durch den bei der Erkrankung häufigen Nachweis von HLA A 29 bestätigt. Obwohl man diesen Nachweis in ca. 80 % der Birdshot-Retinochorioidopathien erbringen kann, blieb bis jetzt die Ursache der Erkrankung unklar. In Betracht käme eine chronische Borreliose. Dafür sprechen bei diesem Fall das deutlich

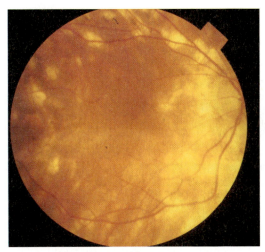

Abb. 3   Die temporale Hälfte des hinteren Pols des rechten Auges eines Patienten mit chronischer Borreliose. Entlang des großen Gefäßbogens depigmentierte, fleckförmige Areale typisch für Birdshot-Retinochorioidopathie. Im Makulabereich ein Pigmentepithelmottling.

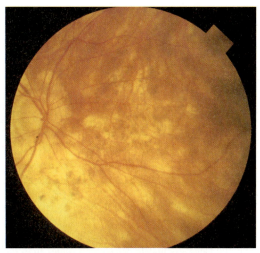

Abb. 4   Die nasale Hälfte des hinteren Pols des rechten Auges mit starker Ausprägung der Veränderungen. Deutliche Pigmentblattatrophie und Verengung der retinalen Gefäße.

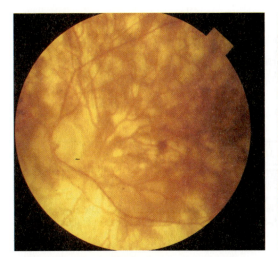

Abb. 5   Temporale Hälfte des hinteren Pols des linken Auges mit größeren atrophischen Arealen und sichtbaren chorioidalen Gefäßen. Pigmentablagerungen im Makulabereich.

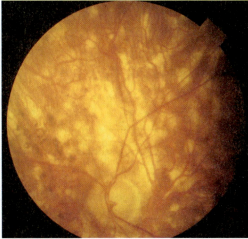

Abb. 6   Ausgeprägte Rarefizierung des Pigmentblattes oberhalb der Papillae. Im Hintergrund sichtbare chorioidale Gefäße und nasal ausgeprägte Pigmentablagerungen.

positive Immunfluoreszenztestergebnis für Borrelia burgdorferi und die Tatsache, daß nach der Therapie mit Doxycyclin der Antikörpertiter deutlich gesunken ist und die Sehschärfe seit über 1,5 Jahren konstant blieb. Daher sollte man alle Birdshot-Retinochorioidopathie-Fälle unter dem Aspekt einer chronischen Lyme-Borreliose betrachten.

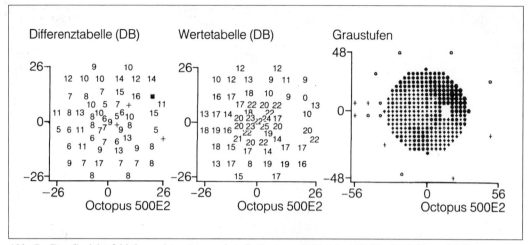

Abb. 7 Das Gesichtsfeld des rechten Auges eines Patienten mit Birdshot-Retinochorioidopathie bei chronischer Borreliose. Bei der Sehschärfe 0,7 fanden sich absolute Skotome in der nasalen oberen Hälfte des Gesichtsfeldes (siehe dunkle Markierung im Graustufenausdruck).

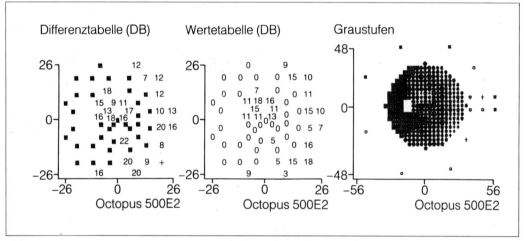

Abb. 8 Das Gesichtsfeld des linken Auges: Die stark herabgesetzte Sehschärfe betrug 0,3. Die ausgeprägten Ausfälle fanden sich nasal und zentral. Die absoluten Skotome sind auf der Differenztabelle als schwarze Quadrate gekennzeichnet.

Sehnerventzündung (Neuritis nervi optici)

Eine Sehnervbeteiligung kann infolge einer direkten Entzündung als *Neuritis nervi optici* oder sekundär als *Papillenödem* bei Meningoenzephalitis vorkommen (Abb. 9).

Bei dem Patienten mit Neuritis wurde 2 Monate nach einem Zeckenstich eine Sehverschlechterung mit Papillen- und Makulaödem festgestellt, die sich einen Monat nach der antibiotischen Behandlung zurückbildeten. Der Liquordruck blieb im Normbereich. Noch ein Jahr nach der Rückbildung des Papillenödems wurde eine bilaterale Pigment

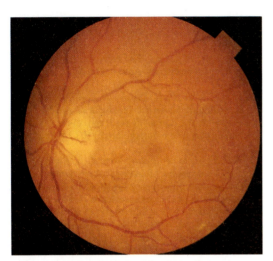

Abb. 9 Papillenödem und Ischämie ohne Stauungszeichen in den Gefäßen mit Ödem am hinteren Pol im Verlauf einer Neuritis nervi optici.

epithelsprenkelung im Makulabereich festgestellt.
Beim rezidivierenden Papillenödem ist eine differentialdiagnostische Abgrenzung zum Pseudotumor-cerebri-Syndrom problematisch, und nur eine positive Borrelien-Serologie kann entscheidende therapeutische Hinweise geben.
Im chronischen Stadium der Lyme-Borreliose fanden sich Symptome einer retrobulbären Neuritis, die eine Encephalomyelitis disseminata nachahmen können.

Augenmuskellähmungen

Noch häufigere neuroophthalmologische Manifestationen sind das *Lähmungsschielen* oder die *Fazialisparese*. Die wechselnden, oft passageren Augenmuskellähmungen (Okulomotorius-, Abduzens- oder Trochlearisparesen) treten meistens beidseitig auf. Sehr oft besteht gleichzeitig eine Fazialisparese. Die neuroophtalmologischen Symptome, vorübergehende Diplopie mit Fazialisparese, können schon innerhalb 4 Wochen nach einem Zeckenstich auftreten.

Kongenitale Augenerkrankungen

Abschließend sind noch die Sehschäden zu erwähnen, die durch eine Borrelien-Übertragung während der Schwangerschaft von der Mutter auf das Kind entstehen. Hier wurden eine kortikale Amaurose sowie ein Strabismus congenitalis mit zahlreichen Entwicklungsstörungen und chronischer Meningitis festgestellt (15).

Literatur

1. *Aaberg, T. M.:* The expanding ophthalmologic spectrum of Lyme disease. Am. J. Ophthalmol. 107 (1989), 77–80
2. *Ackermann, R.:* Erythema-migrans-Borreliose und Frühsommer-Meningoenzephalitis. Dtsch. Ärztebl. 83 (1986), 1765–1774
3. *Barza, M., D. C. Hooper:* Case records of the Massachusetts General Hospital, case 29–1984. Fever and facial diplegia in a 21 year old man. New Engl. J. Med. 311 (1984), 172–181
4. *Baum, J., M. Barza, P. Weinstein, J. Goreden, M. Aswad:* Bilateral keratitis as a manifestation of Lyme disease. Am. J. Ophthalmol. 105 (1988), 75–77
5. *Bialasiewicz, A. A., W. Huk, K. F. Druschky, G. O. H. Naumann:* Borrelia-burgdorferi-Infektion mit beidseitiger Neuritis nervi optici und intrazerebralen Demyelinisierungsherden. Klin. Mo. Augenheilk. 195 (1989), 91–94
6. *Bialasiewicz, A. A., K. W. Ruprecht, G. O. H. Naumann, H. Blenk:* Bilateral diffuse chorioiditis and exsudative retinal detachments with evidence of Lyme disease. Am. J. Ophthalmol. 105 (1988), 419–420
7. *Bialasiewicz, A. A., U. Schönherr:* Choriokapillaris (sog. Pigmentepitheliitis) bei Borrelia-burgdorferi-Serokonversion. Klin. Mo. Augenheilk. 196 (1990), 481–483
8. *Duray, P. H., R. C. Johnson:* The histopathology of experimentally infected hamsters with the Lyme disease spirochete, Borrelia burgdorferi. Proc. Soc. Exp. Biol. Med. 181 (1986), 263–269
9. *Gass, J. D. M.:* Vitiliginous chorioretinitis (birdshot retinochoroidopathie). In: Stereoscopic atlas of macular diseases, IIIrd ed., pp. 528–531. C. V. Mosby Co., St. Louis 1987
10. *Holak, H. M.:* Augenbeteiligung bei Borreliose. Berliner Tagung der Augenärzte, 3.–4. Dez. 1988
11. *Jacobson, D. M., D. B. Frens:* Pseudotumor cerebri syndrome associated with Lyme disease. Am. J. Ophthalmol. 107 (1989), 81–82

12. *Johnson, R. C., N. Marek, C. Kodner:* Infektion of Syrian hamsters with Lyme disease spirochetes. J. clin. Microbiol. 20 (1984), 1099–1101
13. *Kehl, F., W. Aust:* Augenbefunde bei Zecken-Borreliose. Klin. Mo. Augenheilk. 193 (1988), 66–68
14. *Lampert, F.:* Infantile multisystem inflammatory disease: another case of a new syndrome. Eur. J. Ped. 144 (1986), 593–596
15. *Markowitz, L. E., A. C. Steere:* Lyme disease during pregnancy. J. Am. med. Ass. 255 (1986), 3394–3396
16. *Pachner, A. R., A. C. Steere:* CNS manifestations of third stage Lyme disease. Zbl. Bakt. Hyg. A 263 (1986), 301–306
17. *Priem, H. A., A. de Rouck, J. J. de Laey, A. C. Bird:* Electrophysiologic studies in birdshot chorioretinopathy. Am. J. Ophthalmol. 106 (1988), 430–436
18. *Schlesinger, P. A., P. H. Duray, B. A. Burke:* Maternal fetal transmission of the Lyme disease spirochete, Borrelia burgdorferi. Ann. intern. Med. 103 (1985), 76–78
19. *Schmutzhard, E., P. Pohl, G. Stanek:* Involvement of Borrelia burgdorferi in cranial nerve affection. Zbl. Bakt. Hyg. A 263 (1986), 328–333
20. *Seidenberg, K. B., M. L. Leib:* Orbital myositis with Lyme disease. Am. J. Ophthalmol. 109 (1990), 13–16
21. *Steere, A. C., et al.:* The early clinical manifestations of Lyme disease. Ann. intern. Med. 99 (1983), 76–82
22. *Steere, A. C., P. H. Duray, D. J. H. Kaufman, G. P. Wormser:* Unilateral blindness caused by infection with the Lyme disease spirochete, Borrelia burgdorferi. Ann. intern. Med. 103 (1985), 382–384
23. *Wilk, C. M., A. A. Bialasiewicz, K. W. Ruprecht, G. O. H. Naumann:* Bilaterale akute konfluierende Chorioiditis disseminata bei Borrelia-burgdorferi-Infektion. Klin. Mo. Augenh. 194 (1989), 88–96
24. *Winward, K. E., J. L. Smith, W. W. Culbertson, A. Paris-Hamelin:* Ocular Lyme borreliosis. Am. J. Ophthalmol. 108 (1989), 651–657
25. *Wu, G., H. Lincoff, R. M. Ellsworth, B. G. Haik:* Optic disk edema and Lyme disease. Ann. Ophthalmol. 18 (1986), 252–255
26. *Zaidman, G. W.:* Episcleritis and symblepharon associated with Lyme keratitis. Am. J. Ophthalmol. 109 (1990), 487–488

Erkrankungen innerer Organe

H. Horst

Lyme-Karditis

Im Vordergrund der Beteiligung innerer Organe bei der Lyme-Borreliose des zweiten Stadiums steht nach heutigem Kenntnisstand das Herz. Auf dessen Befall im Rahmen des Krankheitsgeschehens haben 1980 bereits *Steere* et al. (22) hingewiesen, nach deren Befunden in 8 % der Fälle mit einer kardialen Beteiligung zu rechnen ist. Daß die Lyme-Karditis nicht nur in Nordamerika vorkommt, belegen Veröffentlichungen solcher Fälle auch im europäischen Raum seit 1983. Dabei handelt es sich vorwiegend um Kasuistiken, wodurch aber eher die Seltenheit dieser Komplikation in Europa zum Ausdruck kommt. Im Rahmen unserer epidemiologischen Studie haben wir nur 4 Myokarditis-Perikarditis-Fälle (= 0,25 %) unter insgesamt 1 600 Zeckenborreliose-Erkrankungen festgestellt (vgl. Kapitel „Epidemiologie", S. 48 ff.).
Berücksichtigt man jedoch die Tatsache, daß diese Herzbeteiligungen nur zufällig entdeckt wurden, muß man annehmen, daß diese Unterrepräsentierung eher durch mangelnde differentialdiagnostische Erwägung einer Borrelien-Ätiologie bei Myo-Perikarditiserkrankungen bedingt ist. Ein systematischer Einbezug der Borrelien-Serologie in das Ursachenspektrum von Myokarditiden würde bestimmt ein anderes Bild ergeben und vor allem auch von praktischer Bedeutung für die Therapie sein, da im Gegensatz zu viralen Ursachen die Lyme-Karditis antibiotisch zu behandeln ist.
Das klinische Bild der Lyme-Karditis ist meistens sehr monoton, mitunter aber dramatisch. Am häufigsten ist das Reizleitungssystem betroffen, was zum atrioventrikulären Block unterschiedlicher Grade einschließlich komplettem AV-Block führt und klinisch als Herzrhythmusstörung in Erscheinung tritt.
Seltener kommt es zu einer diffusen Myo-Perikarditis. In Biopsie- und Autopsiematerial wurden im Herzgewebe morphologische Gebilde gefunden, die Borrelien entsprachen.
Die klinische Diagnose Lyme-Karditis setzt voraus, daß an diese Möglichkeit überhaupt gedacht wird. Die Anamnese allein führt nicht immer auf die Spur, da vorausgehende Symptome des Frühstadiums (ECM) fehlen können und – wie schon mehrfach erwähnt – ein Zeckenstich nicht erinnerlich sein muß. Die Patienten haben aber fast immer eine leere Vorgeschichte hinsichtlich einer Herzerkrankung, von der sie plötzlich befallen werden.
Die IgG-Borrelien-Antikörpertiter sind meist sehr hoch, bisweilen – beim Auftreten im frühen zweiten Krankheitsstadium – sind auch die IgM-Antikörpertiter noch erhöht. Jedoch wurden seronegative Fälle beschrieben und aufgrund einer typischen Anamnese der Lyme-Karditis zugeordnet.
Klinisch-chemische Parameter und kardiologische Spezialuntersuchungen allein ermöglichen keine Abgrenzung. Eine zunächst spontane Rückbildung der Symptome ohne Behandlung kann leicht zur Verkennung der Ursache führen, wie aus folgendem kasuistischem Beispiel ersichtlich wird:

Kasuistik: Der 40jährige Patient war nie ernstlich krank gewesen. Ein Zeckenstich war 3 Monate vorausgegangen, aber ohne nachfolgendes Erythema migrans. Wegen Herzrhythmusstörungen, Myalgien, Schwellungen der Beine, Schwäche- und Schwindelgefühl sowie ausgeprägter Bradykardie erfolgte die Einweisung in eine Herz-Kreislauf-Klinik. Da sich im EKG ein kompletter AV-Block darstellte, wurde als Sofortmaßnahme passager ein Herzschrittmacher implantiert. In der Folge trat ein Perikarderguß ein. Nach 3wöchiger symptomatischer Behandlung wegen Verdacht auf Virusmyokarditis wurde der Patient nach Besserung der kardialen Symptomatik entlassen und der Herzschrittmacher entfernt. Weil er weiterhin unter Schwäche, Muskelschmerzen und Abgeschlagenheit litt und die arthritischen Beschwerden sich verschlechtert hatten, wurde hausärztlicherseits eine Untersuchung auf Borrelien-Antikörper veranlaßt, was einen stark erhöhten IgG-Antikörpertiter ergab. Daraufhin erfolgte die Einweisung in ein Krankenhaus zur stationären antibiotischen Behandlung. Die kardialen Befunde waren bis auf ein Niedervoltage-EKG unauffällig, insbesondere waren keine AV-Blokkierungen mehr nachweisbar. Der Patient klagte aber über Schmerzen im rechten Schulter- und Kniegelenk und in den Fingergelenken. Das 4. Fingermittelgelenk links war angeschwollen. Nach 10tägiger hochdosierter Behandlung mit Penicillin G (20 Mill. E/d) konnte der Patient beschwerdefrei entlassen werden, obwohl der Borrelien-Antikörpertiter nach der Behandlung zunächst noch angestiegen war.

Bei der Nachuntersuchung nach einem Jahr war der Patient völlig beschwerdefrei, der IgG-Borrelien-Antikörpertiter war zwar abgesunken, aber noch signifikant erhöht.

Bei Durchsicht der Literatur scheint sich für die Borrelien-Karditis eine günstige Prognose zu ergeben, sieht man von einem Todesfall ab, bei dem gleichzeitig auch eine Babesiose vorlag. Andererseits kann man nicht wissen, ob in Wirklichkeit mehr kardiale Todesfälle auf eine Borreliose zurückzuführen sind, da das Sektionsmaterial so gut wie nie mittels Spezialfärbung darauf untersucht wird.

Hepatitis

Ein weiteres Zielorgan von B. burgdorferi ist die Leber. Eine isolierte Hepatitis als einzige Krankheitsmanifestation der Infektion ist fraglich. Soweit aus der nur spärlich vorhandenen Literatur zu entnehmen, sind gleichzeitig oder rezidivierend vorausgehend auch andere der Lyme-Borreliose zuzuordnende Symptome eruierbar. In jedem Krankheitsstadium können – wenn man gezielt darauf untersucht – in einem beträchtlichen Prozentsatz der Fälle Transaminasen- und Bilirubinerhöhungen nachgewiesen werden, für die sich mittels heute verfügbarer serologischer Methoden keine andere Ursache einer Hepatitis feststellen läßt. Bei Leberbiopsien konnten Borrelien histologisch gefunden werden. Systematische Untersuchungen über die Häufigkeit einer Begleithepatitis bei der Lyme-Krankheit liegen nicht vor, Dauerschäden sind nicht beschrieben.

Splenitis, Orchitis, Nephritis, Pneumonie

Noch spärlicher sind die Angaben hinsichtlich des Befalls anderer innerer Organe. Im Verlauf einer Lyme-Borreliose wurden Splenomegalie, Hodenschwellung, Hämaturie und Proteinurie beschrieben.
In der Milz eines Patienten mit chronischer Lyme-Borreliose und in der Lunge eines anderen Patienten mit tödlich verlaufener interstitieller Pneumonie ließen sich histologisch Borrelien nachweisen.
McDonald (vgl. Kapitel „Pathologie") hat bei Sektionen von Fehlgeburten stichprobenweise in Nieren, Leber, Gehirn, Nebennieren, Hirnhäuten, im Subarachnoidalraum und in der Plazenta Borrelien nachgewiesen (Abb. 1), was für eine breite Erregerstreuung ohne Organselektivität spricht.

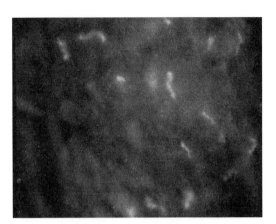

Abb. 1 Multiple Borrelia-burgdorferi-Segmente im Myokard eines transplazentar infizierten Föten. Indirekte Immunfluoreszenztechnik mit polyklonalem Antiserum. 1 000fache Originalvergrößerung, Ölimmersion (Aufnahme von Dr. *A. B. MacDonald*, Southampton Hospital, Southampton, New York, USA).

Spekulativ wurden mögliche Fälle einer Borrelia-burgdorferi-Infektion aufgrund erhöhter Antikörpertiter mit einer thrombozytopenischen Purpura und einer akuten Hepatitis mit Porphyrinurie in Verbindung gebracht.

Leider liegen klinischer- oder pathologischerseits noch zu wenig Informationen vor, um die Beteiligung innerer Organe als Teil des Borreliosen-Krankheitsverlaufes oder als isolierte Organerkrankung würdigen zu können. Bezöge man bei unklaren internistischen Krankheitsbildern generell eine Borrelien-Ätiologie in die differentialdiagnostische Erwägung mit ein, würde man möglicherweise noch manche Überraschung erleben und zu der Erkenntnis gelangen, daß das Spektrum der durch B. burgdorferi verursachten Krankheitsmanifestationen wesentlich umfassender ist als bisher angenommen.

Außer bei den wenigen, die sich wissenschaftlich mit diesem Thema beschäftigen, ist unter den Pathologen das Bewußtsein für die Lyme-Borreliose noch wenig etabliert, obwohl gerade von pathologischer und internistischer Seite noch bedeutende Einblicke erwartet und realistische Zahlen auch hinsichtlich der Letalität erarbeitet werden könnten.

Literatur

1. *Ballmer, P. E., A. Hany:* Lyme-Karditis. Schweiz. med. Wschr. 118 (1988), 358–362
2. *Blaauw, A. A., H. Kniper:* Lyme carditis in the Netherlands. Ann. intern. Med. 111 (1989), 261
3. *Chavanet, P., et al.:* Granulomatous hepatitits associated with Lyme disease. Lancet I (1987), 623–624
4. *Cimmino, M. A., et al.:* Spirochetes in the spleen of a patient with chronic Lyme disease. Am. J. clin. Path. 91 (1989), 95–97
5. *Cornuau, C., M. Bernard, P. L. Daumas, B. Oblet, G. Poirot, M. Valois:* Les manifestations cardiaques de la maladie de Lyme. Ann. Cardiol. Angéiol. 33 (1984), 395–399
6. *Dunica, S., J. C. Piette, N. Nassar, P. Beaufils:* Une nouvelle cause de bloc auriculo-ventriculaire aigu transitoire: la maladie de Lyme. Arch. Mal. Cœur 8 (1986), 1251–1255
7. *Duray, P. H.:* The surgical pathology of human Lyme disease, an enlarging picture. Am. J. Surg. Path. Suppl. 11 (1987), 47–60
8. *Goellner, M. H., et al.:* Hepatitis due to recurrent Lyme disease. Ann. intern. Med. 108 (1988), 707–708
9. *Hansen, K., J. K. Madsen:* Myocarditis associated with tick-borne Borrelia burgdorferi infection. Lancet I (1986), 1323–1324
10. *Hassler, D., G. Zipperle, R. Ackermann, U. Lembke, F. Heinrich:* Kardiale Beteiligung auch bei der europäischen Erythema-migrans-Borreliose? Dtsch. med. Wschr. 112 (1987), 1506–1508
11. *Houwerzyl, J., J. J. Root, J. A. A. Hoogkamp-Korstanje:* A case of Lyme disease with cardiac involvement in the Netherlands. Infection 12 (1984), 358
12. *de Koning, J., et al.:* Demonstration of spirochetes in cardiac biopsies of patients with Lyme disease. J. Inf. Dis. 160 (1989), 150–153
13. *Mc Alister, H.F., et al.:* Lyme carditis: An important cause of reversible heart block. Ann. intern. Med. 110 (1989), 339–345
14. *Muhlemann, M. F., D. J. M. Wright:* Emerging pattern of Lyme disease in the United Kingdom and Irish Republic. Lancet I (1987), 260–262
15. *Olson, L. J., E. C. Okator, J. P. Clements:* Cardiac involvement in Lyme disease: manifestations and management. Mayo Clin. Proc. 61 (1986), 745–749
16. *Pikely, F., F. Strle, M. Mozina:* Seronegative Lyme disease and transitory atrioventricular block. Ann. intern. Med. 111 (1989), 90

17. *Prinz, A., P. Weiss, G. Stanek:* Generalized exanthema, acute hepatitis with porphyrinuria and eosinophilia. Zbl. Bakt. Hyg. A 263 (1986), 389–391
18. *Schaad, U. B., et al.:* Durch Ixodes-ricinus-Spirochäten (Borrelia burgdorferi) verursachte Krankheitsbilder (Lyme-Krankheit) bei pädiatrischen Patienten in der Schweiz. Schweiz. med. Wschr. 116 (1986), 1426–1430
19. *Schneider, T., R. Lange, D. Niederbut:* Thrombozytopenische Purpura durch Borrelia burgdorferi? Dtsch. med. Wschr. 113 (1988), 1061–1063
20. *Stanek, G., J. Klein, R. Bittner, D. Glogar:* Isolation of Borrelia burgdorferi from the myocardium of a patient with longstanding cardiomyopathy. New Engl. J. Med. 322 (1990), 249–252
21. *Steere, A. C., et al.:* Lyme carditis: cardiac abnormalities of Lyme disease. Ann. intern. Med. 93/1 (1980), 8–16
22. *Steere, A. C., et al.:* The early clinical manifestations of Lyme disease. Ann. intern. Med. 99 (1983), 76–82
23. *Vlay, S. C.:* Complete heart block due to Lyme disease. New Engl. J. Med. 315 (1986), 1418
24. *Wunderlich, E., et al.:* Lyme-Borreliose – eine mögliche Ursache von atrioventrikulären (AV-) Blockierungen. Z. Kardiol. 77 (1988), 256–258

Lyme-Arthritis

H. Horst

Die Lyme-Arthritis ist sicher eine der in Europa noch am meisten verkannten Krankheitsmanifestationen der Lyme-Borreliose. Diese provozierende Aussage stützt sich auf unsere Erfahrung, daß viele Ärzte sich dieser Krankheitsursache noch nicht bewußt sind und häufig die Patienten den Anstoß zur diagnostischen Abklärung gaben.

Seit wir diese Schwachstelle erkannten, untersuchen wir alle im Rahmen anderer Untersuchungsaufforderungen eingesandten Gelenkpunktate auch auf Borrelien-Antikörper mit dem Erfolg, daß bei 8 % aufgrund hoher IgG-Antikörpertiter eine Borrelien-Ätiologie angenommen werden mußte, an die vom Einsender nicht gedacht wurde.

Insgesamt sind unter den von uns 1987 – 1988 erfaßten Borreliose-Erkrankungen die Gelenkerkrankungen mit 10 % vertreten, nach anderen Veröffentlichungen aus Europa liegen sie zwischen 2 und 47 %, in den USA beträgt der Anteil bis zu 60 %.

Aus bereits erwähnten Gründen ist es jedoch nicht gerechtfertigt, daraus den Schluß prinzipiell unterschiedlicher Verlaufsformen abzuleiten. Andererseits könnten die nordamerikanischen Zahlen zu hoch sein, bedingt durch eine Überbewertung der Arthritiden unter – aus historischen Gründen – Verkennung der übrigen Verlaufsformen, für welche die europäischen Ärzte durch jahrzehntelanges Vertrautsein ein besseres diagnostisches Gespür haben könnten. Vielleicht liegt aber auch die Wahrheit – wie so oft – in der Mitte.

Pathogenese

Die Lyme-Arthritis ist die zentrale Krankheitsmanifestation, auf deren Basis das komplexe Krankheitsspektrum Lyme-Borreliose erarbeitet wurde. Es ist deshalb nicht verwunderlich, daß besonders dieser Teilaspekt die wissenschaftliche Forschung stimulierte und daraus pathogenetische Erkenntnisse resultieren. Die im einleitenden klinischen Kapitel angeführten Vorbehalte gegenüber einem pathogenetischen Verständnis der Lyme-Borreliose müssen zwar aufrechterhalten werden, aber es kommt – außer bei der chronischen progressiven Neuroborreliose – bei keinem der übrigen Krankheiten des Lyme-Borreliose-Krankheitsspektrums klarer zum Ausdruck, daß der Erreger, zumindest bei verschleppten, chronischen Fällen der Lyme-Arthritis, d. h. bei einer Krankheitsdauer über einem Jahr, selbst nur noch eine untergeordnete Rolle spielt und sich der Krankheitsprozeß verselbständigen kann.

Das wird zum einen dadurch dokumentiert, daß es bei der Lyme-Arthritis nur selten gelingt, B. burgdorferi in Gelenkpunktaten nachzuweisen, zum anderen dadurch, daß vielfältige immunochemische Mechanismen die Progredienz der Krankheit fördern können und antibiotisch nicht zu beeinflussen sind. Folgende pathogenetische Faktoren kommen dabei in Betracht:
– Erhöhung des Komplementbindungsvermögens in Gelenkflüssigkeiten, was für intraartikuläre Immunkomplexe spricht und zur Phagozytose dieser Immunkomplexe und zur Freisetzung von Lysozymen führen kann.

- Mit Borrelien-Antigenen reagierende T-Lymphozyten als Ausdruck eines zellulären Immunmechanismus.
- Insbesondere *Benach* wies auf die Rolle von Interleukin 1 hin, das u. a. knorpelzerstörende Enzymreaktionen aktiviert und zur Arthrose führen kann.
- Bei schweren zur Chronifizierung neigenden Fällen hat *Steere* eine Korrelation zu HLA-DR 2 bzw. 4 festgestellt und eine genetische Komponente diskutiert, die aber bei europäischen Patienten nicht bestätigt werden konnte.

Inzwischen stehen Tiermodelle (Ratten, Hamster) zur experimentellen Erforschung der Pathogenese zur Verfügung.
Die chronische Lyme-Arthritis hat hinsichtlich der enzymatischen Zusammensetzung der Punktate und der histologischen Veränderungen der Synovia viel Gemeinsamkeiten mit der primär chronischen Polyarthritis. *Steere* hält es deshalb nicht für abwegig, daß auch der PCP ein infektiöses Agens zugrunde liegen könnte.

Klinik, Diagnose und Prognose

Im Gegensatz zur Spätmanifestation der Lyme-Borreliose der Haut (ACA), wo die Diagnose oft schon klinisch gestellt werden kann, ist es wesentlich problematischer, die Lyme-Arthritis klinisch zu diagnostizieren. Die klinische Manifestation der Lyme-Arthritis bietet wenig typisches, um sie prima vista von anderen Ursachen einer Arthritis abzugrenzen. Auch die Untersuchung der Gelenkpunktate, die eine leicht bis stark erhöhte Zahl an Leuko-, vorwiegend Lymphozyten enthalten, hilft nicht weiter und lenkt die Diagnose eher auf eine viral oder tuberkulös bedingte Arthritis.
Die Lyme-Arthritis wurde 1976 als eigenständiges Krankheitsbild, der dazugehörige Erreger aber erst 1982 beschrieben. Insbesondere die Arbeitsgruppe um *Steere* veröffentlichte in diesem Interimstadium, als man noch im Dunkeln tastete, mehrere Arbeiten, in welchen sie versuchte, die klinische Eigenständigkeit in Abgrenzung zu anderen Arthritisformen mit Hilfe aufwendiger serologischer und chemischer Parameter zu dokumentieren.
Es würde den Leser aber verwirren und ihm wenig praktischen Nutzen bringen, auf diese Abgrenzungsversuche näher einzugehen.
Ohne die übrigen differentialdiagnostischen Gesichtspunkte außer acht zu lassen, ist zu fordern, im Rahmen einer rheumatologischen Diagnostik prinzipiell die Lyme-Arthritis in die Erwägungen mit einzubeziehen. Das erfordert die anamnestische Befragung nach vorausgegangenen Zeckenstichen, typischen Hauterscheinungen, neurologischen oder kardialen Beschwerden sowie die Bestimmung des Borrelien-Antikörpertiters. Aus bereits geschilderten Gründen führt die Anamnese in vielen Fällen leider nicht auf die Spur, so daß dem serologischen Befund eine zentrale Bedeutung zukommt. Glücklicherweise besitzt die Serodiagnostik im Stadium der Lyme-Arthritis eine hohe Sensitivität. Ein erhöhter IgG-Borrelien-Antikörpertiter (in wenigen Fällen sind auch die IgM-Antikörper erhöht) darf deshalb nicht als Zufallsbefund abgetan, sondern muß durch eine Ausschlußdiagnostik ergänzt und erhärtet werden.

Die Lyme-Arthritis manifestiert sich am häufigsten als (rezidivierende) Monarthritis der großen Gelenke, zu 80 % der Kniegelenke, gefolgt von den Sprunggelenken. Die Häufigkeitsverteilung der Beteiligung der übrigen großen und kleinen Gelenke variiert in den Kollektiven verschiedener Untersucher. Im Gegensatz zur primär chronischen Polyarthritis sind nur sehr selten mehr als 3 Gelenke gleichzeitig befallen. Es gibt aber keine Gelenke, die nicht befallen sein können. Dementsprechend vielgestaltig sind auch die Diagnosen, die fälschlicherweise gestellt werden, wenn man nach Ausschluß aller nach heutigem Wissensstand differentialdiagnostisch möglichen Ursachen nicht auch eine Lyme-Arthritis berücksichtigt.

Die Vielfalt der Symptomatik spiegelt sich auch in den zahlreichen Verdachtsdiagnosen unter unserem Einsendungsmaterial wider, die letztlich unter Ausschluß anderer differentialdiagnostischer Ursachen eine Lyme-Arthritis am wahrscheinlichsten machten:

- HWS-Syndrom
- Schulter-Arm-Syndrom
- Rezidivierende Gicht
- Aseptische, eitrige Gonarthritis
- Arthritis psoriatica
- Posttraumatische Arthritis
- Juvenile rheumatoide Arthritis
- Atypische chronische Polyarthritis
- Seronegative Polyarthritis
- Verdacht auf lumbale Diskushernie
- Statisch bedingtes Reizknie bei Senkfuß
- Unklare, anfallsweise Gelenkerkrankung
- Akuter Gelenkrheumatismus
- Verdacht auf Kniegelenktuberkulose
- Rezidivierende Lumbago
- Reiter-Syndrom
- Parainfektiöse Arthritis.

Obwohl arthralgische Beschwerden auch schon als unspezifische Begleitsymptome im ersten Stadium der Lyme-Borreliose auftreten können, sind die klinisch manifesten Mono-, Oligo- oder Polyarthritiden dem dritten Krankheitsstadium zuzuordnen, denn sie treten frühestens 3 Monate, meist aber noch später, in Erscheinung. Die Erkrankung kann zwar auch in diesem Stadium selbstlimitierend sein, meist verläuft sie jedoch – besonders bei Befall großer Gelenke – rezidivierend über Monate und Jahre.

Das morphologische Substrat der Gelenkentzündungen ist die Synovia, in der histologisch Borrelien sichtbar gemacht werden konnten. Ferner wurden röntgenologisch Knochenerosionen, Knochenzysten, periartikuläre Verkalkungen und Verknöcherungen des Bindegewebes und der Sehnen nachgewiesen. Wenn Synovialflüssigkeit mit einer benachbarten Bursa kommuniziert oder ins anliegende Gewebe eintritt, können Baker-Zysten entstehen. Auch isolierte Bursitiden sind beschrieben.

Eine prospektive Studie an Patienten mit drittstadlicher Lyme-Borreliose ergab in über 25 % der Fälle ein Karpaltunnelsyndrom (11).

Die mit Acrodermatitis chronica atrophicans einhergehende Arthritis wurde bereits im Kapitel „Hautkrankheiten" erörtert. In etwa 10 % der Fälle muß mit einem Übergang in ein chronisches Stadium und antibiotischem Therapieversagen gerechnet werden, was infolge chronisch-proliferativer Synovitis eine Synovektomie erforderlich machen kann oder infolge Knorpelzerstörung zur Arthrose führt.

Die Angaben in der Literatur zur völligen Ausheilung einer Lyme-Arthritis nach antibiotischer Behandlung schwanken zwischen 45 und 100 %. Der Behandlungserfolg hängt von der Erkrankungsdauer vor Therapiebeginn ab, weshalb der Früherkennung hinsichtlich der Prognose eine wichtige Bedeutung zukommt.

Differential- und Ausschlußdiagnostik

Sollten trotz anamnestischer und/oder serologischer Hinweise Zweifel an der Diagnose Lyme-Arthritis bestehen, so läßt sich durch eine Ausschlußdiagnostik der Verdacht weiter erhärten. Folgende Differentialdiagnosen sind möglich:

- Akuter Gelenkrheumatismus nach Infektion mit β-hämolysierenden Streptokokken
- Primär chronische Polyarthritis
- Juvenile rheumatoide Arthritis
- Gichtarthritis
- Arthritis psoriatica
- Lupus erythematodes
- Reizerguß bei Arthrose (schwer abgrenzbar, da Arthrose eine Spätmanifestation einer Lyme-Arthritis sein kann)

– Septische Arthritis einschließlich Arthritis tuberculosa
– Morbus Bechterew
– Postenterische oder posturethritisch reaktive Arthritiden durch z. B. Salmonellen, Shigellen, Yersinien, Campylobacter, Chlamydien und Mykoplasmen
– Traumatische Arthritis
– Reiter-Syndrom.

Das Reiter-Syndrom wird heute schon als weitere mögliche Ursache einer Borrelia-burgdorferi-Infektion diskutiert. Interessant dabei ist, daß *Reiter* bereits 1916 eine Spirochätenätiologie in Betracht zog (22).

Bei differentialdiagnostischen Erwägungen kann der behandelnde Arzt in die ambivalente Situation geraten, mit mehreren möglichen Ursachen einer Arthritis konfrontiert zu werden. Abgesehen davon, daß simultan wirkende Ursachen vorhanden sein können, hängt es von der Intuition, der Erfahrung und der Kunst des Arztes ab, die richtige therapeutische Entscheidung zu treffen.

Aber auch der umgekehrte Fall kann eintreten: Nach Ausschluß aller differentialdiagnostischen Möglichkeiten und negativer Borrelien-Serologie kann im Interesse des Patienten ein antibiotischer Behandlungsversuch durchgeführt und bei Therapieerfolg retrospektiv die Ex-juvantibus-Diagnose „seronegative Lyme-Borreliose" vermutet, aber letztlich nicht bewiesen werden (siehe auch Kapitel „Serodiagnostik").

Verlauf

Die folgenden beiden Kasuistiken dokumentieren den möglichen Verlauf einer Lyme-Arthritis.

Fall 1

Bei dem bisher gesunden 8jährigen Jungen wurde eine insektenstichartige Hautrötung bemerkt, die örtlich behandelt wurde. 5 Wochen später traten an verschiedenen Körperstellen blaßrot-makulöse Exantheme auf, begleitet von hohem Fieber, Entzündungszeichen des oberen Respirationstraktes und rezidivierenden Schmerzen in verschiedenen Gelenken. Die symptomatische Behandlung war ohne Erfolg, und die Beschwerden nahmen zu. Es erfolgte die Klinikeinweisung wegen Verdacht auf rheumatisches Fieber. Hand- und Sprunggelenke waren deutlich geschwollen mit schmerzhafter Bewegungseinschränkung. Die umfangreiche klinisch-chemisch-serologische Labordiagnostik ergab bis auf eine mäßige Granulozytose, BSG-, CRP-, Transaminasen- und Immunglobulin-G-Erhöhung keine auffälligen Befunde. Alle Antikörperbestimmungen gegen differentialdiagnostisch in Frage kommende infektiöse Ursachen waren negativ. Im EKG zeigte sich ein inkompletter Rechtsschenkelblock.

Wegen Verdacht auf juvenile rheumatoide Arthritis erfolgte eine Behandlung mit Acetylsalicylsäure in hohen Dosen ohne wesentlichen Erfolg, und die septischen Temperaturen hielten an. Besserung trat erst nach Einleitung einer Prednison- und hochdosierten Penicillintherapie ein, letztere wegen mittlerweile bekannt gewordener Erhöhung des IgG-Borrelien-Antikörpertiters. Nach dieser Behandlung konnte das Kind beschwerdefrei entlassen werden.

Da inzwischen ein negativer Borrelien-Befund eines anderen Labors vorlag, wurde die Diagnose „Borreliose" zugunsten eines Morbus Still verworfen und dem weiterbehandelnden Arzt empfohlen, zur Rezidivprophylaxe die Prednisonbehandlung fortzusetzen.

Wegen Auftreten eines Cushing-Syndroms wurde auf Drängen der Mutter durch den Hausarzt die Frage der Borreliose wieder aufgeworfen, wobei sich in mehreren Untersuchungen die hohen Antikörperwerte bestätigten. Daraufhin wurde die Prednisontherapie abgesetzt, und das Kind blieb auch danach (inzwischen 2,5 Jahre) völlig beschwerdefrei.

Dieser Fall kann kontrovers diskutiert werden. Die überlagerte Behandlung mit Kortison und Antibiotika wird nicht jeden von einer Borreliose überzeugen, obwohl sich die Borrelien-Serologie auch bei der Verlaufskontrolle als eindeutig positiv erwies. Bei aller Problematik der Borrelien-Serologie ist die Wahrscheinlichkeit eines falsch positiven Immunfluoreszenztiterwertes von 1 : 512 bei einem Kind mit entsprechendem Krankheitsbild mehr als gering. Außerdem ist zu fordern, daß bei derartig widersprüchlichen serologischen Befunden unterschiedlicher Laboratorien unbedingt ein weiteres Institut eingeschaltet werden sollte.

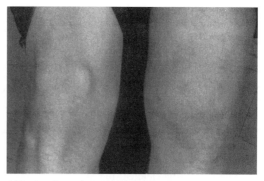

Abb. 1   Gonarthritis, die häufigste Manifestation einer Lyme-Arthritis. Ein Kniegelenkerguß sollte differentialdiagnostisch immer auch hinsichtlich einer Borrelia-burgdorferi-Ätiologie abgeklärt werden (Aufnahme von Dr. *A. B. MacDonald*).

Fall 2

Bei dem bisher gesunden 37jährigen Patienten sind berufsbedingt mehrere Zeckenstiche in der Vorgeschichte bekannt. Eines Erythema migrans war er sich nicht bewußt. Er suchte erstmals einen Arzt wegen Schwellung und Schmerzen im rechten Kniegelenk auf. Nach Gelenkpunktion und Gabe von Antirheumatika trat zunächst Besserung ein. Innerhalb der nächsten 3 Monate kam es zu 2 weiteren Rezidiven, die genauso behandelt wurden. Danach wechselte der Patient den Arzt, der eine Lyme-Gonarthritis (Abb. 1) in seine differentialdiagnostischen Erwägungen einbezog. Die serologischen Untersuchungen ergaben sehr hohe IgG-Borrelien-Antikörpertiter im Blut und Gelenkpunktat (Blut 1 : 1 024, Punktat 1 : 512). Die daraufhin veranlaßte stationäre antibiotische Behandlung mit täglich 2 x 10 Mill. E. Penicillin G i.v. 14 Tage lang und nachfolgender krankengymnastischer Behandlung führte zur Heilung.

Nach inzwischen über 2 Jahren klagt der Patient über eine „Wetterfühligkeit" in dem Gelenk, ist aber ansonsten voll leistungsfähig, trotz sportlicher Betätigung. Der IgG-Antikörpertiter lag nach diesem Zeitpunkt bei 1 : 128.

Der zuletzt geschilderte Fall ist – soweit wir es überblicken – zumindest in Europa die häufigste Verlaufsform einer Lyme-Arthritis bei Erwachsenen.

Die Lyme-Arthritis ist neben der chronischen Neuroborreliose eine vieldeutige, facettenreiche Krankheitsmanifestation des Lyme-Borreliose-Krankheitskomplexes, so daß dem Zwecke dieses Buches entsprechend eine praxisorientierte, auf wesentliche Punkte reduzierte, alle Arztgruppen motivierende Erörterung zweckmäßig erschien.
Eine eingehende wissenschaftliche Auseinandersetzung damit findet man in der deutschsprachigen Monographie von *Peter Herzer*: Lyme-Borreliose. Steinkopff-Verlag, Darmstadt 1989.

Literatur

1. *Arnet, F. C.:* The Lyme spirochete: antoher cause of Reiter's syndrom arthritis and rheumatism. 32 (1989), 1082–1084
2. *Atlas, E., S. N. Novak, P. H. Duray:* Lyme myositis; muscle invasion by Borrelia burgdorferi. Ann. intern. med. 109 (1988), 245–246
3. *Awada, H., J. Giraudet, C.-J. Menkes, B. Amor:* Polyenthésopathie inflammatoire, expression inhabituelle de la maladie de Lyme. Presse Méd. 38 (1987), 16

4. *Barthold, S. W., et al.:* Experimental Lyme arthritis in rats infected with Borrelia burgdorferi. J. Inf. dis. 157 (1988), 842–846
5. *Bigaignon, G., P. Goubau, J. Desmyter, J. Vandepitte:* Lyme borreliosis in Belgium. Lancet I (1987), 557
6. *Charmot, G., F. Rodhain, C. Perez:* Un cas d'arthrite de Lyme observé en France. Presse Méd. 11 (1982), 207–208
7. *Dattwyler, R. J., D. J. Volkman, B. J. Luft, J. J. Halperin:* Lyme disease in Europe and North America. Lancet I (1987), 681
8. *Davidson, R. S.:* Orthopaedic complications of Lyme disease in children. Biomed. Pharmacother. 43 (1989), 405–408
9. *Eichenfeld, A. H., et al.:* Childhood Lyme arthritis: experience in an endemic area. Pediatr. 109 (1986), 753–758
10. *Gerster, J. C., S. Guggi:* Lyme arthritis appearing outside the United States: a case report from Switzerland. Br. Med. J. 283 (1981), 951–952
11. *Halperin, J. J., et al.:* Carpal tunnel syndrome in Lyme borreliosis. Muscle and Nerve 12 (1989), 297–400
12. *Hardin, J. A., A. C. Steere, S. E. Malawista:* The pathogenesis of arthritis in Lyme disease: humoral immune responses and the role of intra-articular immune complexes. Yale J. Biol. Med. 57 (1984), 589–593
13. *Herzer, P.:* Lyme-Krankheit. Eine neue oder neu erkannte klinische Entität. Münch. med. Wschr. 125 (1983), 737–738
14. *Herzer, P., M. Schattenkirchner, N. Zöllner:* Lyme-Arthritis – eine zu selten bedachte Diagnose? Verh. Dtsch. Ges. Inn. Med. 89 (1983), 299–302
15. *Herzer, P., B. Wilske, V. Preac-Mursic, G. Schierz, M. Schattenkirchner, N. Zöllner:* Lyme arthritis. Clinical features, serological and radiographic findings of cases in Germany. Klin. Wschr. 64 (1986), 206–215
16. *Hovmark, A., E. Åsbrink, I. Olsson:* Joint and bone involvement in Swedish patients with Ixodes ricinusborne Borrelia infection. Zbl. Bakt. Hyg. A 263 (1986), 275–284
17. *Huaux, J. P., et al.:* Pattern of Lyme arthritis in Europe: report of 14 cases. Ann. Rheum. Dis. 47 (1988), 164–165
18. *Levin, R. E.:* An unusual presentation of Lyme arthritis. J. Rheumat. 16 (1989), 1500–1501
19. *McLaughlin, R. P., et al.:* Chronic arthritis of the knee in Lyme disease. J. Bone Joint Surg. 68-A (1986), 1057–1961
20. *Muhlemann, M. F., D. J. M. Wright:* Emerging pattern of Lyme disease in the United Kingdom and Irish Republic. Lancet I (1987), 260–262
21. *Neumann, A., et al.:* Frequencies of Borrelia burgdorferi – reactive T lymphocytes in Lyme arthritis. Rheumatol. Int. 9 (1989), 237–241
22. *Reiter, H.:* Über eine bisher unerkannte Spirochäteninfektion (Spirochaetosis arthritica). Dtsch. med. Wschr. 42 (1916), 1535–1536
23. *Schlesier, M., et al.:* Autoreactive T cells in rheumatic disease. J. Autoimm. 2 (1989), 31–49
24. *Schlunk, T., et al.:* Akute Chondrolyse des Hüftgelenkes im Rahmen der Erythema-migrans-Krankheit. Medsche Welt 36 (1985), 1042–1045
25. *Schmitz, J. L., et al.:* Induction of Lyme arthritis in LSH hamsters. Infect Immun. Sept. (1988), 2336–2342
26. *Sigal, L. H., A. C. Steere, D. H. Freeman, J. M. Dwyer:* Proliferative reponses of mononuclear cells in Lyme disease. Reactivity to Borrelia burgdorferi antigens is greater in joint fluid than in blood. Arthr. Rheum. 29 (1986), 761–769
27. *Snydman, R. R., D. P. Schenken, V. P. Berardi, C. L. Lastarica, K. M. Pariser:* Borrelia burgdorferi in joint fluid and chronic Lyme arthritis. Ann. intern. Med. 104 (1986), 798–800
28. *Steere, A. C., C. E. Brinckerhoff, D. J. Miller, H. Drinker, E. D. Harris jr., S. E. Malawista:* Elevated levels of collagenase and prostaglandin E2 from synovium associated with erosion of cartilage and bone in a patient with chronic Lyme arthritis. Arthr. Rheum. 23 (1988), 591–599
29. *Steere, A. C., A. Gibofsky, M. E. Patarroyo, R. J. Winchester, J. A. Hardin, S. E. Malawista:* Chronic Lyme arthritis. Clinical and immunogenetic differentiation from rheumatoid arthritis. Ann. intern. Med. 90 (1979), 896–901
30. *Steere, A. C., et al.:* Successful parenteral penicillin therapy of established Lyme arthritis. New Engl. J. Med. 312 (1985), 869–874
31. *Stiernstedt, G., M. Granströn:* Borrelia arthritis in Sweden. Zbl. Bakt. Hyg. A 263 (1986), 285–287
32. *Viard, R., D. Apell, H. Muller, C. Dubald:* Maladie de Lyme avec atteinte polyarticulaire et syndrome inflammatoire majeur. Presse Méd. 7 (1988), 17

Borrelien-Infektion in der Schwangerschaft und durch Bluttransfusionen

H. Horst

Kongenitale Lyme-Borreliose und Fehlgeburten

Es gibt zahlreiche Mikroorganismen, die bei einer Infektion während der Schwangerschaft transplazentar auf den Föten übertragen werden und Fruchtschädigungen oder Fehlgeburten verursachen können. Um uns auf die Spirochäten zu beschränken, sei hier an die Lues erinnert. In südlichen Breiten können, was allerdings bei uns weniger bekannt ist, die das Rückfallfieber verursachenden Borrelien in den entsprechenden Endemiegebieten ebenfalls zu derartigen Komplikationen führen. Deshalb würde es nicht überraschen, wenn dies auch für B. burgdorferi zuträfe. Es liegen aber bisher noch zu wenige klinische Untersuchungen vor, um eine abschließende Wertung zu erlauben. Von pathologischer Seite konnten bei der Sektion von Fehl- und Frühgeburten in mehreren Fällen der histologische und kulturelle Nachweis eines generalisierten Organbefalls mit B. burgdorferi erbracht und multiple Mißbildungen festgestellt werden.

Autopsien und histologische Untersuchungen

Schlesinger et al. (15) haben 1985 erstmals den Beweis einer Borrelia-burgdorferi-Übertragung von der Mutter auf den Föten erbracht. Bei dem 39 Stunden nach der Geburt verstorbenen Neugeborenen wurden kardiale Mißbildungen gefunden. Histologisch ließen sich Spirochäten in Milz, Niere und Knochenmark, bei einer ergänzenden Untersuchung durch *MacDonald* auch im Myokard nachweisen. Im ersten Trimenon der Schwangerschaft hatte die Mutter ein Erythema migrans durchgemacht, das nicht behandelt wurde.

1986 und 1987 veröffentlichte *MacDonald* 4 Fälle einer retrospektiven Studie von Totgeburten (9, 11); in 3 Fällen waren kardiale Mißbildungen vorhanden, und es gelang der Spirochätennachweis in zahlreichen fötalen Organen sowie im Plazentagewebe (Abb. 1-4). Im Verlauf der Schwangerschaft waren bei den Schwangeren keine auf eine Lyme-Borreliose hinweisende Symptome aufgetreten, zweimal jedoch eine Präeklampsie.

1988 beschrieben *Weber* et al. (17) den ersten Fall einer kongenitalen Borreliose in Deutschland. Obwohl die Frau, die im zweiten Schwangerschaftsmonat an einem Erythema migrans erkrankt war, mit Penicillin behandelt wurde, verstarb das Kind kurz nach der Geburt. Auch hier wurden Spirochäten im Gehirn und in der Leber gefunden. Bei der von *Lavoie* et al. 1987 beschriebenen Totgeburt ergab die Autopsie einen Aortenverschluß infolge Thrombose; aus dem kindlichen Gehirn konnte Borrelia burgdorferi gezüchtet und im fötalen Gewebe histologisch dargestellt werden.

Inzwischen liegen auch die Ergebnisse einer weiteren Studie von *MacDonald* vor (10). Das 192-Betten-Southampton-Hospital, in dem er als Pathologe tätig ist, liegt in einem Hochendemiegebiet in den USA nicht unweit von Lyme und hat jährlich ca. 700 Geburten. Im Zeitraum von 1985 – 1988 erfaßte *Mac-*

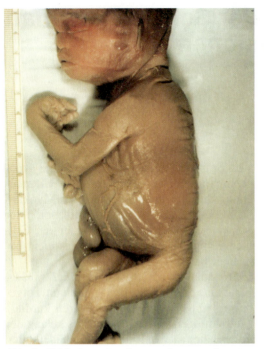

Abb. 1 Fehlgeburt eines intrauterin, transplazentar durch B. burgdorferi infizierten Föten (Aufnahme von Dr. *A. B. MacDonald,* Southampton Hospital, Southampton, New York, USA).

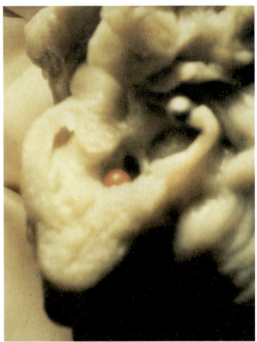

Abb. 2 Herz des in Abbildung 1 dargestellten Föten, das einen großen Ventrikelseptumdefekt (roter Nadelkopf) zeigt (Aufnahme von Dr. *A. B. MacDonald,* Southampton Hospital, Southampton, New York, USA).

Donald prospektiv 9 Fälle einer maternofetalen Infektion:

1. Lebendgeburt 2 250 g, verstorben 4 Stunden post partum. *Autopsiebefund:* Hydrozephalus, Spina bifida, Klumpfuß, Meningomyelozele, Omphalozele, Ventrikelseptumdefekt. *Histologisch:* Spirochäten im kindlichen Gewebe.
2. Lebendgeburt 1 950 g, verstorben 1/2 Stunde post partum. *Autopsiebefund:* großer Ventrikelseptumdefekt, fehlendes linkes Zwerchfell mit viszeraler Hernie. *Histologisch:* Spirochäten im kindlichen Gewebe.
3. Fehlgeburt 17. *Schwangerschaftswoche. Autopsiebefund:* Hydrozephalus. *Histologisch:* Spirochäten im fötalen Gehirn.
4. Mazerierte Fehlgeburt, 16. Schwangerschaftswoche, ohne Mißbildung. *Histologisch:* Spirochäten im fötalen Gehirn.
5. Fehlgeburt, 12. Schwangerschaftswoche, ohne Mißbildung. *Histologisch:* Spirochäten in fötaler Niere. Bei der 25jährigen Mutter waren 2 weitere Fehlgeburten vorausgegangen.
6. Schwangerschaftsabbruch 26. Woche wegen intrauterinem Fruchttod. *Autopsiebefund:* mazerierter Fötus, Ventrikelseptumdefekt, multiple viszerale Mißbildungen. *Histologisch:* Spirochäten im fötalen Gewebe.
7. Termingerechte Geburt eines Kindes mit neonataler Sepsis. Nach antibiotischer Behandlung des Neugeborenen weiterer Verlauf komplikationslos. Spirochätennachweis in der Plazenta.
8. Termingerechte Geburt eines Kindes mit akuten Atembeschwerden und Sepsis. Die Mutter hatte ein mit Penicillin behandeltes Erythema migrans im 2. Trimenon. Das

Kongenitale Lyme-Borreliose

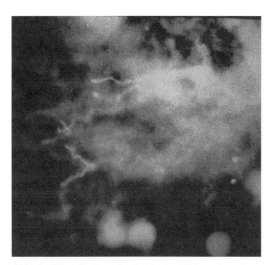

Abb. 3 Borrelia burgdorferi in der Nebenniere des in Abbildung 1 dargestellten Föten. Indirekte Immunofluoreszenztechnik mit polyklonalem Antiserum. 1 000fache Originalvergrößerung, Ölimmersion (Aufnahme von Dr. A. B. *MacDonald*, Southampton Hospital, Southampton, New York, USA).

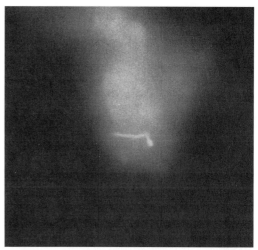

Abb. 4 Borrelia burgdorferi in der Leber des in Abbildung 1 dargestellten Föten. Es ist nur ein Teil des Erregers, der eine endständige, runde knopfförmige Auftreibung erkennen läßt, scharf fokussiert. Indirekte Immunofluoreszenztechnik mit polyklonalem Antiserum, 1 000fache Originalvergrößerung (Aufnahme von Dr. A. B. *MacDonald*, Southampton Hospital, Southampton, New York, USA).

heute 3jährige Kind ist nach antibiotischer Behandlung gesund. Spirochätennachweis in der Plazenta. Eine weitere Schwangerschaft der Mutter verlief für Mutter und Kind komplikationslos.

9. Termingerechte Geburt eines gesunden Kindes. Die Mutter hatte im 2. Trimenon ein mit Penicillin behandeltes Erythema migrans. Spirochätennachweis in der Plazenta.

In einem weiteren Fall konnten histologisch keine Spirochäten in der Plazenta nachgewiesen werden. Die Mutter hatte im 3. Trimenon ein Erythema migrans und eine aseptische Meningitis, was mit Penicillin i. v. behandelt wurde. Es kam zu einer termingerechten Geburt eines gesunden Kindes.

Auffallend ist, daß in allen histologisch gesicherten Fällen einer kongenitalen Lyme-Borreliose der Borrelia-burgdorferi-Befall der Organe nicht mit einer entzündlichen Gewebsreaktion einherging. Weiterhin ist bemerkenswert, daß in fast allen Fällen die Borrelien-Serologie negativ war.

Klinische Untersuchungen

1986 veröffentlichten *Markowitz* et al. (12) die Ergebnisse einer multizentrischen retrospektiven Studie. Ausgewertet wurden 19 Fälle klinisch manifester mütterlicher Lyme-Borreliose während der Schwangerschaft (17 × ECM, 1 × Lyme-Arthritis, 1 × Fazialisparese) hinsichtlich der Auswirkungen auf den Schwangerschaftsverlauf und kindlicher Schädigungen mit folgendem Ergebnis: In 14 Fällen (ca. 75 %) waren keine Auswirkungen auf das Neugeborene feststellbar, einmal (5 %) intrauteriner Fruchttod in der 20. Schwangerschaftswoche, einmal Rindenblindheit, einmal Syndaktylie der

zweiten und dritten Zehen, einmal Frühgeburt mit Hyperbilirubinämie und einmal termingerechte Geburt mit Hyperbilirubinämie sowie einem generalisierten petechial-vesikulösen Exanthem.
3 weitere Kasuistiken stammen aus Deutschland (7). In 2 Fällen hatte die mütterliche Erkrankung keine Auswirkungen auf den Schwangerschaftsverlauf und die kindliche Entwicklung, einmal wurde eine aus medizinischer Indikation genehmigte Interruptio (soweit uns bekannt, der bisher erste Fall) in der 8. Schwangerschaftswoche durchgeführt, wobei im Endometrium des Abortmaterials Spirochäten nachgewiesen werden konnten.
Wir selbst überblicken einen Fall, der aufgrund der serologischen Befunde einer kongenitalen Lyme-Borreliose zuzuordnen wäre: Bei einem 3 Tage alten Neugeborenen mit antibiotisch anbehandeltem septischem Krankheitsbild konnten im Blut und Liquor erhöhte IgG- und IgM-Borrelien-Antikörpertiter nachgewiesen werden. Das Gesamt-IgM im Blut war stark erhöht (217 mg/dl), was für eine kongenitale Infektion im allgemeinen spricht. IgA war negativ, wodurch ein „Plazentar-Leck" ausgeschlossen werden konnte. Die daraufhin erfolgte Blutuntersuchung bei der Mutter ergab einen deutlich erhöhten IgM- und einen leicht erhöhten IgG-Borrelien-Antikörpertiter. Auch bei ihr war das Gesamt-IgM erhöht (329 mg/dl). Die serologischen Untersuchungen gegen eine Vielzahl von Erregern, einschließlich Lues und Mononukleose waren bei Mutter und Kind negativ. Plazentagewebe zur histologischen Untersuchung stand nicht mehr zur Verfügung.
Obwohl die serologische Konstellation eine kongenitale Lyme-Borreliose wahrscheinlich machte, ergab sich anamnestisch und klinisch kein Anhalt für eine Erkrankung der Mutter. Nach den serologischen Befunden bei Mutter und Kind müßte die Infektion in der Spätphase der Schwangerschaft stattgefunden haben. Soweit es nach 2 Jahren beurteilt werden kann, verlief die bisherige Entwicklung des Kindes nach der Behandlung unauffällig. Bei der Mutter sind zwischenzeitlich auch keine auf eine Lyme-Borreliose verdächtigen Krankheitserscheinungen aufgetreten. Bei beiden lagen nach diesem Zeitpunkt die Borrelien-Antikörpertiter wieder im Normalbereich.

Die aufgeführten Fälle machen das Dilemma deutlich, in dem wir uns befinden in dem Bemühen, konnatale Borreliosen zu verhindern. Eine Orientierung an der Symptomatik der werdenden Mutter reicht nicht aus, da die Infektion häufig asymptomatisch verläuft, was jedoch eine Bakteriämie und Infektion des Föten nicht ausschließt. Außerdem kann eine Bakteriämie der klinisch manifesten Lyme-Borreliose lange vorausgehen, wie das Versagen der antibiotischen Behandlung mit dem Ziel, die fötalen Infektionen zu vermindern, trotz erfolgreicher Therapie der mütterlichen Erkrankung anzudeuten scheint. Beim derzeitigen Stand der Dinge wäre zumindest zu fordern, die werdende Mutter bei einem Zeckenstich während der Schwangerschaft prophylaktisch antibiotisch zu behandeln und die sonst übliche abwartende Haltung aufzugeben. Möglichen Nutzen hiervon hätten allerdings nur diejenigen Schwangeren, welche sich eines Zeckenstiches bewußt werden und zum Arzt gehen.

Übertragung von Borrelien durch eine Bluttransfusion

Theoretisch könnte auch eine Direktübertragung des Erregers der Lyme-Borreliose von Mensch zu Mensch bei einer Bluttransfusion stattfinden, vorausgesetzt, der Spender befände sich zum Zeitpunkt der Blutentnahme in einer bakteriämischen Phase. Konkrete Fälle sind aber bisher nicht beschrieben, und eine Risikoeinschätzung kann noch nicht vorgenommen werden.
Dennoch wäre es zu empfehlen, Personen nach durchgemachter Lyme-Borreliose von der Blutspende auszuschließen, zumal expe-

rimentelle Untersuchungen ergeben haben, daß sich aus artifiziell infizierten Blutkonserven nach 25tägiger Lagerung bei +4° C noch lebende Borrelien züchten lassen. Vom Lues-Erreger hingegen ist bekannt, daß er bei Kältelagerung nur eine kurze Überlebenszeit besitzt. Da die Borreliose in der Bevölkerung sicherlich häufiger vorkommt als die Lues, ist die Wahrscheinlichkeit einer konnatalen bzw. durch Bluttransfusion erworbenen Lyme-Borreliose höher anzusetzen als die einer Lues.

Hieraus jedoch den Schluß zu ziehen, Schwangere oder Spenderblut generell einer serologischen Borrelien-Antikörpertestung zu unterziehen, wäre aber verfrüht, zumal die serologische Diagnostik noch mit Problemen behaftet ist. Auch müßte die Überwachung engmaschig während der ganzen Schwangerschaft erfolgen, wenn sie in Zeiten fällt, in der Zecken aktiv sind.

Diese Frage sollte bald ernsthaft wissenschaftlich angegangen werden, da hier noch ein großes Forschungsdefizit besteht.

Literatur

1. *Aoki, S. K., P. V. Holland:* Lyme disease – another transfusion risk. Transfusion 29 (1989), 646–650
2. *Badon, S. J., R. D. Fister, R. G. Cable:* Survival of Borrelia burgdorferi in blood products. Transfusion 29 (1989), 581–583
3. *Baranton, G., J. Saint-Girons:* Borrelia burgdorferi survival in human blood samples. Ann. New York Acad. Sci. 539 (1988), 444–445
4. *Fuchs, P. C., A. A. Oyama:* Neonatal relapsing fever due to transplacental transmission of Borrelia. J. Am. med. Ass. 208 (1969), 690–692
5. *Gaud, M., M. T. Morgan:* Epidemiological study of relapsing fever in North Africa (1943–45). Bull. WHO 1 (1947–1948), 69–92
6. *Halkier-Sørensen, L., S. T. Nedergaard, K. Hansen:* Lack of transmission of Borrelia burgdorferi by blood transfusion. Lancet 3 (1990), 550
7. *Herzer, P.:* Lyme-Borreliose, S. 100–102. Steinkopff, Darmstadt 1989
8. *Lavoie, P. E., et al.:* Culture positive seronegative transplacental Lyme borreliosis infant mortality. Arthritis Rheum. 3 (Suppl.) (1987), 30
9. *MacDonald, A. B.:* Human fetal borreliosis, toxemia of pregnancy, and fetal death. Zbl. Bakt. Hyg. A 263 (1986), 189–200
10. *MacDonald, A. B.:* Gestational Lyme borreliosis. Rheum. Clin. (1990, in press)
11. *MacDonald, A. B., J. L. Benach, W. Burgdorfer:* Stillbirth following maternal Lyme disease. New York J. Med. 87 (1987), 615–616
12. *Markowitz, L. E., A. C. Steere, J. L. Benach, J. D. Slade, C. V. Broome:* Lyme disease during pregnancy. J. Am. med. Ass. 255 (1986), 3394–3396
13. *Nadal, D., et al.:* Infants born to mothers with antibodies against Borrelia burgdorferi at delivery. Eur. J. Pediat. 148 (1989), 426–427
14. *Nadelman, R. B., et al.:* Survival of Borrelia burgdorferi in human blood stored under blood banking conditions. Transfusion 30 (1990), 298–301
15. *Schlesinger, P. A., P. H. Duray, B. A. Burke, A. C. Steere, T. Stillman:* Maternal-fetal transmission of the Lyme disease spirochete, Borrelia burgdorferi. Ann. intern. Med. 103 (1985), 76–78
16. *Schmidt, R., E. Gollmer, R. Zunzer, J. Krüger, R. Ackermann:* Die Erythema-migrans-Borreliose: ein Problem für die Transfusionsmedizin? Beitr. Infusionsther. klin. Ernähr. 18 (1987), 33–34
17. *Weber, K., H.-J. Bratzke, U. Neubert, B. Wilske, P. H. Duray:* Borrelia burgdorferi in a newborn despite oral penicillin for Lyme borreliosis during pregnancy. Ped. Infect. Dis. 7 (1988), 286–289
18. *Williams, C. L., et al.:* Lyme disease during pregnancy. Ann. New York Acad. Sci. 539 (1988), 504–506

Serodiagnostik

H. Horst

Für die Diagnose einer Lyme-Borreliose kommt bei entsprechendem klinischem Verdacht – außer bei den typischen Hautmanifestationen – dem serologischen Befund eine wesentliche Bedeutung zu, da der Erreger nur in wenigen Fällen direkt gezüchtet oder histologisch nachgewiesen werden kann. Der Serologie sind jedoch Grenzen gesetzt, die man kennen muß.

In frühen Stadien der Infektion ist die serologische Diagnostik problematisch. Diese Besonderheit wurde im Kapitel „Hautkrankheiten" ausführlich erörtert. Eine Serokonversion zum Zeitpunkt des Auftretens eines Erythema migrans liegt nach Literaturangaben erst in 20–80 % der Fälle vor, d. h., die Sensitivität ist hier niedrig. In Frühstadien ist eine endgültige serologische Aussage nur durch eine 2–3 Wochen später erfolgende Zweituntersuchung möglich, da sich dann eine Titerbewegung erkennen läßt. Dies ist keine Besonderheit der Lyme-Borreliose, sondern trifft auch für die Serodiagnostik anderer Infektionskrankheiten zu. Eine Blutuntersuchung zum Zeitpunkt der Zeckenentfernung bei einem Patienten sagt also nichts über die potentielle Infektiosität der Zecke aus. Sie ist jedoch – auch aus rechtlichen Gründen – empfehlenswert, um den Ausgangstiter des Patienten zur Beurteilung der Zweituntersuchung zu kennen.

IgM- und IgG-Antikörper

Wie bei jeder Infektionskrankheit reagiert das humorale Immunsystem zunächst mit der Bildung von Antikörpern der IgM-Klasse. Im Gegensatz zu den monomeren, niedrigmolekularen, plazentagängigen IgG-Immunantikörpern handelt es sich hierbei um großmolekulare Pentamere. Das hat den Vorteil, daß der anfangs noch geringen Antikörperkonzentration eine im Vergleich zu den IgG-Molekülen mehrfach antigenbindende Kapazität zukommt. In Frühstadien der Infektion sind deshalb vorwiegend erhöhte IgM-Antikörpertiter zu erwarten, in den Spätstadien dagegen sind die IgG-Antikörpertiter erhöht. Im Verlauf von 3 – 6 Monaten verschwinden die IgM-Antikörper aus dem Blut und werden durch solche der IgG-Klasse ersetzt, die nach Heilung wieder rückläufig werden, aber auch lebenslang nachweisbar sein können. Aus weiter unten genannten Gründen kann es jedoch auch im weiteren Krankheitsverlauf zu einem erneuten Anstieg der IgM-Antikörpertiter kommen.

Falsch positive und falsch negative Antikörpertiter

Hohe IgM-Titer sind – falls sie nicht zum klinischen Bild passen – vorsichtig zu interpretieren, da sie beim Vorhandensein des Rheumafaktors, der einen gegen IgG gerichteten IgM-Antikörper darstellt, falsch positiv sein können. In solchen Fällen muß die zu beurteilende Probe mit einem Anti-Rheumafaktorserum absorbiert werden. Der Rheumafaktor kann zwar bei Patienten mit Lyme-Krankheit in Korrelation mit der Krankheitsaktivität erhöht sein, liegt jedoch meist unterhalb der mit dem Latex-Test erfaßbaren Grenzen.

IgM-, IgG-Antikörper

Eine Infektion mit dem Epstein-Barr-Virus (infektiöse Mononukleose) kann ebenfalls zu einem falsch positiven IgM-Befund führen. Falls eine Abgrenzung klinisch nicht möglich ist, hilft eine serologische Kontrolle weiter, da im weiteren Krankheitsverlauf bei der Lyme-Borreliose die IgG-Antikörper gegen Borrelia burgdorferi ansteigen, nicht jedoch bei den beiden anderen Krankheiten.
Falsch negative IgM-Werte können infolge Blockierung durch hohe IgG-Antikörpertiter möglich sein. Bei Problemfällen empfiehlt es sich deshalb, aus dem zu untersuchenden Serum zuvor die IgM-Immunglobuline mittels Ultrazentrifugation bzw. Säulenchromatographie zu isolieren.

In einem früheren Kapitel, in dem die Eigenschaften von Borrelia burgdorferi beschrieben wurden, erfolgte der Hinweis auf dessen antigene Heterogenität und partiell antigenen Gemeinsamkeiten mit anderen Erregern (z. B. Treponema pallidum, Rückfallfieber-Borrelien). Dies birgt ebenfalls die Möglichkeit falsch positiver Befunde hinsichtlich einer Borrelia-burgdorferi-Infektion. Falls vom klinischen Bild her keine diagnostische Entscheidung möglich ist, kann der serologische Befund durch Absorptionsversuche mit dem fraglichen kreuzreagierenden Erreger eingeengt werden. Zur Absorption hat sich T.-phagedenis-Ultrasonikat bewährt. Die Kreuzreaktivität zu Rückfallfieber-Borrelien (insbesondere Borrelia recurrentis) ist jedoch so groß, daß eine Absorption auch nicht weiterhilft. Hier muß aufgrund der unterschiedlichen klinischen Symptomatik und Anamnese die Diagnose klinisch gestellt werden.
Welche Bedeutung den in der Mundflora oder bei der Angina Plaut-Vincentii vorkommende Borrelien hinsichtlich eines falsch positiven Befundes zukommt, ist noch nicht hinreichend geklärt.
Ein mit zahlreichen Bakterienarten kreuzreagierendes Antigen ist das 60-kD-Protein (common antigen). Ob Versuche, die Spezifität der Borrelia-burgdorferi-Serologie durch Einsatz gereinigter 41-kD-Geißelantigene zu verbessern, Erfolg haben werden, bleibt abzuwarten. Die Kreuzreaktivität zu T. pallidum wird dadurch nicht beseitigt, wie man das von der Lues-Serologie weiß. Im Zweifelsfall muß ergänzend eine Lues-serologische Untersuchung durchgeführt werden, wobei bei einer Borrelia-burgdorferi-Infektion der TPHA-Test negativ bleibt.
Zumindest nach unserer Erfahrung ergaben sich keine Schwierigkeiten, eine Lyme-Borreliose serologisch von einer Lues abzugrenzen. Falsch positive IgG-Antikörpertiter können auch bei Vorhandensein von Autoantikörpern vorkommen. Es ist jedoch noch ungeklärt, ob dies auf eine frühere Borrelia-burgdorferi-Infektion zurückzuführen oder lediglich durch Immunglobuline mit einem breiten, unspezifischen Reaktionsspektrum bedingt ist. Wir selbst überblicken einen Fall mit einem extrem hohen IgG-Antikörpertiter, bei dem antinukleäre Antikörper nachgewiesen wurden.

Eine größere Schwierigkeit bereitet die antigene Heterogenität des Erregers selbst, insbesondere hinsichtlich falsch negativer Befunde. Hierin liegt die eigentliche Ursache, weshalb es bis heute nicht gelungen ist, die Borrelia-burgdorferi-Serologie zu standardisieren und allgemein verbindliche Grenzwerte einzuführen. Vorhandene Antikörper lassen sich mit einer serologischen Reaktion nur nachweisen, wenn das korrespondierende Antigen im Reagenzglas vorhanden ist. Man könnte demnach theoretisch trotz Vorliegen einer floriden Lyme-Krankheit einen negativen serologischen Befund bekommen, wenn das zur Diagnostik eingesetzte Borrelien-Isolat keine Antigengemeinschaft zu dem besitzt, mit dem der Patient infiziert ist. In der Praxis sieht es allerdings – soweit man das bis heute überblickt – nicht ganz so desolat aus.

Abbildung 4 auf Seite 26 veranschaulicht sehr eindrucksvoll, wie die Immunantwort des Organismus, die im Frühstadium nur gegen das 41-kD-Geißelantigen gerichtet ist, im Verlauf der Infektion gegen eine Vielzahl weiterer Antigene zunimmt (im vorliegenden Fall bis zu 11). Dadurch wird auch verständlich, daß in späteren Krankheitsstadien ein erneuter IgM-Anstieg stattfinden kann, bei gleichzeitiger Persistenz hoher IgG-Titer.

Mit der Dauer der Erkrankung wächst damit aber die Wahrscheinlichkeit, trotz Heterogenität, die allen Stämmen gemeinsamen Antigene zu erfassen, was durch die Erfahrungstatsache bestätigt wird, daß die Serodiagnostik bei längerer Krankheitsdauer im allgemeinen zuverlässiger wird.

Asymptomatisch positive Befunde

Aus Untersuchungen von gesunden Kontrollpersonen ist bekannt, daß in einem regional unterschiedlichen Prozentsatz erhöhte IgG-Antikörpertiter nachgewiesen werden können, ohne daß sich anamnestisch oder klinisch ein Anhalt für eine zurückliegende Infektion ergibt. Wie bereits in einem früheren Kapitel erörtert wurde, verlaufen zwar ca. 95 % der Borrelia-burgdorferi-Infektionen subklinisch, aber es erscheint problematisch, die asymptomatisch positiven Befunde dem Durchseuchungstiter gleichzusetzen. Bei einer Infektion mit Borrelia burgdorferi kommt es zwar in einem höheren Prozentsatz zu einer Serokonversion als zur manifesten Erkrankung, aber es liegen keine Langzeitstudien vor, welche die Persistenz der erhöhten Antikörpertiter nach Infektion dokumentieren.

Der Faktor „x" ist noch unbekannt, mit dem man multiplizieren müßte, um Rückschlüsse auf den Durchseuchungsgrad aus asymptomatisch positiven Befunde zu ziehen. Von praktischer Bedeutung ist, wie sich ein Arzt gegenüber einem Patienten mit einem solchen positiven „Zufallsbefund" verhalten soll. Auf diese Frage wird im Kapitel „Therapie" (S. 147 ff.) noch näher eingegangen.

Besonderheiten der Serodiagnostik bei Neuroborreliosen

Bei Verdacht auf eine Beteiligung des Nervensystems infolge einer Borrelia-burgdorferi-Infektion ist eine Einbeziehung des Liquors in die serologische Diagnostik zu fordern, da in solchen Fällen nicht immer erhöhte Antikörpertiter im Serum zu finden sind. Durch Plasmazellenanreicherungen im entzündeten Gewebe kommt es zur örtlichen Antikörperbildung (sog. autochthone Antikörper). Nach heutiger Auffassung gilt der Nachweis intrathekal gebildeter autochthoner Antikörper als der sicherste serologische Beweis einer ZNS-Infektion mit Borrelia burgdorferi.

Bei einer progressiven chronischen Neuroborreliose müssen jedoch Zweifel geltend gemacht werden, vor allem hinsichtlich der Abgrenzung zur Encephalitis disseminata, bei der – wie bereits früher erwähnt – in einem signifikanten Prozentsatz autochthone Antikörper gegen andere Krankheitserreger gefunden werden.

Der Nachweis oligoklonaler Banden im Liquor stellt kein Unterscheidungskriterium dar, sondern ist Ausdruck eines chronisch-entzündlichen Prozesses im ZNS allgemein. Sie sind deshalb z. B. auch bei Encephalitis disseminata oder Neurolues nachzuweisen.

Zur Bestimmung autochthoner Antikörper ist die Einsendung von Serum- und Liquorproben erforderlich, da die Berechnung auf dem Quotienten aus Serumalbumin und Liquoralbumin bzw. aus Serumimmunglobulinen und Liquorimmunglobulinen nebst den Antikörperkonzentrationen beruht.

Autochthone Antikörperbildung auch in Gelenken?

Dafür gibt es keinen überzeugenden Beweis. Bei eindeutiger Lyme-Arthritis liegt der Gesamteiweißgehalt in Gelenkpunktaten nur wenig unter dem des Blutes. In allen Fällen, bei denen wir erhöhte IgG-Antikörper in Gelenkpunktaten fanden, waren diese auch im Serum nachzuweisen. Für die Serodiagnostik der Lyme-Arthritis ist diese Frage deshalb von sekundärer Bedeutung.

Seronegative Lyme-Borreliose

Abgesehen von Frühstadien der Erkrankung, wo noch keine Serokonversion stattfand, gibt es nach Literaturangaben und eigener Erfahrung Fälle, die aufgrund der typischen Anamnese und des klinischen Verlaufs einer Lyme-Borreliose zuzuordnen wären, retrospektiv auch durch den antibiotischen Behandlungserfolg wahrscheinlich gemacht werden konnten, aber seronegativ waren. Läßt man die seltenen Fälle einer Immunsuppression außer Betracht, so könnte eine Erklärung hierfür in der Diskrepanz des Antigenspektrums des Erregers, mit dem der Patient infiziert ist, und dem zur Serodiagnostik verwendeten Borrelien-Isolat liegen, in der Antigendrift im befallenen Organismus oder auch darin, daß sich Borrelia burgdorferi im Gewebe so „einnistet", daß er für immunkompetente Zellen unzugänglich ist. Auch zirkulierende Immunkomplexe, in denen die Antikörper gebunden sind, können Seronegativität vortäuschen. Es erfordert eine pragmatische Einstellung des behandelnden Arztes, zum Nutzen des Patienten eine therapeutische Entscheidung zu treffen. Man darf die Tatsache nicht unterschätzen, daß manche Patienten infolge der Aufklärung in der Laienpresse besser informiert scheinen als der Arzt und geradezu einer Borrelien-Phobie verfallen sind.
Es muß jedoch davor gewarnt werden, die Diagnose „seronegative Lyme-Borreliose" zu leichtfertig zu stellen und sie zu einer Alibidiagnose zu machen. Zu empfehlen wäre, das Material an mehrere diagnostische Institute zu senden, die ihre Serodiagnostik mit unterschiedlichen Borrelien-Isolaten betreiben, aufwendige Untersuchungsmethoden (Immunoblot, Immunkomplexspaltung) einzubeziehen und die Untersuchung auf zelluläre Antikörper zu veranlassen.

Inwieweit auch eine vorangegangene Behandlung mit Antibiotika oder Kortison die humorale Immunantwort beeinflussen kann, wird kontrovers beurteilt. Wir haben bei einigen Problemfällen die Erfahrung gemacht, daß im Grenzbereich liegende Titerwerte nach probatorischer antibiotischer Behandlung stark ansteigen, was sich im Nachhinein als Provokationstest erwies.

Das ist auch von der Neurosyphilis bekannt, wo vorher falsch negative serologische Befunde erst nach der Therapie reaktiv werden können.

Die Frage, wie häufig mit einer seronegativen Lyme-Borreliose zu rechnen ist, läßt sich derzeit nicht beantworten.

Normalwerte – Sensitivität und Spezifität

Welche Normalwerte in der Borrelien-Serologie gelten, läßt sich, solange aus genannten Gründen keine Standardisierung möglich ist, nicht allgemeingültig sagen. Jedes gewissenhafte Laboratorium muß diese anhand des zur Diagnostik als Antigen eingesetzten Borrelien-Isolates sowie der Methode durch Bestimmung der Standardabweichung seiner am gesunden Kollektiv errechneten Mittelwerte (95-%-Perzentile) selbst feststellen oder bei kommerziell angebotenen Tests sich auf die Angaben des Herstellers verlassen. Das gilt auch für die Bestimmung der Sensitivität und Spezifität. Beides sind Qualitätsbegriffe, welche die Zuverlässigkeit einer Methode charakterisieren.

Die Sensitivität gibt an, in welchem Prozentsatz bei der eingesetzten Methode mit richtig positiven Befunden zu rechnen ist (Wahrscheinlichkeit der richtig positiven Befunde), und läßt sich folgendermaßen berechnen:

$$\text{Sensitivität (\%)} = \frac{\text{Anzahl der positiven Ergebnisse mit der angewandten Methode}}{\text{Gesamtzahl der richtig positiven}} \times 100$$

Die Spezifität hingegen ist die Wahrscheinlichkeit der richtig negativen Befunde.

$$\text{Spezifität (\%)} = \frac{\text{Anzahl der negativen Ergebnisse mit der angewandten Methode}}{\text{Gesamtzahl der richtig negativen}} \times 100$$

Anzustreben wären sowohl eine 100%ige Sensitivität als auch Spezifität. Diese Idealforderung läßt sich aber derzeit in der Spirochätenserologie nicht erfüllen.

Neben dem quantitativen Untersuchungsergebnis muß das serologische Laboratorium eine Interpretation des Befundes mitliefern. Ringversuche dazu, die nur die Auswertung der Titerangaben der teilnehmenden Laboratorien zugrunde legen, sind aber schon vom Denkansatz her zum Scheitern verurteilt.

Es muß hier nochmals darauf hingewiesen werden, daß aus den serologischen Befunden keine unmittelbare prädiktive Aussage hinsichtlich der Wahrscheinlichkeit für Krankheit bei einem positiven Befund bzw. der Wahrscheinlichkeit für Nicht-Erkrankung bei einem negativen Befund möglich ist.

Methoden

Heute übliche Routinemethoden sind der indirekte Immunofluoreszenz- und der Elisa-Test (Enzymimmunoassay):
Beim ersten wird auf die mit Antigen (Borrelien) beschichteten Objektträger Patientenserum in einer Verdünnungsreihe aufgetropft. Falls Antikörper vorhanden sind, binden sich diese mit dem korrespondierenden Antigen. Da es sich bei Antikörpern um Gammaglobuline handelt, kann durch Zugabe eines fluoreszenzmarkierten IgG- oder IgM-spezifischen Antihumanglobulins (Coombs-Serum) der Antigen-Antikörperkomplex sichtbar gemacht werden. Die Befundangaben erfolgen in Titerstufen. Es handelt sich um eine semiquantitative Methode.

Bei der Elisa-Technik, die heute fast ausschließlich im Mikrotiterverfahren durchgeführt wird, wird dem Antigenhomogenat Patientenserum hinzugefügt, dessen Antikörper im positiven Fall an das Antigen gebunden werden. Auch hier erfolgt der Nachweis des gebundenen Antikörpers mittels Antihumanglobulin, das jedoch mit einem Enzym markiert ist. Nach Zugabe des enzymspezifischen Substrats erfolgt dessen Spaltung, und die Konzentration des Spaltproduktes, die mit der Konzentration der gebundenen Antikörpermoleküle korreliert, kann photometrisch gemessen werden. Die Befundangaben erfolgen üblicherweise in Einheiten (E), könnten aber auch in absolute Werte der Antikörperkonzentration umgerechnet werden. IgM-Bestimmungen im Elisa werden auch als Capture-Test durchgeführt, wobei aus dem Serum durch Zugabe eines Anti-IgM das IgM-Immunglobulin gebunden wird. Nach Literaturangaben besitzt der IgM-Capture-Test eine im Vergleich zu anderen Methoden höhere Sensitivität in den Frühstadien einer Infektion.

Es wurde schon viel über Vor- und Nachteile der Elisa- und Immunfluoreszenztechnik diskutiert mit dem Ergebnis, daß sich Pro und Kontra für die Anwendung in der Routinediagnostik die Waage halten. Die Elisa-Technik dürfte sich aber immer mehr durchsetzen, da sie den Vorteil einer Automatisierung besitzt.

Seit einiger Zeit wird auch die passive Hämagglutination als Testmethode kommerziell angeboten. Sie eignet sich als Suchtest und erfaßt IgG- und IgM-Antikörper global. Im positiven Fall sollte aber eine mehr differenzierende Diagnostik angeschlossen werden.

Eine weitere Methode, die bislang aber in der Routinediagnostik wegen ihrer Aufwendigkeit nicht angewandt wird, ist der Immuno-(Western-)Blot, der bereits in einem früheren Kapitel beschrieben wurde (s. S. 27). Die Befundauswertung erfordert viel Erfahrung.
Ob die Komplementbindungsreaktion (KBR) künftig eine Rolle spielen wird, bleibt abzuwarten. Der Nachweis der Komplementaktivierung konnte erbracht werden.
Untersuchungen zur Bestimmung der zellulären Immunität sind in der Routinediagnostik noch nicht etabliert.
Derzeit wird wissenschaftlich an der Möglichkeit des Nachweises eines borrelienspezifischen Antigens im Urin gearbeitet, in der Hoffnung, dadurch die Frühdiagnostik zu verbessern.

Die höchste Beweiskraft einer Infektion mit Borrelia burgdorferi kommt im Rahmen der Labordiagnostik dem direkten, mikroskopischen oder kulturellen Nachweis des Erregers in Blut, Punktatflüssigkeit, Biopsie- und Autopsiematerial zu. Die vorhandenen Methoden sind in erfahrener Hand zuverlässig, werden aber z. Zt. nur von wenigen Instituten durchgeführt, die sich auch wissenschaftlich mit der Krankheit befassen. Ein negativer Befund schließt aber eine Borreliose nicht aus, da der Erreger dem direkten Nachweis nur in den wenigsten Fällen zugängig ist.
Klinisch-chemische Untersuchungen haben nur eine ergänzende, nicht beweisende Bedeutung, da es keine für die Lyme-Borreliose krankheitsspezifischen Parameter gibt.
Abschließend soll noch einmal hervorgehoben werden, daß bei den derzeit noch undurchschaubaren pathogenetischen Prozessen eine labordiagnostisch fundierte Diagnose der Lyme-Borreliose nicht immer möglich ist. Im Einzelfall muß der behandelnde Arzt unter Berücksichtigung klinischer und anamnestischer Gesichtspunkte und in Kooperation mit dem serologischen Labor selbst die Gewissensentscheidung treffen, ob – auch bei zweifelhafter Serologie – ein probatorischer Behandlungsversuch eingeleitet werden soll. Eine dogmatische Einstellung hilft weder dem Patienten noch der wissenschaftlichen Erkenntnis, da gerade auf diesem Gebiet noch viele Fragen offen sind.

Zuletzt noch eine Empfehlung für diagnostische Institute: Der Serologe nimmt zwar eine passive Stellung hinsichtlich der Diagnostik einer Lyme-Borreliose ein, da er von den Materialeinsendungen der Ärzte abhängig ist. Ärzte einiger Fachrichtungen ausgenommen, ist aber das Bewußtsein für diese Krankheit in der Ärzteschaft allgemein noch sehr heterogen. Aufgrund dieser Erfahrung unterziehen wir Liquor- und Gelenkpunktate generell einer Borrelien-Diagnostik mit dem Erfolg, daß in 1 % der Liquorproben und in 8 % der Gelenkpunktate ursächlich eine durch Borrelia burgdorferi bedingte Entzündung zu vermuten war, an die vom Einsender nicht gedacht wurde.
Es scheint mir deshalb gerechtfertigt, diese beiden Untersuchungsmaterialien generell auch einem „Borrelien-Screening" zu unterziehen, um so aktiv zur Diagnostik und Aufklärung über diese Krankheit beizutragen.

Literatur

1. *Baig, S., T. Olsen, H. Kink:* Predominance of Borrelia burgdorferi specific B cells in cerebrospinal fluid in neuroborreliosis. Lancet July 8 (1989), 71–74
2. *Barbour, A. G., R. A. Heiland, T. R. Howe:* Heterogenity of major proteins in Lyme disease borreliae: a molecular analysis of North American and European isolates. J. Inf. Dis. 152 (1985), 478–484
3. *Behr, W., J. Barnet, M. Wienbeck:* Diagnostische Probleme bei der Neurosyphilis. Dtsch. med. Wschr. 113 (1988), 1718–1723
4. *Berardi, V. P., K. E. Weeks, A. C. Steere:* Serodiagnosis of early Lyme disease: analysis of IgM and IgG antibody responses by using an antibody-capture enzyme immunoassay. J. Inf. Dis. 158 (1988), 754–758

5. *Craft, J. E., D. K. Fischer, G. T. Shimamoto, A. C. Steere:* Antigens of Borrelia burgdorferi recognized during Lyme disease. Appearance of a new IgM response and expansion of the IgG response late in the illness. J. clin. Invest. 78 (1986), 934–939
6. *Craft, J. E., K. L. Grodzicki, A. C. Steere:* Antibody response in Lyme disease: evaluation of diagnostic tests. J. Inf. Dis. 149 (1984), 789–795
7. *Dattwyler, R. J., et al.:* Seronegative Lyme disease: dissociation of specific T- and B- lymphocyte response to Borrelia burgdorferi. New Engl. J. Med. 319 (1988), 1441–1446
8. *Eichenfield, A. H., B. H. Athreya:* Lyme disease: of ticks and titers. J. Pediat. 114 (1989), 328–333
9. *Enders, G., M. Biber, K. Hlobil, H. J. Wellensieck:* Luesverdacht in der Schwangerschaft durch Kreuzreaktion bei Borrelien-Infektion. Dtsch. med. Wschr. 113 (1988), 1511–1514
10. *Grodzicki, R. L., A. C. Steere:* Comparison of immunoblotting and indirect enzyme-linked immunosorbent assay using different antigen preparations for diagnosing early Lyme disease. J. Inf. Dis. 157 (1988), 790–797
11. *Hansen, K., P. Hindersson, N. S. Pedersen:* Measurement of antibodies to the Borrelia burgdorferi flagellum improves serodiagnosis of Lyme disease. J. clin. Microbiol. 26 (1988), 338–346
12. *Hedberg, C. W., et al.:* An interlaboratory study of antibody to Borrelia burgdorferi. J. Inf. Dis. 155 (1987), 1325–1327
13. *Karlsen, M., et al.:* Comparison of western blot and enzyme-linked immunosorbent assay for diagnosis of Lyme borreliosis. Eur. J. clin. Microbiol. 8 (1989), 871–877
14. *Kochi, S. K., R. L. Johnson:* Role of immunoglobulin G in killing Borrelia burgdorferi by the classical complement pathway. Inf. Immun. 56 (1988), 314–321
15. *Kristoferitsch, W.:* Intrathecal IgM synthesis in patients with Lyme disease. Ann. Neurol. 22 (1987), 283
16. *Kujala, G. A., A. C. Steere, J. S. Davis:* IgM rheumatoid factor in Lyme disease: correlation with disease. J. Rheumatol. 14/4 (1987), 772–776
17. *Magnarelli, L. A., J. E. Anderson, A. G. Barbour:* Enzyme-linked immunosorbent assays for Lyme disease: reactivity to subunits of Borrelia burgdorferi. J. Inf. Dis. 159 (1989), 43–49
18. *Magnarelli, L. A., J. F. Anderson, R. C. Johnson:* Cross-reactivity in serological tests for Lyme disease and other spirochetal infections. J. Inf. Dis. 156 (1987), 183–188
19. *Martin, R., et al.:* Persistent intrathecal secretion of oligoclonal, Borrelia-burgdorferi-specific IgG in chronic meningoradiculomyelitis. J. Neurol. 235 (1988), 229–233
20. *Murray, N., W. Kristoferitsch, G. Stauck, A. J. Stech:* Specifity of CSF antibodies against components of Borrelia burgdorferi in patients with meningopolyneuritis Garin-Bujadoux-Bannwarth. J. Neurol. 233 (1986), 224–227
21. *Pfister, H. W., et al.:* Reinfection with Borrelia burgdorferi. Lancet II (1986), 984–985
22. *Rehse-Küpper, B., R. Ackermann:* Demonstration of locally synthesized Borrelia antibodies in cerebrospinal fluid. Zbl. Bakt. Hyg. A 263 (1986), 407–411
23. *Sigal, L. H., A. C. Steere, J. M. Dwyer:* In vivo and in vitro evidence of B cell hyperactivity during Lyme disease. J. Rheumat. 15/4 (1988), 648–654
24. *Weber, K., et al.:* Reinfection in erythema migrans disease. Infection 14 (1986), 32–35
25. *Wilske, B., et al.:* Serological diagnosis of erythema migrans disease and related disorders. Infection 5 (1984), 331–337
26. *Wilske, B., et al.:* Immunochemische Analyse der Immunantwort bei Spätmanifestationen der Lyme-Borreliose. Zbl. Bakt. Hyg. A 267 (1988), 549–558

Spirochätenpathologie der Lyme-Borreliose

A. B. MacDonald

Perspektiven des Klinikers und Pathologen

Anamnese und Symptomatik führen zu einer klinischen Diagnose, die durch ergänzende Laboruntersuchungen entweder bestätigt werden kann oder revidiert werden muß. Der Kliniker ertrinkt in einer kaum zu bewältigenden Flut neu beschriebener, der Borreliose zugeordneter Krankheitsbilder. Die Pathologen können dabei nicht mehr Schritt halten und geraten ins Hintertreffen.

Welche Forderungen sind zu stellen, um den klinischen Verdacht einer Lyme-Borreliose zu bestätigen? Hierüber stehen heute, im Jahre 1990, 5 voneinander unabhängige Kriterien zur Verfügung:

Zum einen lassen sich in bestimmten Fällen makroskopisch sichtbare Veränderungen feststellen. Das Erythema migrans ist eine pathognomonische Hauterkrankung die – wenn sie in Erscheinung tritt – den weiteren ätiologischen Beweis erspart. Weiterhin ermöglichen 4 Labormethoden eine Aussage über eine frühere Erregerexposition oder eine aktive Infektion, nämlich der Nachweis spezifischer humoraler Antikörper in Körperflüssigkeiten, die zelluläre Immunantwort der T-Lymphozyten des Erkrankten, die Anzüchtung der Borrelien aus Gewebe- oder Körperflüssigkeiten sowie die histologische Darstellung von B. burgdorferi in Gewebeschnitten.

Ein strenger Maßstab wäre die Erfüllung der Kochschen Postulate. In der Praxis kann diese Forderung jedoch nicht eingehalten werden, weil viele Krankheitserscheinungen, die beim Menschen durch eine Borrelia-burgdorferi-Infektion ausgelöst werden, nicht im Tierversuch nachvollzogen werden können. Wir sind jedoch in der Lage, *Kochs* erstes Postulat zu realisieren. Obwohl im erkrankten Gewebe nur eine geringe Zahl von Erregern zu finden ist, bleiben die Borrelia-burgdorferi-Spirochäten für lange Zeit dort erhalten. Der wissenschaftliche Erfolg, den Erreger sowohl aus frühstadlichen (Erythema migrans) als auch aus spätstadlichen (Acrodermatitis chronica atrophicans) Krankheitsherden in vitro züchten zu können, beweist eine lange Überlebenszeit im Wirt, wodurch sich die Möglichkeit ergibt, ihn auch mit Hilfe histologischer Techniken zu identifizieren. Entzündliche Gewebeveränderungen sind für eine Pathologen – selbst bei eindeutigen serologischen Befunden – allein noch kein Beweis einer Borrelia-burgdorferi-Infektion. Sein Kriterium, über die Ursache entzündlicher Gewebeveränderungen eine Aussage zu machen, besteht im histologischen Erregernachweis.

Makro- und mikroskopische Anatomie des Erythema migrans

Das Erythema migrans ist insofern einzigartig, weil es als Leitsymptom einer Lyme-Borreliose herangezogen werden kann, deren Diagnose bestätigt und ein hervorragendes Modell für die Untersuchungen pathologischer Veränderungen in extrakutanen Organen darstellt. Es gibt keinen Labortest, der

Erythema migrans (I)
Acrodermatitis chronica atrophicans (II)
Andere Hautmanifestationen (Lymphadenosis benigna cutis, Morpheae, Lichen sclerosus atrophicus (III)
Ophthalmologische Entzündungen (IV)
Hirnnervenentzündung (V)
Interstitielle Pneumonie (VI)
Entzündungen des Herzens (VII)
Hepatitis (VIII)
Splenomegalie (IX)
Nierenfunktionsstörungen (X)
Orchitis (XI)
Myositis (XII)
Pannikulitis (XIII)
Arthritis (XIV)
Myelitis, Radikulitis und periphere Neuritis (XV)
Meningitis (XVI)
Enzephalitis (XVII)
Lymphadenopathie, lymphoproliferative Erkrankungen (XVIII)
Demyelinisation (XIX)
Demenz (XX)
Schwangerschaft (XXI)

Tab. 1 Deskriptive Pathologie der Lyme-Borreliose. Die Zahlen in Klammern verweisen auf die einschlägigen Literaturstellen.

licht keine Voraussage, ob im Biopsiematerial B. burgdorferi nachgewiesen werden kann oder nicht. Mittels Silberfärbung nach *Warthin* und *Starry* können in vielen Bereichen des Erythema migrans Spirochäten gefunden werden, wenn auch nur in sehr geringer Zahl. *Steere* konnte in Biopsieproben, die dem Zentrum der Hautläsionen entnommen wurden, keine Spirochäten sehen, jedoch an den Rändern des sich ausbreitenden Erythems. Die Wahrscheinlichkeit, in Biopsiematerial Spirochäten zu finden, scheint mit der Entnahmestelle zu korrelieren.

Weitere kutane und extrakutane Manifestationen der Lyme-Krankheit

Entzündungen und damit einhergehende Symptome, die klinisch aber nicht borrelienspezifisch sind, wurden inzwischen von fast allen Organsystemen beschrieben. Darauf wurde in den klinischen Kapiteln bereits ausführlich eingegangen. In Tabelle 1 sind deshalb nur summarisch die Erkrankungen aufgeführt, die aufgrund klinischer oder serologischer Befunde mit der Lyme-Krankheit in Verbindung gebracht werden, was ein Pathologe als „deskriptive Pathologie der Lyme-Borreliose" bezeichnen könnte. Wo bei speziellen Situationen hingegen – oft handelt es sich nur um Einzelfälle – Proben zur histologischen Untersuchung entnommen wurden und im Gewebe Borrelien nachgewiesen und photographisch dokumentiert werden konnten, wird aus der Auflistung in Tabelle 2 ersichtlich.

Die Borrelien sind im entzündeten Gewebe nur extrem spärlich verteilt. Als Erklärung dafür wurden verschieden immun-pathologische Mechanismen herangezogen. In den histologischen Präparaten erkennt man eine ausgeprägte mononukleäre Infiltration. Es gibt aber im Wirtsgewebe histologisch kein borrelienspezifisches Entzündungsmuster, das eine Abgrenzung zu anderen Entzün-

die diagnostische Sicherheit, die das Erythema migrans bietet, übertreffen kann!
Die Vielfalt der Lyme-Krankheit-Symptomatik kommt auch beim Erythema migrans zum Ausdruck. Man kann mehrere Erscheinungsformen des Erythema migrans unterscheiden: eine flüchtige, eine chronisch-persistierende, urtikarielle, homogene, serpinginöse, konzentrisch-ringförmige, zentral verkrustende und eine disseminiert-multifokale.
Das Spektrum makroskopisch-morphologischer Hautveränderungen spiegelt sich auch im mikroskopischen Bereich wider. Die Größe des entzündeten Hautareals ermög-

dungsursachen ermöglicht. Man findet den Erreger häufiger in Gewebezonen, die an oder jenseits der makroskopisch sichtbaren Entzündungsgrenze liegen.

Färbemethoden zur Darstellung von Borrelia burgdorferi im Gewebe

Silberfärbetechniken machen sich die charakteristische Affinität von Spirochäten für verdünnte Silbernitratlösungen zunutze. Die zur Färbung von Treponema pallidum angewandten Methoden wurden auch erfolgreich zum Nachweis von B. burgdorferi im Gewebe eingesetzt. Den Pathologen sind die Fallstricke der Silberimprägnierung bekannt. Eine zu geringe Konzentration färbt nämlich nichts, eine zu hohe dagegen alles. Unerwünschte Silberniederschläge können bewirken, daß die Präparate wie nach einem Schneegestöber in weiß eingehüllt sind. Man muß sich darüber im klaren sein, daß die Suche nach Spirochäten der nach einer Nadel im Heuhaufen gleicht.
Besondere Sorgfalt muß gewährleistet sein, um technische Fehler zu vermeiden, welche die Schwierigkeiten nur noch vergrößern würden. Im ersten Jahrzehnt unseres Jahrhunderts benutzten die Pathologen die Silberfärbemethode nach *Levaditi* und tränkten damit den ganzen Gewebeblock, wodurch ein Konzentrationsgefälle im eingebetteten Material entsteht und man durch Serienschnitte an irgendeiner Stelle optimal gefärbte Präparate erhielt. Dieses arbeitsaufwendige Verfahren wurde von *Warthin* und *Starry* modifiziert, so daß die Färbung eines einzelnen Schnittes möglich wurde. Eine weitere Verbesserung wurde durch Hinzufügen einer oxydierenden Substanz vor der eigentlichen Silberimprägnierung erreicht, was die unspezifische Silberfärbung des Bindegewebes einschränkte. Aber auch heute noch erfordert die gewissenhafte Beurteilung eines mit Silber gefärbten histologischen Präpara-

Haut:
– Erythema migrans (XXII)
– Acrodermatitis chronica atrophicans (XIII)
– Lymphadenosis benigna cutis (XXIV)
– Morpheae (XXV)

Lunge:
– Akutes Atemnotsyndrom bei Erwachsenen (XXVI)

Auge:
– Panophthalmitis (XXVII)

Herz:
– Myo-Endo-Perikarditis (XXVIII)

Leber:
– Hepatitis (XXIX)

Milz:
– Splenomegalie (XXX)

Quergestreifte Muskulatur:
– Myositis (XXXI)

Synovia:
– Synovitis (XXXII)

Zentrales Nervensystem:
– Demenz (XXXIII)

Plazenta und Fötus:
– Kongenitale Borreliose (XXXIV)

Haus-, Wild- und Versuchstiere (XXXV)

Erregernachweis in nicht entzündetem Gewebe (XXXVI)

Tab. 2 Spirochätenpathologie der Lyme-Borreliose. Die Zahlen in Klammern verweisen auf die einschlägigen Literaturstellen.

tes positive und negative Kontrollen, die Verwendung nur frisch angesetzter Färbelösungen, peinlichst gesäuberte Färbeschalen und genauestes Betrachten technischer Einzelheiten.
Für formalinfixiertes, in Paraffin eingebettetes Material wird inzwischen auch die Immunofluoreszenz-Technik zur Spirochätendarstellung angewandt. Die Entparaffinierung

der Gewebeschnitte erfolgt in der üblichen Weise mit Xylol und Alkohol in abgestuften Konzentrationen und nachfolgender Spülung mit Leitungswasser. Die optimale Verdünnung eines borrelienantikörperhaltigen Serums mit Kochsalzlösung erfolgt nach dem Versuch-Irrtum-Prinzip mit positiven Präparatekontrollen. Die zu untersuchenden Präparate werden dabei serienweise mit antikörperhaltigen Seren beschichtet (Stufe 1), in physiologischer Kochsalzlösung gewaschen und danach mit einem immunochemischen Reagenz beschichtet (Stufe 2), das eine unter dem Mikroskop sichtbar zu machende Markierung ermöglicht.

Die Präparate werden mit Ölimmersion bei 1 000facher Vergrößerung durchgemustert. Folgende immunochemisch markierte Seren stehen zur Färbung zur Verfügung: polyklonales IgG-Anti-B.burgdorferi-Humanserum, polyklonales IgG-Anti-B.burgdorferi-Kaninchenserum, monoklonale IgG-Antikörper H 5332 (Dr. *A.G. Barbour*) und monoklonale IgG-Antikörper H 9724 (Dr. *A.G. Barbour*).

Kontrollen für die histopathologischen Untersuchungen

Um die Gewebeschnitte nicht falsch zu beurteilen, muß man im gleichen Färbeansatz zusammen mit den zu untersuchenden Präparaten positive und negative Kontrollen mitfärben. Bevor man unbekannte Präparate untersucht, muß man sich anhand der positiven Kontrollen vergewissern, daß die geforderte Färbequalität erzielt wurde. Nur dadurch kann man sich der Gefahr einer falsch negativen oder falsch positiven Beurteilung entziehen. Ideal wären positive Kontrollen, die vom gleichen Organ und der gleichen Spezies wie das zu untersuchende Material stammen und in fast jedem Gesichtsfeld Spirochäten enthielten, so daß überhaupt kein Zweifel bei der Beurteilung aufkommen kann. Ideal negative Kontrollen wären konsequenterweise solche, die ebenfalls gleicher Organ- und Speziesherkunft sind und mit Sicherheit keine Spirochäten enthalten. Um aber realistisch zu bleiben: In Wirklichkeit gibt es solche „idealen" positiven Kontrollen nicht! Im Gewebe, das B. burgdorferi enthält, findet man im ganzen Gewebeblock meist nur wenige Erreger. Häufig sind zahlreiche Schnitte erforderlich, um überhaupt nur eine einzige Spirochäte zu sehen. Die Frage, was als optimale Färbung in positiven Kontrollschnitten zu bezeichnen ist, muß sich jeder selbst beantworten.

Der Mangel an verfügbarem positivem Kontrollmaterial führte zur Entwicklung künstlicher Gewebeäquivalente. Dazu gibt man Bakterienkulturen in verflüssigte Agarose oder in verflüssigten Agar und bearbeitet dieses Material nach Verfestigung wie eine Gewebeprobe. Daraus gewonnene Schnitte enthalten zahlreich B. burgdorferi. Sie können dann mittels Silberfärbung oder Immunofluoreszenz weiter bearbeitet werden.

Eine alternative Quelle für positive Gewebekontrollen ist Autopsiematerial von experimentell infizierten Versuchstieren.

Morphologische Heterogenität von B. burgdorferi in histologischen Schnitten

Aus Lehrbüchern der Mikrobiologie gewinnt man den Eindruck, daß Spirochäten im allgemeinen und B. burgdorferi im besonderen eine konstante Form besitzen und keinen nennenswerten Variationen unterliegen. Diese Vorstellung muß man aber revidieren, wenn man die Spirochätenmorphologie im Agar-Gel oder in Gewebeschnitten histologisch studiert. Hier wird eine Formvielfalt erkennbar, mit denen der Pathologe vertraut sein sollte. Als Anhang zu diesem Kapitel wird deshalb ein „Atlas der Spirochätenmorphologie" beigefügt, in der Hoffnung, viele Pathologen dazu zu motivieren, sich mit dem bisher von dieser Seite vernachlässigten Gebiet auseinanderzusetzen.

Da der Durchmesser von B. burgdorferi zwischen 0,12 und 0,2 µm (1 µm = 0,001 mm) beträgt, muß die Optik des Lichtmikroskops eine größtmögliche Auflösung bieten, wofür eine Beleuchtungseinrichtung nach *Köhler* zwingend nötig ist.

Die Dicke eines Schnittes beträgt im Durchschnitt 5 µm. Wenn die Borrelie darin schräg liegt, ergeben sich bei einer Auflösungsschärfe von 0,1 µm potentiell zwischen 25 und 50 optische Ebenen, so daß nur ein Teil der Borrelien in einer optischen Ebene scharf fokussiert werden kann. Damit man die Spirochäten nicht übersieht, muß das histologische Präparat nicht nur in einer Ebene, sondern dreidimensional auch senkrecht in allen optischen Ebenen durchgemustert werden.

Vorteile einlagiger zytologischer Präparate

Einlagige Zellanordnungen auf einem Objektträger haben gegenüber Gewebeschnitten den Vorteil, daß das Material innerhalb nur einer optischen Ebene liegt und unter- oder oberhalb dieser Ebene kein weiteres Gewebe vorhanden ist. Sie sind einfach durch Abklatsch herzustellen, indem man den Objektträger auf die Oberfläche des nativen, unfixierten Gewebes drückt. Es ist weniger arbeitsaufwendig, mehrere Abklatschproben aufzuarbeiten als histologische Präparate anzufertigen. Sie unterliegen auch weniger der Gefahr, beim Färben vom Objektträger abgespült zu werden als histologische Schnitte.

Dunkelfeldmikroskopie

Eine schnelle und einfache Methode wäre die Untersuchung im Dunkelfeld. Leider läßt sie sich zum gegenwärtigen Zeitpunkt nicht für die Diagnose einer Lyme-Borreliose einsetzen, da bei ihr keine dem syphilitischen Primäraffekt oder den sekundären Schleimhautläsionen entsprechenden Herde bekannt sind.

Zukünftige Techniken zur Identifizierung von B. burgdorferi

Die Methoden der Molekularbiologie zeigen neue diagnostische Möglichkeiten auch für die Erforschung der Lyme-Krankheit auf. Durch In-situ-Hybridisierung mit einem B. burgdorferi-spezifischen, markierten, komplementären DNS-Strang (Gensonde) könnte der unwiderlegbare Beweis für das Vorhandensein des Erregers im Gewebe erbracht werden. Eine Wiederaufbereitung von paraffiniertem Archivmaterial wird – wie sich ein darin erfahrener Wissenschaftler ausdrückte – „neues Leben in altes Gewebe" bringen. Ich bin optimistisch, daß mit der Gensondentechnik auch die Pathologie einen großen Schritt bei der Erforschung der Lyme-Krankheit vorankommt.

Zusammenfassung

Leitsätze für den Pathologen:
1. Borrelia burgdorferi ist eine krankheitserregende Spirochäte.
2. Der Nachweis von B. burgdorferi in entzündetem Gewebe ist der überzeugendste Beweis für die Ätiologie der Krankheit.
3. Der Nachweis von B. burgdorferi in nicht erkranktem Gewebe beweist, daß es auch latente Formen der Lyme-Borreliose gibt.
4. Die Identität von B. burgdorferi in histologischen Präparaten muß entweder durch den morphologischen Vergleich mit positiven Kontrollen oder durch komplementierende DNS-Techniken (Gensonden) gesichert werden.
5. Unabhängig von der angewandten Methode ist eine photographische Dokumentation zu fordern.

Jeder, der sich der Mühe unterzieht, B. burgdorferi in erkranktem Gewebe nachzuweisen, muß einige der Tugenden *Burgdorfers* besitzen, nämlich Fleiß, Ausdauer, Genauigkeit, peinliche Beachtung von Details, gewissenhafte Ehrlichkeit, analytisches Schauen und Enthusiasmus.

Pasteur sagte, daß wir für den wissenschaftlichen Erfolg tausende von Niederlagen hinnehmen müssen. Auch heute noch ist die histologische Suche nach B. burgdorferi ein oft frustrierendes, zeitaufwendiges und schwieriges Unterfangen. Aber ohne das Licht aus *Burgdorfers* Mikroskop wäre die Suche völlig hoffnungslos.

Literatur

Erythema migrans (I)
– *Afzelius, A.:* Erythema chronicum migrans. Acta Derm. Venerol. (Stockholm) 2 (1921), 120–125

Acrodermatitis chronica atrophicans (II)
– *Åsbrink, E., A. Hovmark:* Cutaneous manifestations of Ixodes borne Borrelia spirochetosis. Intern. J. Dermatol. 26 (1987), 215–223

Andere Hautmanifestationen (III)
– *Aberer, E., G. Stanek, M. Ertl:* Evidence for spirochetal origin of circumscribed scleroderma. Acta Derm. Venerol. (Stockholm) 67 (1987), 225–231

Ophthalmologische Erkrankungen (IV)
– *Schecter, S. L.:* Lyme disease associated with optic neuropathy. Am. J. Med. 81 (1986), 143
– *Wu, G., et al.:* Optic disc edema and Lyme disease. Ann. Ophthalm. 18 (1986), 252

Hirnnerventzündungen (V)
– *Caruso, V. G.:* Facial paralysis from Lyme disease. Otolaryng. Head Neck Surg. 93 (1985), 550–553
– *Pachner, A. R., A. C. Steere:* The triad of neurologic manifestations of Lyme disease: meningitis, cranial neuritis, radiculoneuritis. Neurology 35 (1985), 47–53
– *Vagnik, P. M., V. Dhaduk:* Polyneuritis cranialis in Lyme disease. Neurol. Neurosurg. Psychiat. 49 (1985), 963–964

Interstitielle Pneumonie (VI)
– *Duray, P. H.:* The surgical pathology of human Lyme disease; an enlarging picture. Am. J. Surg. Path. 11/ Suppl. 1 (1987), 47–60

Entzündungen des Herzens (VII)
– *Steere, A. C., et al.:* Lyme carditis; cardiac abnormalities of Lyme disease. Ann. intern. Med. 93 (1980), 8–16
– *Vlay, S.:* Complete heart block due to Lyme disease. New Engl. J. Med. 315 (1986), 1418

Hepatitis (VIII), Splenomegalie (IX), Nierenfunktionsstörungen (X), Orchitis (XI)
– *Steere, A. C.:* The early clinical manifestations of Lyme disease. Ann. intern. Med. 99 (1983), 76–82

Myositis (XII)
– *Schmutzhard, E., J. Willert, F. Gerstenbrand:* Meningopolyneuritis Bannwarth with focal nodular myositis; a new aspect in Lyme borreliosis. Klin. Wschr. 64 (1986), 1204–1208
– *Wokke, J. H. J., J. deKoning, G. Stanek:* Chronic muscle weakness caused by Borrelia burgdorferi meningoradiculitis. Ann. Neurol. 22 (1987), 389–392

Pannikulitis (XIII)
– *Kramer, N., et al.:* Septal panniculitis as a manifestation of Lyme disease. Am. J. Med. 81 (1986), 149–152

Arthritis (XIV)
– *Jacobs, J. C., M. Stevens, P. H. Duray:* Lyme disease simulating septic arthritis, J. Am. med. Ass. 256 (1986), 1138–1139
– *Steere, A. C., S. E. Malawista, D. R. Snydman:* Lyme arthritis: an epidemic of oligoarticular arthritis in children and adults in three Connecticut communities. Arthrit. Rheumat. 20 (1977), 7–17

Periphere Neuritis und Myelitis (XV)
– *Ackerman, R., E. Gollmer, B. Rehse-Küpper:* Progressive Borrelien-Enzephalomyelitis. Dtsch. med. Wschr. 110 (1985), 1039–1042
– *Garin-Bujadoux, C.:* Paralysie par les tiques. J. Méd. (Lyon) 3 (1922), 765–767
– *Reik, L., et al.:* Neurologic abnormalities of Lyme disease. Medicine 58 (1979), 281–294

Meningitis (XVI)
– *Bannwarth, A.:* Chronische lymphozytäre Meningitis, entzündliche Polyneuritis und Rheumatismus. Arch. Psychiatr. Nervenkr. 113 (1941), 284–376

– *Pal, G. S., J. T. Baker, P. R. D. Humphrey:* Lyme disease presenting as recurrent meningitis. Br. med. J. 295 (1987), 367

Enzephalitis (XVII)
– *Broderick, J. P., B. A. Sandok, L. E. Mertz:* Focal encephalitis in a young woman 6 years after the onset of Lyme disease; tertiary Lyme disease?. Mayo Clin. Proc. 62 (1987), 313–316
– *Diringer, M. N., J. J. Halperin, R. J. Dattwyler:* Lyme meningoencephalitis – report of a severe penicillin resistant case. Arthr. Rheumat. 30 (1987), 705–708

Lymphadenopathie, lymphoproliferative Erkrankungen (XVIII)
– *Uldry, P. A., F. Regli, M. Ferrazzini:* Lymphome primaire du system nerveux après radiculoneurite á Borrelia burgdorferi: étude d'une observation. Arch. Suisses Neurol. Psychiat. 139 (1988), 31–38

Demyelinisation (XIX)
– *Fumarola, D.:* Multiple sclerosis and Borrelia burgdorferi. Lancet II (1987), 545
– *Reik, L., L. Smith, A. Khan:* Demyelinating encephalopathy in Lyme disease. Neurology 35 (1985), 267–269
– *Sterman, A. B., S. Nelson, P. Barclay:* Demyelinating neuropathy acompanying Lyme disease. Neurology 32 (1982), 1302–1305

Demenz (XX)
– *Carlsson, M., B. Malmvall:* Borrelia infection as a cause of presenile dementia. Lancet II (1987), 798

Schwangerschaft (XXI)
– *Markowitz, L. E., et al.:* Lyme disease during pregnancy. J. Am. med. Ass. 255 (1986), 3394–3396

Spirochäten in der Haut: ECM (XXII), ACA (XXIII), LBC (XXIV), Morphaea (XXV)
– *Aberer, E., G. Stanek:* Histological evidence for spirochetal origin of morphea and lichen sclerosis et atrophicus. Am. J. Dermatopath. 9 (1987), 374–379
– *Åsbrink, E., A. Hovmark, B. Hederstedt:* The spirochetal etiology of Acrodermatitis chronica atrophicans Herxheimer. Acta Derm. Venerol. Suppl. 64 (1984), 506–512
– *Berger, B. W., O. J. Clemmenson, A. B. Ackerman:* Lyme disease is a spirochetosis; a review of the disease and evidence for its cause. Am. J. Dermatopath. 5 (1983), 111–124
– *deKoning, J., B. Bosma, A. A. Roogkamp Korstange:* Demonstration of spirochetes in patients with Lyme disease with a modified silver stain. J. med. Microbiol. 23 (1987), 261–267
– *Hovmark, A., E. Åsbrink, I. Olsson:* The spirochetal etiology of Lymphadenosis benigna cutis. Acta Derm. Venerol. (Stockholm) 66 (1986), 479–784
– *Park, H. K., B. E. Jones, A. G. Barbour:* Erythema chronicum migrans; diagnosis by monoclonal antibodies. J. Acad. Dermatol. 15 (1986), 406–410

Spirochäten in der Lunge (XXVI)
– *Kirsch, M., F. L. Rubin, A. C. Steere:* Fatal adult respiratory distress syndrome in a patient with Lyme disease. J. Am. med. Ass. 259 (1988), 2737–2739

Spirochäten im Auge (XXVII)
– *Steere, A. C., et al.:* Unilateral blindness caused by infection with the Lyme disease spirochete. Ann. intern. Med. 103 (1985), 382

Spirochäten im Herzen (XXVIII)
– *Marcus, L. C., A. C. Steere, P. H. Duray:* Fatal pancarditis in a patient with coexistent Lyme disease and babesiosis; demonstration of spirochetes in the myocardium. Ann. intern. Med. 103 (1985), 375–376
– *Reznick, J. W., et al.:* Lyme carditis, electrophysiological and histologic study. Am. J. Med. 81 (1986), 923–927

Spirochäten in der Leber (XXIX)
– *Goellner, M. H., W. A. Agger, J. H.: Burgess:* Hepatitis due to recurrent Lyme disease. Ann. intern. Med. 108 (1988), 707–708

Spirochäten in der Milz (XXX)
– *Cimmino, M. A., et al.:* Spirochetes in the spleen of a patient with chronic Lyme disease. Am. J. clin. Path. 91 (1989), 95–97

Spirochäten im quergestreiften Muskel (XXXI)
– *Atlas, E., S. N. Novak, P. H. Duray:* Lyme myositis; muscle invasion by borrelia burgdorferi. Ann. intern. Med. 109 (1988), 245–246

Spirochäten in der Synovia (XXXII)
– *Johnson, Y. E., et al.:* Lyme arthritis; spirochetes found in synovial microangiopathic lesions. Am. J. Path. 118 (1985), 26–34

Spirochäten im zentralen Nervensystem (XXXIII)
– *MacDonald, A. B.:* Borrelia in brains of patients dying with dementia. J. Am. med. Ass. 256 (1986), 2195–2196

– *MacDonald, A. B., J. M. Miranda:* Concurrent neocortical borreliosis and Alzheimer's disease. Human Path. 18 (1987), 759–761

Spirochäten in Föten oder der Plazenta (XXXIV)

– *MacDonald, A. B., J. L. Benach, W. Burgdorfer:* Stillbirth following maternal Lyme disease. New York J. Med. 87 (1987), 615–616
– *Schlesinger, P. A., P. H. Duray, B. A. Burke:* Maternal fetal transmission of the Lyme disease spirochete Borrelia burgdorferi. Ann. intern. Med. 103 (1985), 67–68
– *Weber, K., et al.:* Borrelia burgdorferi in a newborn despite oral penicillin for Lyme borreliosis during pregnancy. Ped. infect. Dis. J. 7 (1989), 286–289

Spirochäten bei Haus-, Wild- und Versuchstieren (XXXV)

– *Burgess, E. C., D. Gillette, J. P. Pickett:* Arthritis and panuveitis as manifestation of Borrelia burgdorferi infection in a Wisconsin pony. J. Am. vet. Med. Ass. 189 (1986), 1340–1342
– *Duray, P. H., R. C. Johnson:* The histopathology of experimentally infected hamsters with the Lyme disease spirochete Borrelia burgdorferi. Proc. Soc. exp. Biol. Med. 191 (1986), 263–269
– *Schmitz, J. L., R. F. Schell, A. Heska:* Induction of Lyme arthritis in LSH hamsters. Inf. Immun. 56 (1988), 2336–2342
– *Schwan, T. G., et al.:* The urinary bladder, a consistent source of Borrelia burgdorferi in experimentally infected white footed mice (Peromyscus leucopus). J. clin. Microbiol. 26 (1988), 893–895

Spirochäten in nicht entzündetem Gewebe (XXXVI)

Siehe Literatur unter XXXIV.

Anhang: Atlas der Spirochätenmorphologie

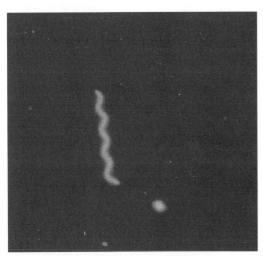

Abb. 1   Borrelia burgdorferi, 1 000fache Originalvergrößerung, Dunkelfeldmikroskopie: lehrbuchmäßige, schraubenförmig gewundene Form von Borrelia burgdorferi, wie man sie aber in Gewebsschnitten so kaum sehen wird.

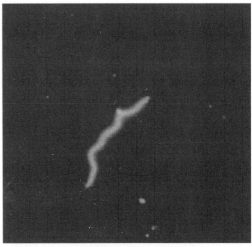

Abb. 2   Borrelia burgdorferi, 1 000fache Originalvergrößerung, Dunkelfeldmikroskopie: Im Vergleich zu Abbildung 1 sind die typischen Windungen nur noch angedeutet zu sehen.

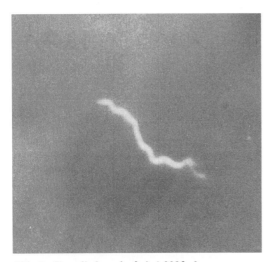

Abb. 3   Borrelia burgdorferi, 1 000fache Originalvergrößerung, Dunkelfeldmikroskopie: deformierte Form in einem histologischen Präparat aus einer Agar-Gel-Einbettung.

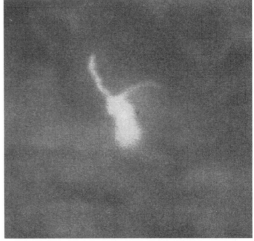

Abb. 4   Borrelia burgdorferi im Myokard eines menschlichen Föten, 1 000fache Originalvergrößerung, Färbung mit polyklonalem Antihumanserum (freundlicherweise überlassen von Dr. *Schlesinger*).

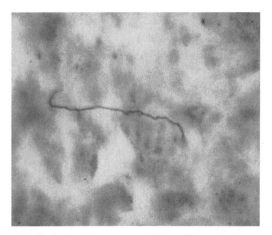

Abb. 5 Spirochäte in menschlicher Plazenta, die morphologisch B. burgdorferi entsprechen könnte. 1 000fache Originalvergrößerung, Warthin-Starry-Silberfärbung.

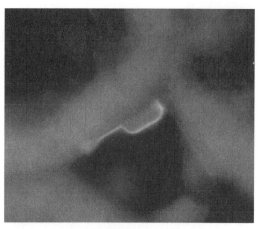

Abb. 6 Borrelia burgdorferi in der Niere eines experimentell infizierten Syrischen Hamsters. Färbung mit fluoreszenzmarkiertem polyklonalem Antiserum.

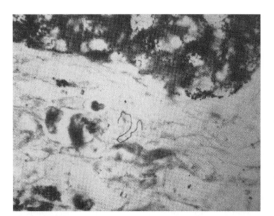

Abb. 7 Borrelia burgdorferi aus einer Hautbiopsie eines Erythema migrans. Warthin-Starry-Silberfärbung (mit freundlicher Genehmigung von Dr. *B.W. Berger*).

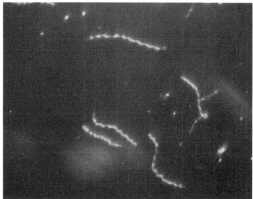

Abb. 8 Borrelia burgdorferi aus einem flüssigen Kulturmedium, 400fache Originalvergrößerung, Dunkelfeldmikroskopie.

Anhang

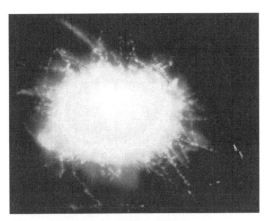

Abb. 9 Borrelia burgdorferi, 400fache Originalvergrößerung, Dunkelfeldmikroskopie: Borrelien-Agglomerat aus einer flüssigen BSK-Kultur.

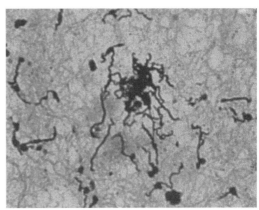

Abb. 10 Borrelia burgdorferi, 1 000fache Originalvergrößerung, Warthin-Starry-Silberfärbung: Borrelien-Anhäufung in einem eingebetteten Agarose-Kontrollschnitt.

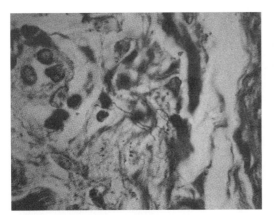

Abb. 11 Borrelia burgdorferi in einer Erythema-migrans-Hautbiopsie. Warthin-Starry-Silberfärbung (mit freundlicher Genehmigung von Dr. *B. W. Berger*).

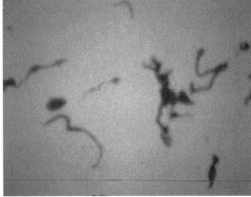

Abb. 12 Borrelia burgdorferi, 1 000fache Originalvergrößerung, Warthin-Starry-Silberfärbung: Spirochätengewirr in einem eingebetteten Agarose-Gel-Kontrollschnitt.

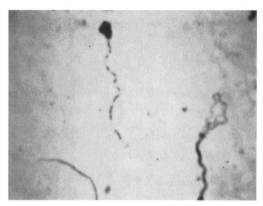

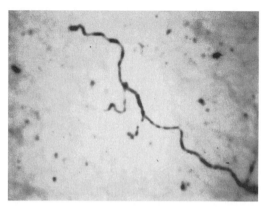

Abb. 13 Borrelia burgdorferi, 1 000fache Originalvergrößerung, Warthin-Starry-Silberfärbung: gebänderte Spirochäte mit endständiger knopfförmiger Auftreibung in einem eingebetteten Agarose-Gel-Kontrollschnitt.

Abb. 14 Borrelia burgdorferi, 1 000fache Originalvergrößerung, Warthin-Starry-Silberfärbung: gebänderte Spirochäte mit seitlich anhängenden kürzeren Formen in einem eingebetteten Agarose-Gel-Kontrollschnitt.

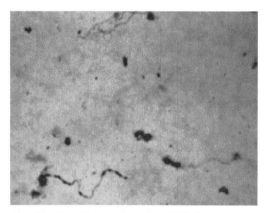

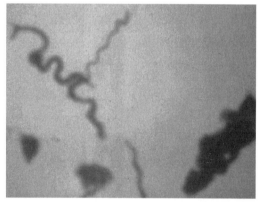

Abb. 15 Borrelia burgdorferi, 1 000fache Originalvergrößerung, Warthin-Starry-Silberfärbung: gebänderte Spirochätenform in einem eingebetteten Agarose-Gel-Kontrollschnitt.

Abb. 16 Borrelia burgdorferi, 1 000fache Originalvergrößerung, Warthin-Starry-Silberfärbung: knopfförmige, runde Auftreibung des Spirochätenkörpers in einem eingebetteten Agarose-Gel-Kontrollschnitt.

Anhang

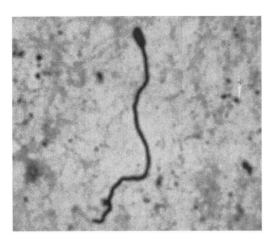

Abb. 17 Borrelia burgdorferi, 1 000fache Originalvergrößerung, Warthin-Starry-Silberfärbung: abgeflachte endständige Auftreibung einer ungewundenen Spirochäte in einem eingebetteten Agarose-Gel-Kontrollschnitt.

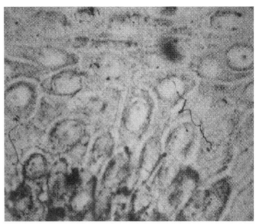

Abb. 18 Borrelia burgdorferi, Warthin-Starry-Silberfärbung: abgeflachte Spirochätenform aus einer Hautbiopsie eines Erythema migrans mit angedeuteter Auftreibung im oberen Drittel des Erregers (mit freundlicher Genehmigung von Dr. B.W. Berger).

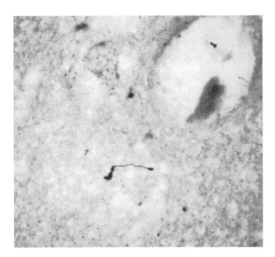

Abb. 19 Borrelie, die morphologisch mit B. burgdorferi in Einklang zu bringen wäre, 1 000fache Originalvergrößerung. Warthin-Starry-Silberfärbung: Autopsiematerial aus dem Gehirn eines Kindes. Spirochäte mit endständiger Auftreibung.

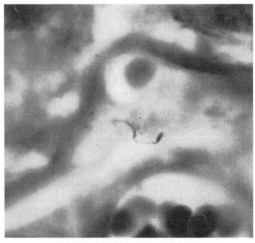

Abb. 20 Spirochäte, die morphologisch B. burgdorferi entsprechen könnte, 1 000fache Originalvergrößerung, Warthin-Starry-Silberfärbung: Spirochäte mit abgeflachter endständiger Auftreibung.

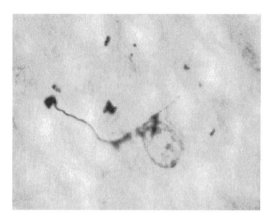
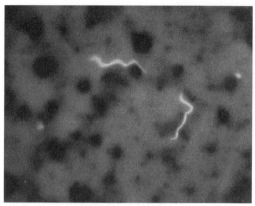

Abb. 21 Spirochäte, die morphologisch B. burgdorferi entsprechen könnte, 1 000fache Originalvergrößerung. Warthin-Starry-Silberfärbung: Borrelie in fötalem Gehirngewebe mit endständiger Auftreibung.

Abb. 22 Borrelia burgdorferi, 1 000fache Originalvergrößerung, Acridin-Orange-Färbung. Spirochäten mit freien, abgetrennten, punktförmigen Teilstücken.

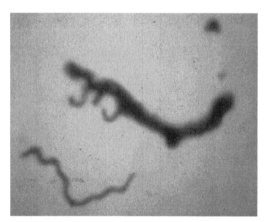
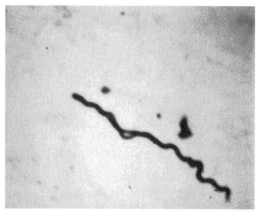

Abb. 23 Borrelia burgdorferi, 1 000fache Originalvergrößerung, Warthin-Starry-Silberfärbung: einander umschlingende Spirochäten in einem eingebetteten Agar-Gel-Kontrollschnitt, was den Eindruck einer sehr dicken Form erzeugt.

Abb. 24 Borrelia burgdorferi, 1 000fache Originalvergrößerung, Warthin-Starry-Silberfärbung: zwei sich umschlingende Borrelien in einem eingebetteten Agar-Gel-Kontrollschnitt, was den Eindruck einer dickeren Form vortäuscht.

Anhang

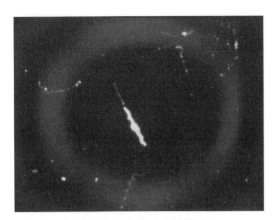

Abb. 25 Borrelia burgdorferi, 1 000fache Originalvergrößerung, indirekte Immunofluoreszenz mit monoklonalen Antikörpern (H 5332). Eine „dicke" Borrelien-Form, wie sie sich im Fluoreszenzmikroskop darstellt.

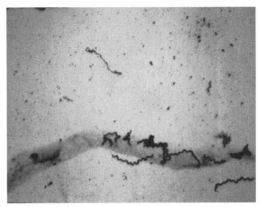

Abb. 26 Borrelia burgdorferi, 400fache Originalvergrößerung, Warthin-Starry-Silberfärbung: dünne, fädige Borrelien-Form in einem eingebetteten Agarose-Gel-Kontrollschnitt.

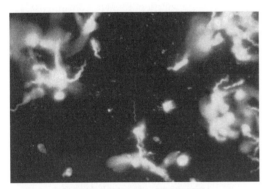

Abb. 27 Borrelia burgdorferi, 1 000fache Originalvergrößerung, indirekte Immunofluoreszenz mit polyklonalem Antihumanserum in einem eingebetteten Agarose-Gel-Kontrollschnitt.

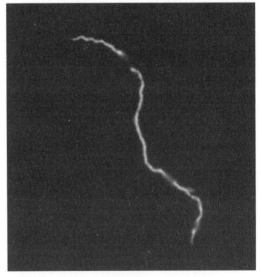

Abb. 28 Borrelia burgdorferi, 1 000fache Originalvergrößerung, indirekte Immunofluoreszenz mit polyklonalem Antihumanserum: eine lange, gestreckte Spirochäte, bei der im abgetrennt erscheinenden apikalen Abschnitt (ein Teil liegt in einer anderen optischen Ebene) die typische geschlängelte Struktur noch erkennbar ist.

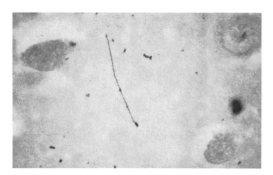

Abb. 29 Borrelia burgdorferi, 1 000fache Originalvergrößerung, Warthin-Starry-Silberfärbung: eine stäbchenförmige Form mit geringer endständiger Auftreibung im Gehirn eines Kindes.

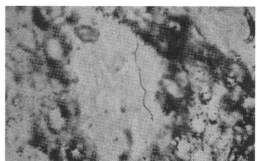

Abb. 30 Borrelia burgdorferi, Warthin-Starry-Silberfärbung: Erythema-migrans-Hautbiopsie, langgestreckte Spirochätenform in der Dermis (mit freundlicher Genehmigung von Dr. *B.W. Berger*).

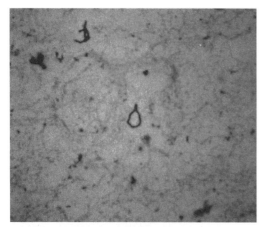

Abb. 31 Borrelia burgdorferi, 1 000fache Originalvergrößerung, Warthin-Starry-Silberfärbung: Ringform von B. burgdorferi in einem eingebetteten Agarose-Gel-Kontrollpräparat.

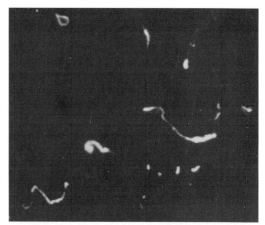

Abb. 32 Spirochäten, die morphologisch B. burgdorferi entsprechen könnten. 1 000fache Originalvergrößerung. Acridin-Orange-Färbung. Präparat aus Nabelschnurblut. Auch hier ist neben anderen, polymorphen Strukturen eine ringförmige Form zu erkennen.

Anhang

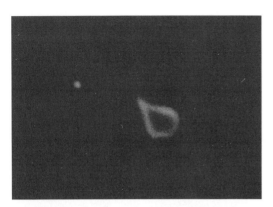

Abb. 33 Die Ringform von Abbildung 32 stark vergrößert.

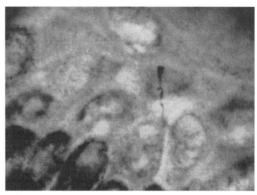

Abb. 34 Borrelia burgdorferi, 2 000fache Originalvergrößerung, Warthin-Starry-Silberfärbung: Spirochätensegment mit endständiger Auftreibung in der Epidermis aus einer Erythema-migrans-Hautbiopsie.

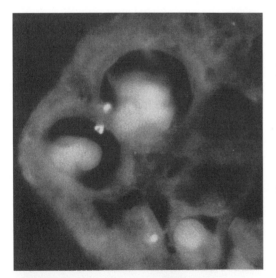

Abb. 35 Borrelia burgdorferi, 1 000fache Originalvergrößerung, indirekte Immunofluoreszenz mit polyklonalem Antihumanserum: Borrelien-Segmente im Blutgefäß eines fötalen Plazentarabschnittes.

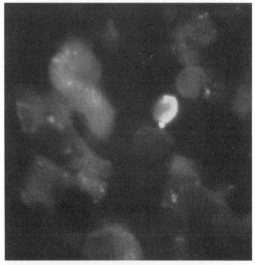

Abb. 36 Borrelia burgdorferi, 1 000fache Vergrößerung, indirekte Immunofluoreszenz mit polyklonalem Antihumanglobulin: Spirochätensegment im Lebersinus eines Föten.

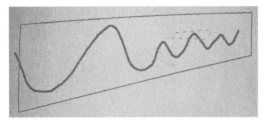

Abb. 37 Schematische Darstellung von Borrelia burgdorferi, die veranschaulicht, daß in histologischen Präparaten, in denen die Spirochäten schräg zur Längsachse angeschnitten werden, der Eindruck einer Borrelien-Segmentierung entsteht.

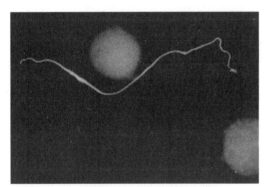

Abb. 38 Borrelia burgdorferi, 1 000fache Originalvergrößerung, Fluoreszenzfärbung mit monoklonalen Antikörpern (H 9724, Dr.*A.B. Barbour*): Abklatschpräparat vom Gehirnschnitt eines Föten. Man sieht eine langgestreckte, ungewundene Spirochäte, die in ihrer Gesamtheit in einer optischen Ebene liegt.

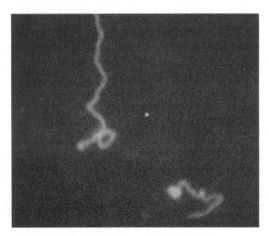

Abb. 39 Abbildung 41 in stärkerer Vergrößerung

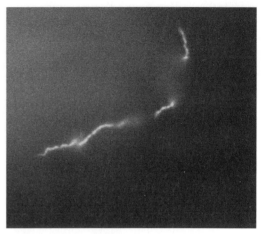

Abb. 40 Borrelia burgdorferi, 1 000fache Originalvergrößerung, indirekte Immunofluoreszenz mit polyklonalem Antihumanserum: eine langgestreckte Spirochäte, bei der einzelne Abschnitte außerhalb der optischen Ebene liegen und so den Eindruck einer Segmentierung vermitteln, wie er in Abbildung 37 schematisch erläutert wurde.

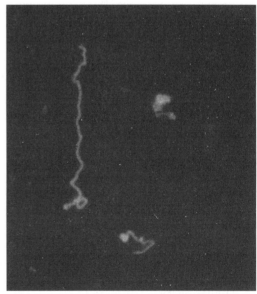

Abb. 41 Zwei weitere Spirochäten, dargestellt mit der gleichen Methode wie in Abbildung 38.

Anhang 145

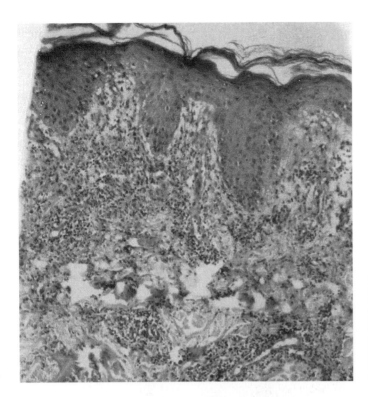

Abb. 42 Erythema-migrans-Hautbiopsie, 1 920fache Originalvergrößerung, Hämatoxylin-Eosin-Färbung: perivaskuläre und interstitielle lymphozytäre entzündliche Infiltrate; histologisch oder kulturell konnten keine Borrelien nachgewiesen werden.

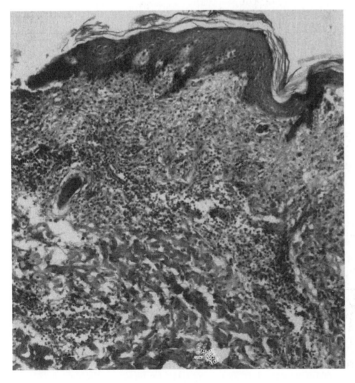

Abb. 43 Erythema-migrans-Hautbiopsie, 1 920fache Originalvergrößerung, Hämatoxylin-Eosin-Färbung: perivaskuläre und interstitielle lymphozytäre entzündliche Infiltrate; auch hier konnten histologisch und kulturell keine Borrelien gefunden werden.

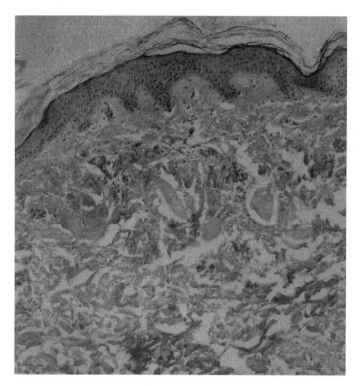

Abb. 44 Erythema-migrans-Hautbiopsie, 1 920fache Originalvergrößerung, Hämatoxylin-Eosin-Färbung: histologisch keine auffallenden entzündlichen Veränderungen; aus dieser Biopsie konnten kulturell Borrelien gezüchtet werden, ein histologischer Nachweis im Gewebe hingegen gelang nicht.

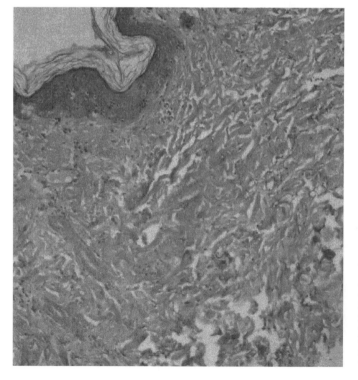

Abb. 45 Erythema-migrans-Hautbiopsie, 1 920fache Originalvergrößerung, Hämatoxylin-Eosin-Färbung: histologisch keinerlei Entzündungszeichen; auch hier konnten Borrelien nur kulturell, nicht aber histologisch mittels Silberfärbung nachgewiesen werden.

Therapie

H. Horst

Noch vor Entdeckung des Erregers erarbeitete die Gruppe um *A. C. Steere* anfangs der 80er Jahre die therapeutischen Grundlagen zur Behandlung der Lyme-Krankheit. Dabei konnten sie auf die Erfahrungen in Europa bei der Behandlung des Erythema migrans mit Penicillin zurückgreifen. Mit Penicillin ließen sich die Progredienz und der Übergang in die neurologischen und arthritischen Stadien im Vergleich zu unbehandelten Fällen wirksam verhindern, eine Beobachtung, die 1981 auch *Weber* (21) in Deutschland gemacht hatte. Penicillin hat sich aber nicht als Panazee in der Behandlung der Lyme-Borreliose erwiesen. Insbesondere kann oral verabfolgtes Penicillin heute nicht mehr als Therapie der Wahl gelten. Diese Auffassung gründet sich vor allem auf die Ergebnisse von Testungen in vitro und im Tierversuch, wie sie von den Arbeitsgruppen um *S. E. Johnson, R. C. Johnson* und *V. Preac-Mursic* durchgeführt wurden. Übereinstimmend ergaben diese Untersuchungen eine mäßige bis ungenügende Wirksamkeit von Penicillin G gegen B. burgdorferi. So ermittelten *R. C. Johnson* et al. (7) in einem Makrodilutionstest nach 4- bis 6wöchiger Inkubation von B. burgdorferi einen Anstieg der minimalen bakteriziden Konzentration (MBK) von Penicillin G von zunächst 0,05 µg/ml auf 6,4 µg/ml. Dies ist ein Wert, der die mit oraler Penicillinmedikation erreichbaren Serumkonzentrationen deutlich übersteigt. Als in vitro besser wirksam erwiesen sich Ampicillin/Amoxicillin, Ceftriaxon, Tetracycline und Erythromycin. Überraschenderweise zeigte letzteres allerdings bei der Bestimmung der 50%igen kurativen Dosis (CD 50) am Syrischen Hamster ebenso wie Penicillin eine nur geringe Aktivität im Vergleich zu Ceftriaxon und Tetracyclin.

Inzwischen haben weitere tierexperimentelle Untersuchungen (15) ergeben, daß neuere Macrolide, insbesondere Azithromycin, aufgrund pharmakokinetischer Eigenschaften wirksamer sind als Erythromycin, was aber noch klinisch erprobt werden muß.

In den wenigen bisher durchgeführten therapeutischen Studien ließ sich noch keine eindeutige Überlegenheit von Tetracyclinen hinsichtlich 3 Wochen nach Therapiebeginn persistierender oder neu auftretender extrakutaner Komplikationen belegen.

Auch vergleichende serologische Verlaufskontrollen der Antikörpertiter, die ja ohnehin nur indirekte Rückschlüsse auf den Infektionsverlauf zulassen, ergaben bisher keinen eindeutigen Vorteil für eine bestimmte antibiotische Therapie. Immerhin zeigten 6 von 65 oral mit Penicillin, jedoch keiner von 36 mit Tetracyclin behandelten EM-Patienten erhöhte IgM-Antikörpertiter ein Jahr nach Therapie.

Preac-Mursic et al. (14) konnten bei 6 Patienten, die mit Penicillin, Doxycyclin oder Ceftriaxon behandelt wurden, nach 3–8 Monaten noch B. burgdorferi aus Hautpunktaten und Liquor kultivieren.

Die heutigen Therapieempfehlungen stützen sich auf mit Borrelien-Isolaten in vitro und am Tiermodell gewonnene Erkenntnisse sowie auf klinische Erfahrungen. Wegen der begrenzten und z. T. widersprüchlichen Aussagekraft der bisher vorliegenden klinischen Studien und Langzeitbeobachtungen ist jedoch in der Zukunft mit Korrekturen zu rechnen.

Um die noch bestehenden wissenschaftlichen Unsicherheiten auf einen praktischen Nenner zu bringen: Es wäre verantwortungslos, damit einen therapeutischen Nihilismus rechtfertigen zu wollen, denn eines steht fest: Unbehandelt ist die Wahrscheinlichkeit eines rezidivierenden oder progressiven Krankheitsverlaufs wesentlich größer als nach antibiotischer Therapie.

Um das Risiko eines Therapieversagens zu minimieren, besteht neuerdings die Tendenz, die bisher empfohlene Behandlungsdauer in allen Krankheitsstadien von 10–14 Tagen auf 3–4 Wochen zu verlängern.

Therapie der Frühmanifestationen

Im Vordergrund der Behandlung im Frühstadium der Hautmanifestationen (Erythema migrans, Borrelien-Lymphozytom) und leichter im Übergang vom ersten zum zweiten Stadium auftretender neurologischer, myokarditischer oder arthritischer Beschwerden steht die orale antibiotische Therapie. Eine orale Therapie setzt allerdings eine zuverlässige Kooperation des Patienten voraus, d. h. die Gewißheit, daß die ärztlicherseits nicht überwachbare Medikamenteneinnahme für die vorgeschriebene Dauer eingehalten wird.

Manche Patienten neigen dazu, nach Abklingen der Symptome die Behandlung abzubrechen. Aus der Literatur ist nicht zu entnehmen, ob mögliche Therapieversager auf diesen Umstand zurückzuführen sind. Da ein Erythema migrans oder ein Borrelien-Lymphozytom das Allgemeinbefinden des Patienten meist nicht beeinträchtigt und oft auch spontan abklingt, muß der Arzt den Patienten durch ein klärendes Gespräch über mögliche Folgen zum Durchhalten motivieren oder im Zweifelsfall eine parenterale Behandlung durchführen.

Zu den heute im ersten Krankheitsstadium meist verwendeten Antibiotika gehören (jeweils Erwachsenendosis):
– Doxycyclin/Minocyclin:
  2 × 100 mg p.o. täglich, 2–4 Wochen
– Tetracyclin:
  4 × 250 mg p.o. täglich, 2–4 Wochen
– Amoxicillin/Ampicillin:
  3 × 250–500 mg p.o. täglich, 2–4 Wochen.

Therapie von Krankheitsmanifestationen des zweiten und dritten Krankheitsstadiums

Bei klinisch ausgeprägten Symptomen des zweiten und dritten Krankheitsstadiums wird heute kaum noch jemand eine orale Therapie verantworten wollen. Als Mittel der Wahl gilt hochdosiert Benzylpenicillin (Penicillin G). In 2 prospektiven klinischen Studien wird aber auf die bessere Wirksamkeit der neueren Cephalosporine Ceftriaxon (3, 4) und Cefotaxim (6) hingewiesen. Folgende Dosierungen werden empfohlen:
– Penicillin G:
  20 Mill. I.E. i.v. täglich, 2–4 Wochen
– Ceftriaxon:
  1 × 2 g i.v. täglich, 2–4 Wochen
– Cefotaxim:
  3 × 2 g i.v. täglich, 2–4 Wochen.

Insbesondere bei therapierefraktären Fällen der chronischen Neuroborreliose wird neuerdings eine kurmäßige Wiederholung angeraten (Prof. Dr. *Ackermann*, pers. Mitteilung).

Außer bei ZNS-Beteiligung wurde bei spätstadlichen Erkrankungen nach einer neuesten Studie (1a) ein 66%iger Behandlungserfolg auch bei oraler Therapie mit Amoxicillin (3 × 1 000 mg täglich), kombiniert mit Probenicid (3 × 500 mg täglich), 4–6 Wochen, erreicht.

Therapie in der Schwangerschaft

Bei der Behandlung einer Infektion in der Schwangerschaft ist zu berücksichtigen, daß – wie bereits ausführlich erörtert – Borrelia burgdorferi die Plazentaschranke überwinden und den Föten infizieren kann. Auch in dessen Organen müssen daher ausreichende Konzentrationen des Antibiotikums erreicht werden.

In Anbetracht mittlerweile zahlreicher Mitteilungen über Fehlgeburten und kongenitale Mißbildungen, die trotz oraler Penicillin- oder Erythromycinbehandlung der Mutter beim Föten aufgetreten sind, sollte eine Borrelien-Infektion bei Schwangeren vorzugsweise hochdosiert mit Penicillin, intravenös, wie oben angegeben, behandelt werden. Nach der Entbindung muß die Plazenta analog dem Vorgehen bei Verdacht auf konnatale Syphilis auf histologische Veränderungen und das Vorhandensein von Spirochäten untersucht werden. Bei Krankheitssymptomen des Neugeborenen sollte eine konnatale Lyme-Borreliose in die Differentialdiagnose einbezogen werden.

Beurteilung des Behandlungserfolges

Es sei zunächst noch auf eine Tatsache hingewiesen, die bei Ärzten und Patienten unbegründete Besorgnis erregen kann: Oft läßt sich nach Abschluß einer antibiotischen Behandlung bei der nachfolgenden serologischen Kontrolluntersuchung ein starker Titeranstieg feststellen. Das muß nicht Ausdruck einer inadäquaten Behandlung sein, die eine weitere Therapie erfordert, sondern ist eher durch eine Antigeneinschwemmung in den Kreislauf infolge des massiven Borrelien-Zerfalls bedingt. Der Behandlungserfolg kann z. Zt. nur – wenn auch nicht mit letzter Sicherheit – klinisch beurteilt werden. Langzeitkontrollen lassen erkennen, daß bei den meisten Patienten nach erfolgreicher Behandlung die Titerwerte zur Norm zurückkehren, sich bei anderen aber asymptomatisch auf einem erhöhten Niveau einpendeln. Antikörpertiterverlaufskontrollen eignen sich deshalb nicht für die Beurteilung des Therapieerfolges, zumal – wie bereits erwähnt – auch eine negative Serologie mit Erregerpersistenz einhergehen kann.

Wegen des für Borrelien-Infektionen charakteristischen schubweise rezidivierenden Verlaufs und des Fehlens sicherer Heilungskriterien empfiehlt es sich, die Patienten auch noch nach Rückbildung der Symptome wenigstens über ein Jahr hin nachzubeobachten, zumindest aber, sie auf mögliche Spätkomplikationen hinzuweisen.

Die von *Preac-Mursic* (14) empfohlene Erfolgskontrolle durch Borrelien-Züchtung aus dem vormals entzündeten Gewebe wird sich wohl nur im Rahmen wissenschaftlicher Studien realisieren lassen.

Prophylaktische antibiotische Behandlung nach Zeckenstich?

Kontrovers diskutiert wird die Frage der Zweckmäßigkeit einer prophylaktischen antibiotischen Behandlung nach Zeckenstich. Beim gegenwärtigen Stand der Dinge ist das eine Frage der Mentalität des Arztes und des Patienten. Bei ängstlichen, problembewußten Patienten wäre sie vielleicht angebracht, generell wird man aber eher eine abwartende Haltung einnehmen, die allerdings – auch aus rechtlichen Gründen – eine Patientenaufklärung erforderlich macht.

Eine generelle Antibiotikaprophylaxe würde sicherlich keinen nennenswerten Beitrag zur Eindämmung der Lyme-Borreliose leisten, weil einerseits nur etwa die Hälfte der Patienten einen Zeckenstich bemerkt und andererseits die meisten, die eine Zecke entdekken, sich diese selbst entfernen, ohne zum Arzt zu gehen.

Dagegen würde bei manchen Berufsgruppen (z. B. Forstarbeitern), die in der Saison fast täglich von Zecken befallen werden, eine Antibiotikaprophylaxe eine saisonale Dauerbehandlung bedeuten.
Kritischer ist ein Zeckenstich während der Schwangerschaft zu beurteilen, da bei einer verzögerten, erst nach Auftreten von Symptomen einsetzende Behandlung die Frucht bereits geschädigt sein kann.
Um die Antwort auf die Frage nach einer prophylaktischen Behandlung nach Zeckenstich auf eine fundierte Basis zu stellen, wäre es erforderlich, die entfernten Zecken auf einen Borrelia-burgdorferi-Befall zu untersuchen und diese Technik als Routineuntersuchung in den diagnostischen Laboratorien zu etablieren. Allerdings würden davon auch nur die Patienten profitieren, die den Zeckenstich bemerken. Wie bereits im einleitenden klinischen Kapitel erörtert, wird auch aus dieser Perspektive sichtbar, daß die Idealforderung einer Totalprophylaxe Utopie ist und die Lyme-Borreliose somit auf zunächst unabsehbare Zeit eine unausrottbare Krankheit bleiben wird. Hoffnungen auf eine Immunprophylaxe haben sich bisher nicht erfüllt.
Hier soll auch das Problem der asymptomatischen Titererhöhung angesprochen werden, die sich gelegentlich als Zufallsbefund ergibt. Eine wissenschaftlich begründbare Aussage, ob in solchen Fällen behandelt werden soll oder nicht, kann man z. Zt. nicht machen. In solchen Fällen muß der behandelnde Arzt bei konkretem Anlaß selbst die Entscheidung treffen, unter Berücksichtigung anamnestischer Informationen. Die Aufklärung des Patienten und die klinische Beobachtung wären hier aber zu empfehlen.

Jarisch-Herxheimer-Reaktionen

Nach Einleitung der antibiotischen Behandlung kann bei der Lyme-Borreliose wie bei Syphilis eine Jarisch-Herxheimer-Reaktion auftreten. Sie setzt gewöhnlich innerhalb der ersten 12 Stunden nach Behandlungsbeginn ein und wird wahrscheinlich durch die Freisetzung von Lipopolysacchariden aus B. burgdorferi ausgelöst.

Am häufigsten ist eine Fieberreaktion, begleitet von Frösteln oder Schüttelfrost. Außerdem kann es zu einer Verstärkung bereits zuvor vorhandener Krankheitssymptome kommen: verstärkte Abgeschlagenheit, Zunahme von Rötung und Schwellung, verbunden mit Schmerzen, Juckreiz oder Brennen im Erkrankungsherd, Myalgien und Kopfschmerzen wurden beobachtet.

Abgesehen von dieser meist wenige Stunden nach Behandlungsbeginn einsetzenden Jarisch-Herxheimer-Reaktion im engeren Sinne können entsprechende Reaktionen auch verzögert, d. h. zwischen dem 2. und etwa 20. Behandlungstag, auftreten.

Literatur

1. *Berger, B. W.:* Treatment of Erythema chronicum migrans of Lyme disease. Ann. New York Acad. Sci. 539 (1988), 346–351
1a *Burrascano, J.:* Late-stage Lyme disease. Treatment options and guidelines. J. Med. 10 (1989), 102–107
2. *Dattwyler, R. J., J. J. Halperin:* Failure of tetracycline in early Lyme disease. Arthr. Rheum. 30 (1987), 448–450
3. *Dattwyler, R. J., J. J. Halperin, H. Pass, B. J. Luft:* Ceftriaxone as effective therapy in refractory Lyme disease. J. Infect. Dis. 155 (1987), 1322–1325
4. *Dattwyler, R. J., et al.:* Treatment of late Lyme borreliosis – randomised comparison of ceftriaxone and penicillin. Lancet I (1988), 1191–1194
5. *Diringer, M. N., J. J. Halperin, R. J. Dattwyler:* Lyme meningoencephalomyelitis: Report of a severe penicillin-resistant case. Arthr. Rheum. 30 (1987), 705–708
6. *Hassler, D., et al.:* Cefotaxim versus penicillin in the late stage of Lyme disease. Infection 18 (1989), 24–28
7. *Johnson, R. C., C. Kodner, M. Russel:* In vitro and in vivo susceptibility of the Lyme disease spirochete, Borrelia burgdorferi, to four antimicrobial agents. Antimicrob. Agents Chemother. 31 (1984), 164–167

Literatur

8. *Johnson, S. E., G. C. Klein, G. P. Schmid, J. C. Feeley:* Susceptibility of the Lyme spirochete to seven antimicrobial agents. Yale J. Biol. Med. 57 (1984), 549–553
9. *Luft, B. J., et al.:* New chemotherapeutic approaches in the treatment of Lyme borreliosis. Ann. New York Acad. Sci. 536 (1988), 352–361
10. *Neu, H. C.:* A perspective on therapy of Lyme infection. Ann. New York Acad. Sci. 539 (1988), 314–316
11. *Pal, G. S., J. T. Baker, D. J. M. Wright:* Penicillin-resistant borrelia encephalitis responding to cefotaxime. Lancet I (1988), 50–51
12. *Preac-Mursic, V., B. Wilske, G. Schierz, M. Holmburger, E. Süß:* In vitro and in vivo susceptibility of Borrelia burgdorferi. Eur. J. clin. Microbiol. 6 (1987), 424–426
13. *Preac-Mursic, V., et al.:* Comparative antimicrobial activity of the new macrolides against Borrelia burgdorferi. Eur. J. clin. Microbiol. 8 (1989), 651–652
14. *Preac-Mursic, V., et al.:* Survival of Borrelia burgdorferi in antibiotically treated patients with Lyme borreliosis. Infection 17 (1989), 355–359
15. *Schmidli, J., et al.:* Cultivation of Borrelia burgdorferi from joint fluid three months after treatment of facial palsy due to Lyme borreliosis. J. Inf. Dis. 158 (1988), 905–906
16. *Sköldenberg, B., et al.:* Treatment of Lyme borreliosis with emphasis on neurological disease. Ann. New York Acad. Sci. 539 (1988), 317–323
17. *Steere, A. C., S. E. Malawista, J. H. Neuman, P. N. Spieler, N. H. Bartenhagen:* Antibiotic therapy in Lyme disease. Ann. intern. Med. 93 (1980), 1–8
18. *Steere, A. C., A. R. Pachner, S. E. Malawista:* Neurological abnormalities of Lyme disease: Successful treatment with high-dose intravenous penicillin. Ann. intern. Med. 99 (1983), 767–772
19. *Steere, A. C., et al.:* Successful parenteral penicillin therapy of established Lyme arthritis. New Engl. J. Med. 312 (1985), 869–874
20. *Steere, A. C., et al.:* Treatment of Lyme disease. Zbl. Bakt. Hyg. A 263 (1986), 352–356
21. *Weber, K.:* Treatment of Lyme disease. Ann. intern. Med. 94 (1981), 137
22. *Weber, K., et al.:* Antibiotic therapy of early European Lyme borreliosis and Acrodermatitis chronica atrophicans. Ann. New York Acad. Sci. 539 (1988), 324–344
23. *Weber, K., et al.:* A randomized trial of ceftriaxone versus oral penicillin for the treatment of early European Lyme borreliosis. Infection 18 (1990), 91–96
24. *Weber, K., U. Neubert, R. Thurmayer:* Antibiotic therapy in early erythema migrans disease and related disorders. Zbl. Bakt. Hyg. A 263 (1986), 377–388
25. *Zöller, L., et al.:* Spontaneous and post-treatment antibody kinetics in late Lyme borreliosis. Serodiag. Immunother. Infect. Dis. 3 (1989), 345–353

Lyme-Borreliose und Frühsommer-meningoenzephalitis (FSME)

H. Horst

Vielfach besteht noch Unklarheit hinsichtlich der Abgrenzung der Lyme-Borreliose von der Frühsommermeningoenzephalitis, weshalb es erforderlich scheint, diesem Thema ein kurzes Kapitel zu widmen.

Im Sommer 1988 entstand kurz vor der Ferienzeit eine regelrechte Impfhysterie unter Urlaubern, die nach Süddeutschland oder Österreich reisen wollten. Dies führte dazu, daß der aktive Impfstoff gegen FSME ausverkauft war und für Risikogruppen nicht mehr zur Verfügung stand. In einer Presseinformation wurde auf Kosten der Zecken-Borreliose die FSME hochstilisiert. Etwa die Hälfte aller Zecken in manchen Endemiegebieten sollten danach mit dem Virus der FSME infiziert sein. Beruhigend wurde aber auf die – zwar falsche – Möglichkeit hingewiesen, daß ungeimpfte Urlauber, die womöglich gestochen aus Endemiegebieten zurückkommen, noch die Möglichkeit hätten, sich nachträglich mit einem Serum behandeln zu lassen. Mit diesen Sensationsmeldungen, die überregional in der Tagespresse und im Rundfunk erschienen, wurden die niedergelassenen Ärzte von den Patienten konfrontiert und oft wider besseren Wissens zum Impfen gezwungen, zumal sie selbst verunsichert waren.

Da in den vorausgegangenen Kapiteln die Lyme-Krankheit bereits ausführlich dargestellt wurde, soll hier in groben Zügen nur die FSME erörtert werden.

Erreger und Verbreitung der FSME

Die bei uns als Frühsommermeningoenzephalitis bekannte Krankheit gibt es in begrenzten Bereichen Europas mit regional unterschiedlichen Namen. Der Erreger wird von den gleichen Zeckenarten übertragen, welche auch die Lyme-Borreliose verursachen können. Bei dem Erreger handelt es sich allerdings nicht um ein Bakterium, sondern um ein Flavi-Virus, zu dessen Familie auch das Gelbfiebervirus gehört. Simultaninfektionen mit beiden Erregern sind möglich. Man kennt 2 antigene Subtypen des FSME-Virus und unterscheidet demnach grob die osteuropäische (fernöstliche, Taiga-russische) von der zentraleuropäischen Frühsommermeningoenzephalitis. Da beide Virustypen antigene Gemeinsamkeiten besitzen, schützt die Impfung mit einem Subtyp auch vor einer Infektion mit dem anderen.
Seit Anfang der 30er Jahre ist die Krankheit als nosologische Einheit im Osten der UdSSR bekannt, und 1937 konnte der Erreger isoliert werden. 1931 hat *Schneider* (16) sie in Österreich als „epidemische akute Meningitis serosa" beschrieben, weshalb sie in der älteren deutschsprachigen Literatur auch als „Schneidersche Krankheit" bezeichnet wird.
In das mitteleuropäische Bewußtsein gelangte die Krankheit richtig aber erst nach dem zweiten Weltkrieg, wo vor allem in den 50er und 60er Jahren die virologischen, serologischen und epidemiologischen Grundlagen erarbeitet wurden, wodurch man die Er-

kenntnis einer – zwar regional unterschiedlichen – Verbreitung über ganz Europa erlangte. Das Virus konnte in Zecken fast aller mitteleuropäischen Länder nachgewiesen werden. Die Viren sind jedoch nicht gleichmäßig über diese Länder verbreitet, sondern beschränken sich auf Endemiegebiete. Im Gegensatz zu den Borrelien scheint das FSME-Virus wesentlich empfindlicher gegenüber Umwelt-, Biotop- und insbesondere auch klimatischen Einflüssen zu sein und in Höhen über 800 m seinen Entwicklungszyklus nicht mehr aufrechtalten zu können.

Die Naturherde in Deutschland sind auf den Süden beschränkt (Bayern, Baden-Württemberg, sehr selten in Hessen und Rheinland-Pfalz). In den neuen Bundesländern wurden 1985–1990 Erkrankungen aus Sachsen-Anhalt, Mecklenburg-Vorpommern, Sachsen und Thüringen gemeldet.

Häufiger kommt die FSME in Österreich, vor allem in Kärnten und der Steiermark, in Teilen der Tschechoslowakei und UdSSR vor. Endemiegebiete gibt es in Polen, Ungarn und der Schweiz. Das FSME-Virus wurde durch Isolierung auch in Bulgarien, Finnland, Frankreich, Griechenland, Italien, Jugoslawien, Rumänien und Schweden nachgewiesen. Epidemiologisch scheint es aber in diesen Ländern hinsichtlich menschlicher Erkrankungen keine bedeutende Rolle zu spielen.

Ziege, Kuh und Schaf können während einer kurzdauernden virämischen Phase Viren in der Milch ausscheiden. Aus der CSFR und UdSSR wurde über Epidemien, ausgelöst durch Milch und Käse, berichtet (Biphasen-Milchfieber). In FSME-Viren-Laboratorien ist es schon zu Aerosolinfektionen gekommen.

Infektionsrate

Im Jahresdurchschnitt ist in Deutschland mit 30–50 Erkrankungsfällen zu rechnen mit einer 1–2 %igen Letalität und Restschädigungen im Durchschnitt von 10 %. Hinsichtlich der Restschädigungen und Letalität besteht jedoch eine Altersabhängigkeit, wobei das Risiko mit zunehmendem Alter (ab 40 Jahren) höher wird (bis 70 %).

Serologische Untersuchungen der gesunden Bevölkerung in Endemiegebieten lassen jedoch erkennen, daß die Infektionsrate höher liegen muß und demnach die meisten Infektionen abortiv verlaufen. Virusbefallene Zecken kommen dort in der Größenordnung von 1–2 pro Mille vor, mit einem vermutlichen Schwankungsbereich von 1 pro Hundert bis 1 pro Zehntausend. Die Endemiegebiete sind demnach hinsichtlich ihrer Durchseuchung nicht homogen.

Roggendorf schätzt das Risiko der FSME mit zentralvenöser Beteiligung in Risikogebieten nach einem Zeckenstich auf etwa 1 : 500 bis 1 : 5 000, wobei angenommen wird, daß jede hundertste bis tausendste Zecke infektiös ist und in 20 % der Fälle das ZNS betroffen wird.

FSME-Prophylaxe

Trotz der – im Vergleich zur Borreliose – wenigen FSME-Erkrankungsfälle ergibt sich die Notwendigkeit einer Vorbeugung in Endemiegebieten, zumal die Krankheit nach Ausbruch nicht ursächlich behandelt werden und somit einen schicksalhaften Verlauf nehmen kann. Die Durchimpfung von Risikogruppen (z. B. Forst- und Waldarbeiter, Jäger) sollte dort selbstverständlich sein. Inwieweit eine Empfehlung für eine Durchimpfung der Allgemeinbevölkerung zu geben ist, müßte von den regional kompetenten Stellen ausgesprochen werden.

Dringend erforderlich wäre, daß von den zuständigen Landesbehörden in Endemiegebieten den Ärzten auch außerhalb dieser Bundesländer Impfempfehlungen für Reisende, gegliedert nach Landkreisen, zur Verfügung gestellt würden, damit sie ihre Patienten gezielter beraten und impfen können und Pannen, wie anfangs beschrieben, vermieden werden. Die vorhandenen und z. T. in den

Apotheken ausliegenden Karten der Endemiegebiete reichen hierzu nicht aus.
Da erfahrungsgemäß erst kurz vor Reiseantritt an eine Impfung gedacht wird und es dann zu einer aktiven Durchimpfung zu spät ist, könnte den Betroffenen empfohlen werden, sich an einen Arzt ihres Urlaubsortes, der die örtlichen Verhältnisse kennt (auch in Endemiegebieten gibt es ausgeprägte regionale Unterschiede) und entscheiden kann, ob unter Berücksichtigung des Freizeitverhaltens eine passive Prophylaxe erforderlich ist. Wenn nicht außergewöhnliche Umstände (z. B. Reisen in Endemiegebiete, wo Immunserumbeschaffung fraglich ist) vorliegen, würde ich eine prophylaktische passive Impfung bei Urlaubern ablehnen.

Um weiteren Mißverständnissen vorzubeugen, sei in diesem Zusammenhang nochmals darauf hingewiesen, daß eine postexpositionelle Immunprophylaxe nur bis 4 Tage nach Zeckenstich (nicht Zeckenentfernung, eine vollgesaugte Zecke hat schon 5–8 Tage gesaugt) einen Schutz bieten kann.
Über die Effektivität der Simultanprophylaxe (gleichzeitige passive und aktive Immunisierung) besteht noch Unklarheit. Offensichtlich reicht die derzeit zur Verfügung stehende Vakzine in ihrer Antigenität nicht zur aktiven Immunisierung aus, wenn gleichzeitig Antikörper gegeben werden. Meines Wissens gibt es dazu keine vernünftige Studie, sondern lediglich einige Beobachtungen, die auf den Mißerfolg der Simultanprophylaxe schließen lassen. Das FSME-Immunglobulin zur passiven Immunisierung enthält pro ml Antikörper gegen FSME-Virus mit einem Titer von mindestens 1 : 640 im HHT. Wahrscheinlich wird mit einem FSME-Impfstoff, der eine höhere Antigenität besitzt, die Simultanprophylaxe durchführbar sein. Zur Zeit kann die Simultanprophylaxe deshalb noch nicht empfohlen werden.
Eine aktive Grundimmunisierung wird nach 3 Impfungen bei über 95 % der Geimpften erreicht, die Auffrischung wird nach 3 Jahren empfohlen.

Der auch bei uns zugelassene Impfstoff zur aktiven Immunisierung gegen FSME wurde in Österreich entwickelt. Zur Impfstoffherstellung wird das FSME-Virus in embryonalen Hühnerzellen vermehrt und anschließend mit Formaldehyd inaktiviert. Der Impfstoff gegen FSME ist ein sog. Totimpfstoff, der im allgemeinen gut verträglich ist. Allerdings wurde in letzter Zeit auf neurologische und andere Nebenwirkungen hingewiesen. Dieser Verdacht sollte Veranlassung sein, die FSME-Impfung nur bei strenger Indikation vorzunehmen.
Wichtig ist, die Patienten darüber aufzuklären, daß mit der Impfung die Gefahr, an einer Lyme-Borreliose zu erkranken, nicht beseitigt ist.

Klinik der FSME

Die meisten Infektionen verlaufen subklinisch oder mit uncharakteristischen grippalen Symptomen („Sommergrippe") und werden klinisch ohne bestätigende serologische Untersuchung nicht erkannt. Beim typischen Ausbruch verläuft die FSME in 2 Stadien („biphasische Meningoenzephalitis"): Nach einer Inkubationszeit von durchschnittlich 1–2 Wochen beginnt sie mit den Allgemeinerscheinungen einer grippalen Infektion (virämische Phase), die nach einigen Tagen abklingen. Nach einem beschwerdefreien Intervall von etwa einer Woche manifestiert sich die zweite Phase mit erneutem Temperaturanstieg und Befall vorwiegend des Nervensystems, was in leichteren Fällen zu einer serösen Meningitis führt, die meistens folgenlos ausheilt.

Häufiger als bei jüngeren Menschen kann es bei Patienten über 40 Jahren aber zu einer mannigfaltigen meningoenzephalitischen Herdsymptomatik durch verstreuten entzündlichen Befall der Hirnrinde, subkortikaler Kerne, des Kleinhirns, des Hypothalamus, der Vorderhörner und vegetativer Ganglien kommen, was in vielen Fällen nach

	Lyme-Borreliose	Frühsommermeningo-enzephalitis (FSME)
Erreger	Borrelia burgdorferi (schraubenförmige Bakterien, zur Familie Spirochaetaceae gehörig)	Flavi-Virus
Vektor	Einheimische Zecken (vorwiegend Ixodes ricinus = Holzbock), evtl. Bremsen, Stechmücken	Einheimische Zecken, vorwiegend Ixodes ricinus (in Osteuropa Ixodes persulcatus)
Naturherde	Ubiquitär in Mittel-, Ost-, Nordeuropa, Nordamerika, China, Japan, Australien	Bayern, Baden-Württemberg, in anderen Bundesländern selten. In Österreich vorwiegend Kärnten, CSFR, Osteuropa (Begrenzung durch 8°-Jahresisotherme?)
Höhenbegrenzung des Erregervorkommens	Etwa 1 500 m (oberer Lebensbereich der Zecken bei ca. 2 000 m)	800 m
Häufigkeit erregerbefallener Zecken	In Mitteleuropa im Durchschnitt 10 – 20 %	1 – 2 ‰ in Endemiegebieten
Erkrankungsfälle/Jahr Bundesrepublik Deutschland	Ca. 30 000 – 60 000 (1 Erkrankung pro 1 000 – 2 000 Einwohner)	30 – 50
Letalität	Je 1 Todesfall infolge Myokarditis und interstitieller Pneumonie in USA beschrieben	Etwa 1 %
Jahreszeitliches Auftreten	Erythema migrans: März – November mit Gipfel Juli – August Spätmanifestation der Krankheit: ganzjährig	März – November mit Gipfel Juli – August
Inkubationszeit	Tage bis Monate bis Jahre	Etwa 1 Woche

Tab. 1   Fortsetzung siehe nächste Seite.

Lyme-Borreliose, Frühsommermeningoenzephalitis (FSME)

	Lyme-Borreliose	Frühsommermeningoenzephalitis (FSME)
Krankheitsbild	Multisystemkrankheit mit protrahiertem, rezidivierendem Verlauf, häufig Erstmanifestation Erythema chronicum migrans (nicht obligat!), später neurologische Symptomatik (Polyneuritis, rezid. Meningitis-Paresen), Myokarditis und Arthritis (vorwiegend Knie-, Sprunggelenk). Spätstadium als Acrodermatitis chronica atrophicans und progressive Enzephalomyelitis, evtl. Multiple-Sklerose- und Tetraplegiesymptomatik	Zweiphasiger Verlauf: 1. Fieberanstieg mit grippalen Erscheinungen Nach fieberfreiem Intervall von ca. 1 Woche: 2. Fieberanstieg mit neurologischer Symptomatik (Meningitis, Enzephalitis, Myelitis)
Diagnose	Hautmanifestation meist klinisch möglich, übrige Formen eindeutig nur serologisch	Serologisch
Therapie	Antibiotisch (Penicillin, Tetracyclin; Ceftriaxon, Cefotaxim, Amoxicillin) Impfprophylaxe nicht möglich	Nach Ausbruch der Krankheit nur symptomatische Behandlung möglich Prophylaxe: aktive bzw. passive Immunisierung in Endemiegebieten

Tab. 1 Gegenüberstellung von Lyme-Borreliose und Frühsommermeningoenzephalitis (FSME).

Abklingen Defekte hinterläßt und in 1–2 % tödlich verläuft.
Beim östlichen Subtyp der Zeckenenzephalitis tritt die typische Zweiphasigkeit nicht immer in Erscheinung, und die Krankheit verläuft im allgemeinen schwerwiegender mit höherer Letalität. Eine Behandlung ist nur symptomatisch möglich.

Zur Abgrenzung von anderen viralen oder bakteriellen Meningoenzephalitiden ist eine eindeutige Diagnose nur durch eine serologische (oder virologische) Untersuchung möglich. Die serologischen Methoden sind zuverlässig und standardisiert. Eine Ausschlußdiagnostik aufgrund einer negativen Zeckenstichanamnese ist auch hier nicht möglich.

Zusammenfassend sind die wichtigsten Aspekte der Zecken-Borreliose und der FSME in Tabelle 1 vergleichend dargestellt. Auf die verschiedenen Arten sonstiger von Zecken übertragener bakterieller, viraler oder parasitärer Krankheiten (z. B. Nordamerikanisches Rocky-Mountain-Fleckfieber, Tularämie, Q-Fieber, Colorado-Zeckenfieber, Babesiosen) soll im Rahmen dieser deutschsprachigen Ausgabe nicht eingegangen werden, da diese Krankheiten hier keine oder nur eine untergeordnete Rolle spielen.

Literatur

1. *Ackermann, R., et al.:* Die Verbreitung der Frühsommer-Mengingoenzephalitis in der Bundesrepublik Deutschland. Dtsch. med. Wschr. 111 (1986), 927–933
2. *Blessing. J., M. Blessing:* Derzeitiger Stand der Frühsommer-Meningoenzephalitis in der Bundesrepublik Deutschland. Medsche Welt 37 (1986), 791-794
3. *Bundesgesundheitsamt:* Merkblatt 54 (1988): Frühsommer-Meningo-Enzephalitis, Verhütung und Bekämpfung, Ratschläge an Ärzte.
4. Frühsommermeningoenezphalitis: Wem nützt die Impfvorsorge? Arznei-Telegramm Nr. 12 (1988)
5. Georg-August-Universität Göttingen: Presseinformation Nr. 66 vom 30. 05. 1988
6. *Gresikova, M., M. Sekeyova, S. Stupalova, S. Necas:* Sheep milk-borne-epidemic of tick-borne-encephalitis in Slovakia. Intervirology 5 (1975), 57-61
7. Handbuch der Inneren Erkrankungen, Band 5, Infektionskrankheiten. Fischer-Verlag, Stuttgart 1983
8. *Heinz, F., M. Roggendorf, M. Hofmann, C. Kunz, F. Deinhardt:* Comparison of two different enzyme immunoassays for detection of immunoglobulin M antibodies against tick-borne encephalitis virus in serum and cerebrospinal fluid. J. clin. Microbiol. 14 (1981), 141
9. *Horst, H.:* Zecken-Borreliose und Frühsommer-Meningoenzephalitis. Nds. Ärztebl. 15 (1987), 22-24
10. *Kristoferitsch, W., G. Stanek, C. Kunz:* Doppelinfektion mit Frühsommermeningoenzephalitis (FSME)-Viren und Borrelia burgdorferi. Dtsch. med. Wschr. 111 (1986), 861-864
11. *Löwer, J.:* Bei wem ist die FSME-Impfung indiziert und welche Risiken birgt sie? Ärzte-Zeitung Nr. 29 (1988)
12. *Moritsch, H., J. Krausler:* Die endemische Frühsommer-Meningo-Encephalo-Myelitis im Wiener Becken („Schneidersche Krankheit"). Wien. klin. Wschr. 69 (1957), 921-926, 952-956, 965-970
13. *Nieders. Sozialminister:* Patienteninformationen, Juni 1989: Vorsicht bei Zeckenstichen.
14. *Riedl, H., W. Sixl, J. Nosek:* Studien zur Synökologie des Frühsommer-Meningoenzephalitis (FSME)-Virus in Österreich Z. ges. Hyg. 19 (1973), 733-737
15. *Scheid, W., R. Ackermann, H. Bloedhorn, R. Löser, G. Liedtke, N. Skrtic:* Untersuchungen über das Vorkommen der Zentraleuropäischen Enzephalitis in Süddeutschland. Dtsch. med. Wschr. 89 (1964), 2313
16. *Schneider, H.:* Über epidemische akute Meningitis serosa. Wien. klin. Wschr. 44 (1931), 350-352
17. *Scholz, E., H. Wiethölter:* Postvakzinale Schwerpunktneuritis nach prophylaktischer FSME-Impfung. Dtsch. med. Wschr. 112 (1987), 544-546
18. *Spiess, H. M. Mumenthaler, S. Burkhardt, H. Keller:* Zentraleuropäische Enzephalitis („Zeckenenzephalitis") in der Schweiz. Schweiz. med. Wschr. 99 (1969), 277-282
19. *Zoulek, G., M. Roggendorf:* Immunprophylaxe der Frühsommer-Meningoenzephalitis. Dtsch. Ärztebl. 39 (1985), 2813-2817

Zeckenborreliose bei Haustieren

A. Liebisch

Haustiere sind häufig in starkem Maße dem Befall mit Zecken ausgesetzt. Das Risiko, eine durch Zecken übertragene Borrelien-Infektion zu erwerben, ist damit natürlicherweise schon viel höher als beim Menschen. Potentiell können alle durch Larven, Nymphen oder adulte Zecken befallenen Säuger und Vögel auch mit Borrelien infiziert werden. Dies wurde bei zahlreichen Tierarten durch serologische Nachweise gesichert. Noch weitgehend ungeklärt ist jedoch die Frage, inwieweit infizierte Tiere an einer Borrelien-Infektion erkranken oder, ohne klinisch auffällig zu werden, aufgrund der Persistenz des Erregers zu einem Reservoir für Borrelien-Infektionen werden.

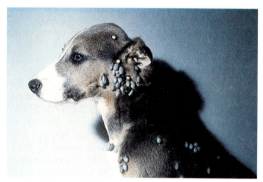

Abb. 1   Massenhafter Befall eines Hundes mit Igelzecken (Ixodes hexagonus).

Infektionen bei Hunden und Katzen

Hunde und Katzen werden in der tierärztlichen Praxis häufig als stark mit Zecken befallen vorgestellt. Jagdhunde und besonders Hunde, die im Bau oder Lager von Fuchs, Marder oder Igel gestöbert haben, können mit vielen Zecken aller Entwicklungsstadien der Arten Ixodes ricinus (Holzbock), I. hexagonus (Igelzecke) oder I. canisuga (Fuchszecke) befallen sein (Abb. 1).
Auch für diese Haustiere gilt die für den Menschen epidemiologisch wichtige Tatsache, daß in unseren Gebieten rund 10 % der Zecken mit Borrelien infiziert sein können und diese Borrelien mit dem Zeckenstich auch auf Hund und Katze übertragen werden. Aufgrund des häufigen und starken Zeckenbefalls von Hunden wird in den USA das Infektionsrisiko bei Hunden sogar höher als das von Menschen eingeschätzt (14).
Bei Katzen wurde die Zeckenborreliose noch nicht beschrieben. In Austin (Texas) wiesen jedoch 31 von 85 (36 %) der untersuchten Katzen einen Antikörpertiter auf (1).

Verbreitung und Infektionsrate

Bei serologischen Untersuchungen von Menschen und Hunden in einem Endemiegebiet entlang der Küste von Massachusetts (14) wurden in 22 Haushalten 64 Personen und 34 Hunde untersucht. Von diesen waren 18 (28 %) der Menschen und 25 (74 %) der Hunde serologisch positiv. Es ergab sich auch eine positive Korrelation zum Zeckenbefall. Hunde mit starkem Zeckenbefall waren deutlich häufiger seropositiv und zeigten höhere Titer als Hunde mit geringem Zeckenbefall. Unterschiede in Alter und Ge-

Land	Gebiet	Zahl der untersuchten Hunde	% Seren IgG » 1:64	Methode	Autoren	Jahr
D	Bayern	72	61	IFAT	*Bark*	1986
USA	New York	21	34–42	ELISA	*Bosler* et al.	1988
USA	Wisconsin	380	54	IFAT	*Burgess*	1986
USA	Massachusetts	34	74	IFAT	*Eng* et al.	1988
USA	Massachusetts	1073	63–72	IFAT	*Gilfillan* et al.	1988
USA	North Carolina	1002	1–6,3	IFAT	*Greene* et al.	1988
DK	Versch. Teile	205	16	IFAT	*Hansen* und *Dietz*	1989
D	Berlin (West)	189	5,8 10,1	IFAT ELISA	*Käsbohrer* u. *Schönberg*	1990
GB	Hampshire Hereford	156	2,6–9,7	ELISA	*Liu* et al.	1988
USA	Connecticut	210	28,6	IFAT	*Magnarelli* et al.	1985
S	Uppsala	501	12,1	IFAT	*Mörner*	1990
CH	Bern	413	10	IFAT	*Pfister* et al.	1987
USA	New Jersey	423	34,7	IFAT	*Schulze* et al.	1986
USA	North California	345	26	IFAT	*Teitler* et al.	1988

Tab. 1 Seroepidemiologische Untersuchungen der Zeckenborreliose beim Hund.

schlecht, in der Dauer des Aufenthaltes im Infektionsgebiet oder in der Häufigkeit der Anwendung von Mitteln gegen Zeckenbefall konnten nicht nachgewiesen werden. Die hohe Infektionsrate bei Hunden macht diese Tierart zum geeigneten Indikator für seroepidemiologische Erhebungen zur Verbreitung und Häufigkeit der Zeckenborreliose beim Menschen (18, 27, 44).

Als seropositiv bei Hunden gelten in allgemeiner Übereinstimmung IgG-Titerstufen ab 1 : 64. Solche erhöhten Titer wurden in zahlreichen seroepidemiologischen Studien bei Hunden vor allem in den USA nachgewiesen. Aus einer Reihe von amerikanischen Staaten liegen serologische Untersuchungen an zahlreichen Hunden mit und ohne Symptome einer Zeckenborreliose vor (Tab. 1). Aus diesen Untersuchungen resultiert das Vorkommen von Endemiegebieten, in denen 30 – 70 % der Hunde infiziert sind. Hierzu gehören u. a. die auch aus der Humanmedizin bekannten Endemiegebiete der Lyme disease in Connecticut, Massachusetts, New York und Wisconsin. In anderen Landesteilen sind dagegen weniger als 5 % der Hunde infiziert.

Die bisher aus Europa vorliegenden Untersuchungen an Hunden sind zahlenmäßig noch zu gering, um hier eine ähnliche Aussage zuzulassen. Lediglich in England ergaben bisher an 156 Hunden ausgeführte Untersuchungen deutliche regionale Unterschiede zwischen Infektionen bei Hunden in Hampshire (2,6 %) und solchen in Hereford (9,7 %). Von 413 in der Schweiz untersuchten Hunden wiesen 10 % eine Titerstufe von 1 : 10 auf, die man allgemein als negativ ansieht. Bei Untersuchungen in Bayern ergaben 61 % von 72 untersuchten Hundeseren Titer ab 1 : 64 und in Dänemark bei 205 untersuchten Hunden 16 %. Eine Übersicht dieser bisher bekannten seroepidemiologischen Untersuchungen an Hunden zeigt Tabelle 1.

Bei diesen seroepidemiologischen Untersuchungen wurden einerseits asymptomatische Hunde mit hohen IgG-Titerstufen angetroffen, andererseits aber auch Hunde mit klinischen Symptomen, die den Verdacht einer Borrelien-Infektion aufkommen ließen, die jedoch niedrige Antikörpertiter aufwiesen. Dies gab Anlaß, die Dynamik des Titerverlaufs bei natürlich und experimentell infizierten Hunden zu untersuchen.

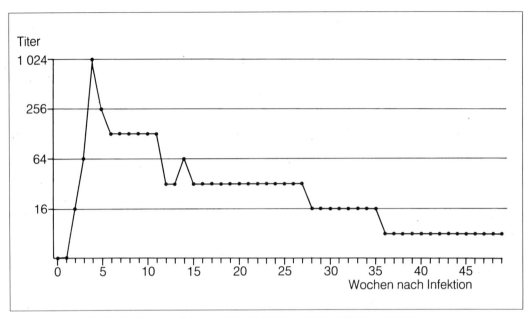

Abb. 2 Titerverlauf beim Hund nach intravenöser Infektion mit Borrelia burgdorferi.

Titerverlauf

Beim Menschen ist bekannt, daß es etwa 1 – 1,5 Monate dauert, bis nach erfolgter Infektion erhöhte Immunglobulin-G-Werte festgestellt werden können. Diese Titer steigen langsam an und erreichen mit fortschreitender Erkrankung erst Monate bis Jahre später den Höhepunkt. Bei natürlichen Infektionen von Hunden ist es häufig noch schwieriger als beim Menschen, den Zeitpunkt eines Zeckenstiches und der Infektion durch Zecken zu bestimmen, um damit das Intervall bis zum Auftreten einer Immunantwort oder die Dauer der Titererhöhung einzuschätzen. Experimentelle Infektionen gaben hierfür wichtige Hinweise.

In amerikanischen Untersuchungen wurden 21 Tage nach intravenöser Injektion Anstiege des Titers beobachtet, die 28 Tage p. i. Titerstufen von 1 : 128 bis 1 : 256 erreichten und bis zum Tag 68 auf dem Niveau von 1 : 64 blieben (5, 19).

Bei Untersuchungen in Deutschland (26, 32) wurden aus einer gewaschenen Borrelien-Kultur 15 Mill. Borrelien pro kg KG einem Hund intravenös injiziert. Die Titerstufen wurden wöchentlich über 49 Wochen kontrolliert (Abb. 2). Bereits 14 Tage p. i. war die Titerstufe 1 : 64 erreicht, die man als positiven Grenzwert ansieht. Am Tag 21 kulminierte der Titer bei 1 : 1024, fiel während der folgenden 2 Wochen bis zum Tag 35 auf 1 : 128 und hielt sich auf dieser Höhe bis zur 11. Woche. In der 12. Woche p. i. wurde die Stufe von 1 : 64 unterschritten. Bis zum Ende der Untersuchungen in der 49. Woche fielen die Titer allmählich auf 1 : 8 ab.

Ein weiterer Hund wurde nach einer ersten experimentellen Infektion und einem zwischenzeitlichen Titeranstieg auf 1 : 1024 am 31. Tag, an dem der Titer wieder auf 1 : 128 gefallen war, ein zweites Mal infiziert. Danach stieg der Antikörpertiter auf 1 : 2048. Die Titerstufe von 1 : 64 wurde bei diesem Hund erst in der 31. Woche nach der ersten Infektion unterschritten (26).

Patien-tenzahl	Allgemein-befund	Arthritis	Andere Symptome	Serologie Erregernachweis	Autoren	Jahr	Land
44	Fieber 52 %	13,6 % (unklar)	Lymphadenopathie bei 9 %	IgG + IgM 1 : 64	Bark	1986	D
3	Fieber Gestört	Intermitt. Lahmheit Polyarthritis Gelenkschwellung	Aggressivität	ELISA IgG + IgM	Bosler et al.	1988	USA
8	Gestört	Rezidiv. Lahmheit Polyarthritis	Fazialisparese	IgG + IgM 1 : 256	Eng et al.	1988	USA
1	Gestört	Steifheit	Glomerulonephritis	1 : 8192 Erreger im Urin und Niere	Grauer et al.	1988	USA
34	Fieber Gestört	Mono- u. Polyarthritis, rezidiv.	Lymphadenopathie	Bis 1 : 16348 Erreger aus Synovia	Kornblatt et al.	1985	USA
1	Fieber 40° C Gestört		Herzblock Lymphozytose	1 : 40 960 Erreger in Milz und Niere	Levy und Duray	1988	USA
1	Fieber 40,2° C Gestört	Rezidiv. Lahmheit Polyarthritis Gelenkschwellung		1 : 256 Erreger in Blut und Synovia	Lissman et al.	1984	USA
19		Intermitt. Lahmheit Polyarthritis		IgG + IgM 1 : 64 bis 1 : 512	Magnarelli et al.	1985	USA
271	Fieber 44 % Ermattung 29 % Anorexie 53 %	Akute oder rezidiv. Lahmheit 91 %	Lymphadenopathie 5 % Nierendysfunktion 2 %	1 : 64 bis 1 : 4 096	Magnarelli et al.	1987	USA
501	Fieber Ermattung Anorexie	Lahmheit	neurol. Symptome Fazialisparese	IFAT + ELISA 12,5 % Titer	Mörner et al.	1990	S
3		1 Arthritis unklar	2 Dermatitis unklar	1 : 160 bis 1 : 1 280	Pfister et al.	1987	CH
1	Fieber 40° C Gestört	Steifheit	Diskopathie	1 : 2 048	Weber und Heim	1989	D

Tab. 2 Klinische und serologische Untersuchungen der Zeckenborreliose beim Hund.

Symptome

Deutliche klinische Symptome einer Zeckenborreliose wurden bei den experimentellen Infektionen weder in den USA noch in Deutschland gesehen. Bei den deutschen Experimenten wurden die Hunde täglich kontrolliert. Bis auf eine geringgradig Erhöhung der Körpertemperatur traten keine Symptome auf. Im Blutbild wurde bei beiden Hunden eine deutliche Erhöhung der Lymphozytenzahlen von 24 000 vor der Infektion auf 47 – 55 000 p. i. beobachtet. Dabei traten in erhöhter Zahl (7 %) atypische Formen auf. Diese Ergebnisse verdeutlichen die Schwierigkeit bei der klinischen Diagnose der Zeckenborreliose bei Hunden.

Ausgeprägte klinische Symptome der Zeckenborreliose bei zahlreichen natürlicherweise infizierten Hunden wurden aus den Endemiegebieten der Lyme disease in den USA beschrieben. Die bisher bekannten Publikationen von Erkrankungen bei Hunden wurden in Tabelle 2 zusammengefaßt. Hiernach treten *Störungen des Allgemeinbefindens* auf, die in allgemeiner Mattigkeit und Appetitverlust bestehen. Die *Körpertemperatur* kann bis auf 40,3°C steigen. Aus dem Staat New York und dem südlichen Connecticut beschrieben *Magnarelli* et al. (36) insgesamt 271 klinische Fälle von Zeckenborreliose bei Hunden. In 44 % der Krankheitsfälle wurde eine Erhöhung der Körpertemperatur auf mehr als 39,5°C festgestellt. Abgeschlagenheit und Appetitlosigkeit wurden in 29 % bzw. 53 % der Fälle für 2–7 Tage beobachtet.

Neben diesen wenig spezifischen Allgemeinsymptomen steht in den Endemiegebieten der Lyme disease in den USA wie beim Menschen die *Arthritis* auch bei Hunden im Vordergrund der Symptomatologie. Zahlreiche Fälle von Hunden mit Lyme-Arthritis werden von *Kornblatt* et al. (27), *Magnarelli* et al. (36) und *Eng* et al. (14) beschrieben. Bei diesen Untersuchungen wurden Entzündungen der Digitalgelenke, Karpalgelenke, Ellbogengelenke, Schultern, Tarsal- und Kniegelenke sowie der Hals- und der Lumbalregion festgestellt. Von anderen Autoren wird auch über allgemeine Gliedersteifheit berichtet.

Die überwiegende Zahl dieser Patienten zeigte einen plötzlichen Beginn der Lahmheit. Die Gelenke und Extremitäten waren geschwollen, vermehrt warm und bei der Palpation schmerzempfindlich. Bei der Mehrzahl der Hunde mit Gelenkentzündung (z. B. 20 von 34) waren 2 oder mehr Gelenke betroffen. Manchmal stellte sich bei der Untersuchung auch ein anderes als das vom Besitzer ursprünglich als erkrankt beobachtete Gelenk als entzündet heraus. Zahlreiche Hunde zeigten rezidivierende Arthritiden mit mehreren Krankheitsschüben, wobei die Krankheitsperioden zwischen 1 und 23 (im Mittel 11) Monate dauerten. Obwohl erhöhte Körpertemperatur (höher als 39,5°C) bei 110 von 249 Hunden mit Arthritiden auftraten, hatte der überwiegende Teil der Patienten (139) kein Fieber.

Neben den genannten Störungen des Allgemeinbefindens, erhöhter Körpertemperatur und Arthritis wurden in ca. 5 % der Fälle *Lymphadenopathien* und in ca. 2 % der Erkrankungen z. T. schwere *Nierenfunktionsstörungen* beobachtet (16, 36). In pathologisch-histologischen Untersuchungen wurden Glomerulosklerose sowie Degenerations- und Nekroseherde in den Tubuli gesehen. Im interstitialen Gewebe der Niere und im Rindengewebe konnten Borrelien nachgewiesen werden, die sich ebenfalls im Urin fanden. Da auch in anderen Fällen der Erreger relativ häufig im Urin nachgewiesen wurde, scheint eine Beteiligung der Nieren ein nicht seltenes Ereignis zu sein. In einem einzigen Fall (30) wird auch bei Hunden auf eine Beteiligung des Herzens hingewiesen (Herzblock).

Auffallend in der Symptomatologie bei Hunden ist im Vergleich zu Erkrankungen beim Menschen das offensichtliche Fehlen eines Erythema chronicum migrans. Lediglich *Pfister* et al. (42) beschreiben aus der Schweiz 2 Erkrankungsfälle mit ungeklärten Dermatitiden und erhöhtem Antikörpertiter.

Ein Fall von Fazialisparese beim Hund mit Zeckenborreliose, wie sie häufig beim Menschen auftritt, wird von *Eng* et al. (14) erwähnt (vgl. auch Nachtrag).

Obwohl Arthritis auch bei Hunden zumindest in den USA als typisches Symptom, wenn nicht als Leitsymptom der Zeckenborreliose angesehen werden muß, gehen die serologischen Nachweise mit den klinischen Befunden nicht immer konform. Weitgehende Übereinstimmung besteht jedoch in den Endemiegebieten der Borreliose. So hatten in Massachusetts von 21 seropositiven

Hunden 52 % eine Vorgeschichte mit rezidivierender Lahmheit, und 38 % zeigten bei der klinischen Untersuchung Arthritis. Im Gebiet der Gemeinde Lyme in Connecticut hatten alle 34 mit Lahmheit vorgestellten Hunde hohe Antikörpertiter von 1 : 512 bis 1 : 16 384, und in Massachusetts fanden sich bei 75 % der Hunde mit Lahmheit erhöhte Antikörpertiter. In vielen Fällen war auch der Nachweis der Borrelien aus der Synovialflüssigkeit im Dunkelfeldmikroskop und mit Hilfe der kulturellen Erregerisolierung möglich.

Die Isolierung von Borrelia burgdorferi gelang in zahlreichen Fällen febriler Borreliose bei Hunden aus der Synovia, dem Urin, dem Blut und aus den großen Parenchymen von Leber, Milz und Niere (16, 27, 30, 33).

Diagnostik

Die definitive Diagnose der caninen Borreliose kann nur unter Ausschluß der zahlreichen vor allem zu Lahmheit führenden anderen Ursachen gestellt werden, wenn gleichzeitig oder später ein Serumtiteranstieg festgestellt werden kann oder ein Erregernachweis gelingt.

Traumatische Arthritis, Panosteitis, hypertrophische Osteopathie, Dysplasie und degenerative Gelenkerkrankungen sind nur einige der differentialdiagnostisch abzugrenzenden Ursachen für eine rezidivierende Lahmheit bei Hunden. Weiterhin sind nicht alle Hunde mit einem Antikörpertiter gegen B. burgdorferi auch aktiv mit dem Erreger infiziert. In endemischen Gebieten können 24 – 53 % der gesunden Hunde Antikörpertiter aufweisen. Die serologischen Ergebnisse müssen daher mit Vorsicht interpretiert werden.

Wie bei anderen bakteriellen Infektionen können Hunde infiziert werden und einen Titer entwickeln. Wenn die Immunantwort ausreichend ist, verläuft die Infektion subklinisch, und die Erreger können eliminiert werden. Die Immunglobuline persistieren jedoch noch einige Zeit. In den dargestellten experimentellen Infektionen waren Antikörpertiter von 1 : 64 bis zur 12. und 31. Woche nach der Infektion vorhanden. Bei natürlichen Infektionen mit Borrelien durch Zecken werden Höhe und Dauer des Antikörpertiters u. a. durch den Infektionsgrad und die Saugdauer der Zecken, die Virulenz des Erregerstammes, die Immunitätslage des Wirtes sowie die erstmalige oder wiederholte Infektion bestimmt. Die serologischen Befunde sind demnach nur im Zusammenhang mit auf Borreliose hinweisenden klinischen Befunden und unter Ausschluß anderer zur Erkrankung führender Ursachen beweisend.

In Europa sind bisher nur aus England, Dänemark, der Schweiz und Deutschland Infektionen bei Hunden beschrieben worden. Hierbei handelt es sich um Serokonversionen, die zweifelsfrei die Infektion, nicht aber die Erkrankung nachweisen. Die bisher aus Europa beschriebenen klinischen Erkrankungen sind in der Symptomatologie so unspezifisch, daß bisher keine klare Zuordnung erfolgen kann.

Infektionsrisiko für den Menschen

Katzen und in einigen Fällen auch Hunde sind verschiedentlich in den Verdacht gekommen, ein Infektionsrisiko für ihre Besitzer darzustellen. Noch vor der Entdeckung des Erregers der Lyme disease hatten *Steere* et al.(46) in einer ersten Untersuchung über die Infektion u. a. beobachtet, daß in dem Gebiet von Connecticut signifikant mehr Personen an ECM und Arthritis erkrankt waren, die Katzen im Haushalt hatten (63 %), als Personen ohne Katzen (39 %). Dabei ist zu bemerken, daß es sich bei den erkrankten Personen gleichzeitig um Einwohner handelte, die in einem ländlichen Gebiet mit dichtem Unterholz oder Farmland wohnten und ständig selbst beim Aufenthalt im Freien einem starken Zeckenbefall exponiert waren. Die Besitzer von Hunden waren dagegen nahezu gleich häufig infiziert (70 %) wie Personen ohne Hunde (67 %). Auch in einem

Patientenzahl	Klinischer Befund	Serologie Erregernachweis	Autoren	Jahr	Land Gebiet
190	Lahmheit und Steifheit (47), Hufrehe (8) Gelenkschwellung (7), Lethargie und Fieber (6), unerklärlicher Gewichtsverlust (8)	118/190 Blutseren 1 : 128 Erreger aus 2/35 Blut	Burgess	1988	USA Wisconsin
1	Reziduv. Lahmheit, bilaterale Karpalgelenkschwellung, ulzerative Keratitis, bilaterale Uveitis	1 : 1024 Erreger in vorderer Augenkammer	Burgess et al.	1986	USA Wisconsin
1	Enzephalitis, Umherlaufen, Schiefhaltung des Kopfes, Schluckstörung, Paralyse des Schwanzes	1 : 2048 Erreger aus Gehirn in Kultur	Burgess und Mattison	1987	USA Wisconsin
4	Experiment. Infektion: Synovitis, lymphoplasm. perivask. Infiltr.	IFAT Blutserum 1 : 256 bis 1 : 1024 Erreger aus Urin, Blut, Gehirn, Lunge	Burgess und Gendron-Fitzpatrick	1990	USA Wisconsin
180 + 421	Bei Fohlen Ödeme an distalen Extremitäten (19 %), Dermatitis	Endemiegebiet 60% Titer ≥ 64, nicht endemisch 10,4%	Cohen et al.	1988	USA New Jersey Pennsylv.
194	Ohne klinische Symptome	IFAT alle negativ ELISA 16,1 % positiv	Käsbohrer und Schönberg	1990	Berlin (West)
705	9 von 86 Gliedmaßen- und Gelenkerkrankungen, reziduv. Lahmheit, Gelenkschwellungen	127 von 705 Serumtiter 1 : 64 bis 1 : 8192 (IgM + IgG)	Magnarelli et al.	1988	USA Atlantikstaaten
1	Erythem beim Menschen nach Pferdebiß (?), Arthritis beim Menschen	Serokonversion bei Pferd und Mensch	Marcelis et al.	1985	Belgien
50 50	Ohne Befund aus Endemiegebiet Ohne Befund aus freiem Gebiet	12/50 bis 1 : 2.048 1/50 nur 1 : 8	Marcus et al.	1985	USA New England
2	Intermitt. Lahmheit, Steifheit und Polyarthritis	„Hohe" (?) Titer	Yates	1988	Kanada Britisch Columbia

Tab. 3 Klinische und serologische Untersuchungen der Zeckenborreliose beim Pferd.

Endemiegebiet in Massachusetts (14) wurden keine Unterschiede im Infektionsrisiko beim Menschen in Haushalten mit oder ohne Hunden festgestellt.

Es ist sicher richtig, daß Katzen und Hunde bei der Rückkehr in Haus oder Wohnung auch noch nicht angesaugte Zecken aller Entwicklungsstadien in ihrem Fell transportieren können (13). Diese Zecken werden jedoch nicht ohne äußeren mechanischen Einfluß (Abstreifen, Abschütteln) den einmal erreichten Wirt verlassen und auf dem Umweg über unbelebte Gegenstände den Menschen befallen. Kleine Haustiere, insbesondere sogenannte Kosetiere, sollten jedoch nach einem Aufenthalt im Freien auf Zeckenbefall abgesucht werden (vgl. Kap. „Schutz vor Zecken und Infektionsprophylaxe").

Infektionen bei Pferden

Beim Aufenthalt auf der Weide werden Pferde häufig von Zecken befallen. In West- und

Infektionen bei Pferden

Mitteleuropa handelt es sich dabei nahezu ausschließlich um die Zeckenart Ixodes ricinus, die als Adulte, Nymphe und Larve an Pferden saugt. Damit können in Endemiegebieten der Zeckenborreliose potentiell auch Pferde mit Borrelien infiziert werden.

Bei Pferden wurden serologische Untersuchungen und klinische Erkrankungen an Zeckenborreliose (B. burgdorferi) bisher nur aus den USA bekannt. In Tabelle 3 ist eine Übersicht zusammengestellt. Nachdem man eine Häufung der Krankheitsfälle beim Menschen in den Atlantikstaaten der USA festgestellt hatte, war es naheliegend, in den gleichen Endemiegebieten auch nach Antikörperreaktionen und Erkrankungen bei Pferden zu suchen.

Infektionsrate und Titer

Bei Untersuchung der Blutseren von 50 Pferden aus Gebieten New Englands (u. a. aus der Gemeinde Lyme), von wo zahlreiche Infektionen bekannt waren, wiesen 12 von 50 Pferden (24 %) Antikörpertiter auf (39). Die reaktiven Titer lagen bei 6 dieser Pferde zwischen 1 : 64 und 1 : 2 048. Dagegen reagierten 50 Kontrollpferde aus nicht endemischen Gebieten negativ. Auch bei Pferden wird die Titerstufe 1 : 64 als positiver Grenzwert angesehen. Über die Entwicklung und die Dauer der Antikörpertiter bei Pferden ist nur sehr wenig bekannt.
Weitere seroepidemiologische Untersuchungen an Pferden in den Atlantikstaaten der USA erbrachten Aufschlüsse über die weite Verbreitung und die große Zahl von Reagenten in den Endemiegebieten. In New Jersey und Pennsylvania verglichen *Cohen* et al. (12) die Seren von 601 Pferden aus Endemiegebieten und nicht endemischen Regionen. Während bei 180 Pferden (60 %) aus dem Endemiegebiet in New Jersey Antikörpertiter höher als 1 : 6 festgestellt wurden, fanden sich bei 421 Pferden aus nicht endemischen Gebieten nur 10,8 % der Seren mit erhöhtem Titer. Ähnlich hohe Infektionsraten mit 118 (62 %) Reagenten (Titer höher als 1 : 128) von insgesamt 190 untersuchten Pferden fanden sich in Wisconsin (7) und in verschiedenen anderen Ostküstenstaaten, wo *Magnarelli* et al. (37) bei 127 (18 %) von 705 untersuchten Pferden Titerstufen zwischen 1 : 64 und 1 : 8 192 feststellten (vgl. Nachtrag).

Symptome

Im Lauf der epidemiologischen Untersuchungen wurden auch klinische Erkrankungen bei Pferden gesehen, die auf eine Zeckenborreliose zurückgeführt werden konnten. *Burgess* et al. (10) untersuchten ein Pony aus Wisconsin, das wegen chronischer Lahmheit vorgestellt wurde. Es fanden sich bilaterale Schwellungen der Karpalgelenke, die auf der einen Seite schon 6 Monate bestanden. Die Gelenke waren verdickt und schmerzhaft. Außerdem bestanden bilateral ein ulzerative Keratitis und Uveitis. Serologisch wurden u. a. Leptospiren, Bruzellose, Toxoplasmose und Onchozerokose ausgeschlossen. Das Pferd wies eine Borrelien-Titer von 1 : 1 024 im Blutserum und in der Synovialflüssigkeit auf. Im Röntgenbild wurde eine schwere degenerative Karpalgelenkentzündung festgestellt. Es bestanden eine schwere Keratitis, chronische Chorioidozyklitis, Atrophia et Ablatio retinae. Bei der pathologischen und pathohistologischen Untersuchung wurden diese Augenbefunde noch präzisiert. Mikroskopisch konnten in der vorderen Augenkammer zahlreiche Spirochäten nachgewiesen werden, die sich bei Fluoreszenzuntersuchung als B. burgdorferi erwiesen.
Die Arthritis und Synovitis glichen radiologisch und histopathologisch den Gelenkveränderungen, wie sie von Menschen mit Lyme-Arthritis bekannt sind. Aufgrund des hohen Antikörpertiters und des Nachweises der Borrelien wurde die Erkrankung als Zeckenborreliose diagnostiziert. Die seit 6 Monaten bestehende Gelenkentzündung, zu-

nächst auf einem, dann auf beiden Karpalgelenken, und die erst seit einer Woche bestehende Augenentzündung mit dem aktuellen Nachweis von Borrelien im Auge lassen den Schluß zu, daß im Krankheitsverlauf bei diesem Patienten mehrere Schübe einer Spirochätämie aufeinander folgten.

Klinische Erscheinungen, die einer Zeckenborreliose zugeordnet wurden, fanden sich auch bei 9 von 86 Pferden mit erhöhten Antikörpertitern in den Endemiegebieten der Lyme disease in Connecticut (Gemeinde Lyme) und New York (37). Die Symptome bestanden bei allen 9 Patienten in Lethargie, geringgradigem Fieber (bis 39,1°C), schmerzhaften Schwellungen einzelner oder mehrerer Gelenke der Vorder- und Hinterhand, allgemeiner Steifheit und widerstrebendem Gang. Hypersensibilität der Haut mit erhöhter Empfindlichkeit der darunterliegenden Muskeln bestand bei 4 Pferden, von denen 3 lokalisierte Haarverluste und schuppige Haut im Bereich der Gelenke aufwiesen, an denen vorher Zecken gesaugt hatten. Die Blutserumtiter reichten von 1 : 64 bis 1 : 1 024.

Von weiteren 83 seropositiven Pferden (Titer höher als 1 : 128) aus Wisconsin berichtet *Burgess* (7), daß 47 Lahmheit oder Steifheit aufwiesen, 7 hatten geschwollene Gelenke, waren lethargisch und hatten Fieber, 8 zeigten chronische nicht erklärbare Gewichtsverluste, und weitere 8 waren an Hufrehe erkrankt. Bei einem der Pferde mit allgemeiner Steifheit (Titer 1 : 1 024) und bei einem mit chronischem Gewichtsverlust (Titer 1 : 9 000) konnte eine Spirochätämie durch Isolierung von B. burgdorferi aus dem Blut nachgewiesen werden. Bei weiteren 3 Pferden mit erhöhten Serumtitern (1 : 128 bis 1 : 1 024) und Titern in der Synovialflüssigkeit (1 : 256 bis 1 : 4 096) sowie bestehenden Gelenkschwellungen mißlang die kulturelle Anzüchtung von B. burgdorferi aus der Synovialflüssigkeit.

Besonderes Interesse verdient die Beschreibung eines klinischen Falles bei einem Pferd mit zentralnervösen Störungen, die auf Borreliose zurückgeführt wurden (11). Bei diesem ebenfalls aus einem Endemiegebiet kommenden Pferd wurden schiefe Haltung des Kopfes, glasige Augen, Schluckstörungen und Paralyse des Schwanzes festgestellt. Das Pferd lief ständig unruhig hin und her und schwitzte profus aufgrund der dauernden Bewegung. Die weiteren Untersuchungen auf Viren der Eastern und Western Equine Encephalomyelitis und Tollwut waren negativ. Der Blutserumtiter im IFAT gegen B. burgdorferi betrug 1 : 2 048 und war stark verdächtig. Aus dem Gehirn konnten in der Bakterienkultur Spirochäten isoliert und als B. burgdorferi determiniert werden. Obwohl das Pferd aufgrund des zunächst bestehenden Tollwutverdachtes nicht komplett pathologisch untersucht werden konnte, weisen der hohe Blutserumtiter die Anzüchtung der Borrelien aus dem Gehirn und der Ausschluß der anderen in Frage kommenden Infektionen auf Zeckenborreliose hin (vgl. Nachtrag).

Bei Fohlen wurden in New Jersey gehäuft aufgetretene Ödeme an den Extremitäten, denen bei einigen Tieren später Arthritis folgte, auf Borreliose zurückgeführt (12). In dem Endemiegebiet wiesen 60 % aller Pferde erhöhte Titer auf. Es erkrankten 15 von 78 Fohlen eines Jahrganges, ohne daß die Ursache auf eine der bekannten Erkrankungen zurückgeführt werden konnte. Die Ödeme bestanden gewöhnlich für 1 – 2 Tage an allen 4 Extremitäten, dazu kamen eine Dermatitis an den proximalen Partien der Extremitäten sowie unspezifische Reizungen der Kopfschleimhäute und Atemwege.

Insgesamt sind die bisherigen Untersuchungen bei Pferden und die Zuordnung der klinischen Symptome zur Diagnose Zeckenborreliose rein zahlenmäßig noch zu gering, um eine klare Beschreibung der Erkrankung bei Pferden geben zu können. Die Infektion scheint bei Pferden subklinisch und akut klinisch zu verlaufen, wobei u. U. mehrere Krankheitsschübe auftreten können. Mono- und Polyarthritiden sind in den Endemiegebieten der Erkrankung zuzuordnen. Es bleibt weiteren Untersuchungen vorbehalten, hier

Infektionen bei Pferden, Rindern und Schafen

Patien-tenzahl	Klinischer Befund	Serologie Erregernachweis	Autoren	Jahr	Land Gebiet
66 R	Ohne Befunderhebung	22/66 Titer 1 : 64 (33%)	Bark	1986	D Bayern
1262 R	Ohne Befunderhebung	172/1262 Titer 1 : 64 (13,6%)	Brand	1990	D Nieders.
430 R	Steifheit, Gelenkschwellung, Lahmheit (62), Aborte (36), Pododermatitis (8), Fieber (7), unerklärlicher Gewichtsverlust (7)	282/430 Titer, Erreger aus Blut (7/156), Synovia (1/14), Kolostrum (1/3), Urin (2/10)	Burgess	1988	USA Wisconsin
1 R	Akute Arthritis, Festliegen	Serum 1 : 256 Milch 1 : 512 Synovia 1 : 1.024 Erreger aus Lunge und Leber	Burgess et al.	1987	USA Wisconsin
60 R	Seroepidemiologie ohne Befund	IFAT Blutserumtiter 1 : 256 (6,7 %)	Cutler et al.	1990	GB Cumbria
88 R 53 R	Ohne Befunderhebung	1/88 Nordschweden 23/58 Südschweden	Hovmark et al.	1986	Schweden
194 R	Seroepidemiologie ohne Befund	IFAT 22,7 % + Titer ELISA 49,5 % + Titer	Käsbohrer u. Schönberg	1990	D Berlin
2 R	Experim. Infektion ohne Symptome	IFAT Blutserumtiter 1 : 256	Kopp	1990	D Nieder-sachsen
1597 R	Seroepidemiologie ohne Befund	IFAT Blutserumtiter 1 : 64 bis 1 : 256 (7,5 %)			
13 R	Erythema im Euterbereich	Serum 1 : 64 – 1 : 128	Post et al.	1988	USA
9 R	Fieberhafte Erkrankung durch Ehrlichia phagocytophila	Erreger in Blutausstrich (Giemsa)	Uilenberg et al.	1988	NL
8 Sch	Eczema facialis	Borrelia-like Erreger in Urinsediment	Hjelle	1966	Norwegen
13 Sch	Arthritis bei Lämmern	Titererhöhung 7/13	Hovmark et al.	1986	Schweden

Tab. 4 Klinische und serologische Untersuchungen der Zeckenborreliose bei Rind (R) und Schaf (Sch).

Klarheit zu schaffen.
Aus anderen Ländern als den USA sind keine Beschreibungen der Zeckenborreliose bei Pferden bekannt. Die Berichte über erhöhte Titer bei Pferden aus British Columbia in Kanada (52) und über ein Erythema mit nachfolgender Arthritis bei einem Menschen nach Biß eines Pferdes aus Belgien (38) sind zu wenig aussagekräftig, um hier diskutiert zu werden.

Infektionen bei Rindern und Schafen

Die großen und kleinen Wiederkäuer unter den Haustieren werden bei der allgemein üblichen Weidehaltung in starkem Maße dem Zeckenbefall exponiert. In West- und Mitteleuropa werden sie fast ausschließlich durch Adulte, Nymphen und Larven von Ixodes ricinus befallen. Sie sind damit häufig gleichzeitig der Infektion durch Babesien und Borrelien ausgesetzt.

Verbreitung und Infektionsrate bei Rindern

Seroepedemiologische Untersuchungen an Rindern aus den USA und Europa bestätigen das Vorkommen und die Verbreitung von Infektionen mit Borrelien bei Rindern und Schafen. In Tabelle 4 sind diese bisher bekannten Arbeiten über Borrelien-Infektionen bei Rind und Schaf zusammengefaßt. Seit der Beschreibung einer Infektion mit Borrelia theileri, Laveran 1903, durch *A. Theiler* im Jahr 1904 in Südafrika ist eine mild verlaufende Borreliose bei Rindern in subtropischen und tropischen Gebieten bekannt. Die der Babesiose klinisch ähnliche Infektion geht mit 1–2 Fieberschüben, Appetit- und Gewichtsverlust, allgemeiner Schwäche und Anämie einher. Borrelia theileri wird durch Zeckenarten der Gattungen Boophilus und Rhipicephalus übertragen. Das Vorkommen der Infektion wurde aus Afrika, Australien, Texas, Mexiko und Argentinien beschrieben. Neben Rindern können auch Pferde und Schafe infiziert werden. Eine weitere Spirochäte bei Rindern, bei der es sich wahrscheinlich um eine Borrelienart handelt, wurde aus Lederzecken der Art Ornithodoros coriaceus im Südwesten der USA isoliert (29). Diese Spirochäte wird als kausales Agens des epizootischen Abortes (EBA) bei Rindern verdächtigt.

Neu ist seit 1986 die Erkenntnis, daß auch die durch Schildzecken der Gattung Ixodes übertragene Borrelienart (B. burgdorferi) bei Rindern vorkommt. *Bark* (2) untersuchte aus 20 landwirtschaftlichen Betrieben in Süddeutschland 66 Blutserumproben von Rindern im IFAT. Von diesen wiesen 22 (33 %) IgG-Antikörpertiter gegen Borrelien in den Höhen 1 : 64 bis 1 : 512 auf. Kreuzreaktionen mit Leptospiren bestanden nicht.

In Schweden untersuchten *Hovmark* et al. (24) 2 Tiergruppen aus dem Süden und dem Norden des Landes. In Südschweden kommt Ixodes ricinus vor, während die Zecke im Norden aufgrund klimatischer Bedingungen nicht zu finden ist. Die Untersuchungsgruppe aus dem Süden umfaßte nur Probanden mit Antikörpern gegen Babesia divergens, wodurch ein früherer Zeckenkontakt als gesichert gelten konnte. Von 58 untersuchten Kühen wiesen 23 (39,6 %) eine reziproke Titerstufe größer als 80 auf, während im Norden von 88 Rindern nur 1 Tier (1,1 %) seropositiv war. Von in Südschweden untersuchten 68 Kälbern, die vor dem ersten Weideaustrieb seronegativ waren, zeigten 12 (20,6 %) am Ende der Weideperiode Serokonversion. Über klinische Symptome wurden keine Angaben gemacht (vgl. Nachtrag).

Symptome bei Rindern

Eine umfangreiche Studie zur Untersuchung von Rindern in dem Endemiegebiet der Lyme disease in Wisconsin (USA) liegt aus dem Jahr 1988 von *Burgess* vor (8). Von 430 Rinderblutproben hatten 282 (65 %) einen Titer von 1 : 128 oder höher. Insgesamt 151 dieser seropositiven Probanden zeigten folgende klinische Symptome: Steifheit sowie geschwollene Gelenke und Lahmheit (68), Klauenentzündung (8), Aborte (36), Fieber (7) und unklaren Gewichtsverlust (7). Von 10 Synovialpunktaten enthielten 5, von 3 Kolostrumproben 2 und ein Serum eines abortierten Kalbes Antikörper gegen Borrelien. Die Isolierung der Erreger in der Kultur gelang aus 7 von 156 Blutproben, je einer von 14 Synovialproben und 3 Kolostrumproben sowie 2 von 10 Urinproben.

Bei Betrachtung der saisonalen Häufung von Antikörpern dieser Rinder traten Höhepunkte von Mai bis Juni und im Oktober auf.

Eine erste detaillierte Fallbeschreibung beim Rind publizierten *Burgess* et al. (9). Sie berichteten von einer Kuh, die nach der ersten Abkalbung eine hochgradige akute Lahmheit und einen Antikörpertiter von 1 : 1024 zeigte. Trotz Tetracyclintherapie litt das Tier im weiteren Verlauf von 4 Wochen unter Gewichtsverlust, bilateralen Schwellungen der Karpalgelenke und Lahmheit. Das Tier kam schließlich zum Festliegen. Hohe Antikörpertiter gegen B. burgdorferi wiesen Serum (1 : 256), Milch (1 : 512) und Synovialpunktat (1 : 1024) auf. Nach Euthanasie gelang die Erregerisolierung aus Lunge und Leber, jedoch nicht aus Blut, Urin, Speichel, Synovia, Milch, Milz, Herz und Gehirn. Bei der Autopsie wurden Nekroseherde im Herzen und in den Nieren, eine proliferative Synovitis in den betroffen Gelenken und eine mittelgradige Lymphadenopathie gefunden. Außerdem konnte eine interstitielle Pneumonie diagnostiziert werden. An Formalin fixierten Lungen- und Leberpräparaten gelang mit Hilfe der Immunfluoreszenz der Nachweis von B. burgdorferi.

Die Kuh kam aus einem Gebiet, in dem menschliche Erkrankungen an Lyme disease bislang nicht bekannt waren. Bei der Untersuchung von weiteren 13 Kühen des gleichen Bestandes zeigten 8 erhöhte Antikörpertiter von 1 : 128 bis 1 : 1024.

Klinische und experimentelle Untersuchungen wurden von *Post* et al. (43) an 13 Milchkühen mit der Verdachtsdiagnose Borreliose durchgeführt. Die Rinder zeigten Erytheme, lokale Hyperthermie, Schwellungen und Hypersensitivität am Euter sowie verdickte Fesselgelenke und geringgradige Lahmheit bei physiologischen Körpertemperaturen. Der Mastitisverdacht wurde nach mikrobiologischer und zytologischer Sekretprüfung verworfen. Die eingeleitete Oxytetracyclin-Therapie führte nach 2–3 Tagen zur Restitutio ad integrum. Eine unbehandelte Gruppe war erst mehrere Wochen später symptomfrei.

Im IFAT zeigten 6 der untersuchten Rinderseren Antikörpertiter zwischen 1 : 64 und 1 : 128. Bei 2 Tieren konnte auch ein Spirochätennachweis mit Hilfe der Dunkelfeldmikroskopie geführt werden, wohingegen eine Kultivierung nicht gelang. Bei Infektionsversuchen zeigte eine serologisch für Borrelien negative Katze nach Fütterung mit Milch einer infizierten Kuh Serokonversion. Nach subkutaner Injektion von Milch und Urin infizierter Rinder konnten auch Mäuse infiziert werden.

Außer in Schweden und Deutschland gelang in Europa der Nachweis von Borrelien bei Rindern auch auf der Insel Ameland in den Niederlanden (49). In einem endemischen Gebiet der Rinderbabesiose fanden die Autoren neben Ehrlichia phagocytophila, die aufgrund febriler Temperaturen bei den Rindern die Untersuchungen ausgelöst hatte, auch vereinzelte Borrelien einer noch nicht differenzierten Art in einem Giemsa-gefärbten Blutausstrich.

Im Jahr 1989 wurden 1262 Rinderseren aus Norddeutschland (Lüneburger Heide und Weserbergland) im IFAT auf Antikörper gegen Borrelien (B. burgdorferi) untersucht (4, 31). In der Heide zeigten 13,5 % von 437 untersuchten Rindern aus 27 Betrieben und im Weserbergland 13,7 % von 825 Probanden aus 60 Betrieben Blutserum-Antikörpertiter höher als 1 : 64. Statistisch abgesichert ließ sich ein Einfluß des Alters auf die Serumkonzentration von Immunglobulin G. gegen B. burgdorferi feststellen. Die höheren Titer bei älteren Tieren wurden auf Reinfektionen bei jährlichem Weidegang zurückgeführt. Rinder aus Beständen mit Haltungsformen, die eine regelmäßige Reinfektion durch Zecken nicht zulassen, zeigten signifikant niedrigere Titer. Die im Dezember gewonnenen Proben wiesen signifikant kleinere Titermittel auf als die im Januar oder Februar entnommen. In beiden untersuchten Regionen konnten Antikörpertiter gegen B. burgdorferi nachgewiesen werden, wobei Orte mit deutlich höheren und niedrigeren Titermitteln auffielen.

Klinische Symptome einer hochgradigen Lahmheit auf allen 4 Gliedmaßen mit Schmerzhaftigkeit der Karpal-, Tarsal- und Kniegelenke wurden bei einer Kalbin post partum 4 Wochen nach einer Schwergeburt beobachtet. Das Tier zeigte allgemeine Steif-

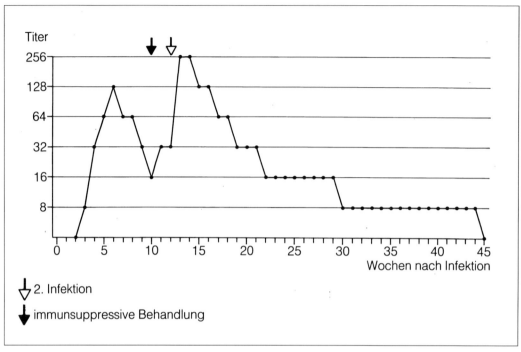

Abb. 3 Titerverlauf beim Rind nach intravenöser Infektion mit Borrelia burgdorferi.

heit und war nur durch Antreiben zum Aufstehen zu bewegen. Die Kuh nahm kaum noch Futter auf. Bei der durchgeführten Klauenuntersuchung wurde eine nekrotisierende Pododermatitis an allen 4 Klauen festgestellt, die auf in die Sohle eingetretene Steinchen zurückgeführt wurde. Bei Beginn der Untersuchung ergab sich ein Blutserum-Antikörpertiter gegen B. burgdorferi im IFAT von 1 : 128. Dieser Titer stieg jedoch nach 4 Tagen auf 1 : 256 und hielt sich die nächsten 3 Wochen (4 weitere Untersuchungen) auf dieser Stufe. Nach 4 Wochen trat eine Titererhöhung von 1 : 512 auf. Untersuchungen auf Leptospiren, Bruzellen, Mycobacterium bovis und Chlamydien-Antikörpertiter verliefen negativ. Das Blutbild zeigte eine relative Lymphozytose (79 %). Weder im Urin noch im Giemsa-gefärbten Blutausstrich waren Borrelien nachweisbar. Nach operativer Behandlung der Klauen besserten sich das Allgemeinbefinden und die Lahmheit bis zur Restitutio ad integrum nach ca. 8 Wochen. Das Tier wurde nicht antibiotisch behandelt. Von weiteren 15 Tieren aus dem Herkunftsbetrieb zeigten 6 (40 %) Titerstufen zwischen 1 : 64 und 1 : 256, die restlichen Tiere niedrigere Antikörpertiter.

Titerverlauf bei Rindern

In experimentellen Infektionen wurden die Titerdynamik nach der Infektion und die Entwicklung klinischer Symptome untersucht (26, 31). Ein seronegatives Kalb im Alter von 6 Monaten, das noch keinen Weidegang (keinen Zeckenkontakt) hatte, wurde intravenös mit der Dosis von 15 Mill. Borrelien/kg KG infiziert. Die Kontrollen des Blutserumtiters erfolgte wöchentlich im IFAT. Am Tage 14 p.i. wurde die erste Serokonversion beobachtet. Der Titer stieg bis zum Tag 35 p.i. auf 1 : 128 an und fiel anschließend bis zum Tage 63 auf 1 : 16. Zu diesem Zeitpunkt erfolgte eine immunsuppressive Behandlung mit einem Depot-Kortikosteroid und am Tage 76 eine zweite i.v. Infektion mit Borrelien. Innerhalb einer Woche erreichte danach der Titer den Kulminationspunkt von 1 : 256. Im Verlauf der nachfolgenden Wochen fiel der Titer wieder und unterschritt 6 Wochen nach der zweiten Infektion (in der 22. Woche nach der Erstinfektion) den Grenzwert von 1 : 64. Bei weiteren Kontrollen bis zur 45. Woche blieb der Titer auf 1 : 8 (Abb. 3).

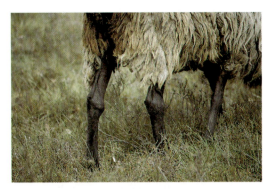

Abb. 4 Mutterschaf (Heidschnucke) mit beidseitiger Arthritis der Sprunggelenke.

Während der gesamten Infektionsperiode zeigte das Rind im Blutbild eine Lymphozytose im Bereich von 80–93, die nur kurze Zeit (5 Wochen) nach der immunsuppressiven Behandlung in den Normalbereich zwischen 40 und 70 zurückging.

Befunde bei Schafen

Schafe werden regelmäßig auf der Weide gehalten und sind damit in besonderem Maße dem Zeckenbefall exponiert sowie durch Zecken übertragenen Infektionen ausgesetzt. Zumindest eines der häufigen bei Menschen und Tieren beobachteten Symptome der Zeckenborreliose, die Arthritis, ist bei Schafen eine häufige und verbreitete Erkrankung, die u.U. enzootischen Charakter annehmen kann.

Die ersten, nahezu schon in Vergessenheit geratenen Beschreibungen von Borrelien bei Schafen stammen von *Hjelle* (23) aus Norwegen. Dieser Autor beschreibt aus der Nähe des Stavanger Fjords in Südnorwegen Borrelien-ähnliche Organismen, die er in großer Zahl im Urinsediment von Schafen entdeckte.

Im Zusammenhang mit einer in Norwegen während des Sommers häufigen Photosensibilisierung bei Schafen durch das Liliengewächs Narthecium ossifragum (Beinbrech) fand er bei der Dunkelfeldmikroskopie des Urinsediments zunächst bei 3 Lämmern, anschließend bei der Untersuchung von Urinproben weiterer 248 gesunder Schafe bei 5 Schafen die z.T. lebhaft beweglichen Spirochäten. Aufgrund der Morphologie, den Färbeeigenschaften sowie der Motilität sprach er sie als Borrelien-ähnliche Organismen an. Eine Kultivierung in den nicht spezifischen Kulturmedien gelang nicht. Da die Photosensibilisation durch die Lilien nur im Frühsommer auftritt (Ikterus, Schwellung der Augenlider, Photophobie, herunterhängende ödematöse Ohrmuscheln, Ödeme der Nase und Lippen, kein Fieber) wurden die Borrelien als Ursache der Erkrankung in Betracht gezogen. Ein eventueller Zusammenhang mit den in Südnorwegen verbreiteten Zecken (Ixodes ricinus) wurde zu diesem Zeitpunkt noch nicht hergestellt.

Arthritis wird in Schafherden in Europa häufig gesehen. Auf der Insel Gotland in Südschweden untersuchten *Hovmark* et al. (24) 13 Lämmer, von denen 9 an Arthritis erkrankt waren. Bei der ersten Serumuntersuchung wurden bei 5 der Lämmer reziproke Titerstufen von 80 angetroffen. Bei den 3–8 Wochen später wiederholten Proben wiesen 11 der Lämmer reziproke Titer zwischen 80 und 320 auf. In Nordschweden, wo keine Zecken vorkommen, wurden gleichzeitig 40 Schafe untersucht, von denen alle Titer unter 40 aufwiesen.

In Norddeutschland findet man besonders bei den in der Heide gehaltenen Heidschnucken (Graue Gehörnte Heidschnucke) regelmäßig einen starken Zeckenbefall. Arthritis tritt in manchen Herden gehäuft bei Lämmern und später auch bei Mutterschafen auf (Abb. 4). In der Vielzahl der Fälle können ätiologisch Rotlaufinfektionen nachgewiesen werden. Zahlreiche Fälle bleiben jedoch ungeklärt.

Bei der Untersuchung von 100 Schafseren aus dem Raum Hannover zeigten 37 % im IFAT einen Serumtiter zwischen 1 : 8 und 1 : 64. Unter diesen Probanden fanden sich auch 59 Seren von Schafen aus Herden mit Arthritis (26, 31). Erregerisolierungen aus der Synovia gelangen nicht. Die Titerstufen beweisen jedoch, daß sich die Schafe mit einer Borrelien-Infektion auseinandergesetzt haben.

Weitere Studien zur Borrelien-Infektion bei Schafen sind notwendig, da bei dieser Tierart die Erkrankung eher subklinisch als klinisch zu verlaufen scheint. Diese Untersuchungen sollten vor allem die Frage nach einem eventuellen Erregerreservoir für Infektionen beim Menschen klären.

Therapie bei Haustieren

Die gezielte Therapie der Borreliose bei Haustieren mit einer gesicherten Diagnose weicht nicht wesentlich von der Behandlung beim Menschen ab. Da Borrelien empfänglich gegenüber Antibiotika sind, werden auch in der Veterinärmedizin die bekannten wirksamen Präparate eingesetzt (vgl. Kap. „Therapie", S. 147ff.).

Häufiger als in der Humanmedizin wird die Antibiose bei Tieren notwendig sein und durchgeführt werden, ohne daß vorher eine klinisch, immunologisch oder mikrobiologisch abgesicherte Diagnose gestellt werden konnte. Anhand der greifbaren Symptome gilt es, die Behandlung einzuleiten, während die serologischen Befunde noch ausstehen. Die Gründe hierfür sind mehrfach.

Ein anamnestischer Hinweis auf einen vorangegangenen Zeckenstich bei Tieren gibt wenig Anhalt, da zahlreiche Haustiere wiederholt und von vielen Zecken befallen werden. So entfällt auch der in der Humanmedizin wichtige kausale und zeitliche Zusammenhang zwischen Zeckenstich und dem Auftreten von Symptomen, die an eine Borreliose denken lassen. Des weiteren wurde bei Haustieren das für die Humanmedizin im Frühstadium der Borreliose so markante Symptom des Erythema chronicum migrans (ECM) noch nicht beobachtet, so daß Haustiere kaum im I. Stadium, sondern in den späteren II. und III. Stadien der Erkrankung vorgestellt werden. Der bei der Behandlung von Menschen so wichtige Vorteil einer frühen antibiotischen Therapie und die damit verbundene Möglichkeit, weitere klinische Manifestationen zu verhindern, können in der Veterinärmedizin bislang nicht genutzt werden. Die Berichte zur Therapie der Borreliose bei Haustieren stellen von Beginn der Behandlung an die Arthritis in den Vordergrund der Symptomatologie.

Da nach einer antibiotischen Behandlung die Erregerisolierung und die Beurteilung des Blutserumtiters erschwert sind, erscheint es bei jedem Verdacht auf Borreliose angezeigt, *vor* der Antibiotikabehandlung eine Blutprobe für eine eventuelle Erregerisolierung, auf jeden Fall aber eine Blutserumprobe oder auch Synovialflüssigkeit für die serologische Untersuchung zu sichern. Auch am Tier angesaugte Zecken sollten lebend in einem geschlossenen Behälter (Röhrchen) – zur Erhaltung der Feuchtigkeit zusammen mit einigen Grashalmen – für eine Untersuchung auf Borrelien eingeschickt werden (vgl. Kap. „Schutz vor Zecken und Infektionsprophylaxe", S. 176ff.).

Die Behandlung stützt sich auf die Anwendung der Antibiotika Penicillin, Ampicillin/Amoxicillin, Ceftriaxon, Doxycyclin, Tetracyclin und Erythromycin. Wie in der Humanmedizin zeigt Penicillin G eine ungenügende Wirksamkeit und wurde z. B. bei Pferden nur mit vorübergehendem Erfolg an-

gewendet (10). Auch Erythromycin erwies sich nicht als zufriedenstellend wirksam (27). Dagegen wurden *Amoxicillin, Tetracyclin* und *Doxycyclin* mit Erfolg angewendet und scheinen in der Veterinärmedizin gegenwärtig die Mittel der Wahl zu sein.
Grundsätzlich ist es notwendig, die Behandlung über 10 – 14 Tage, besser über 3 Wochen, durchzuführen. Nur so wird das Risiko eines Therapieversagens mit rezidivierenden Episoden der Erkrankung gering gehalten. Als Applikationsmethode ist bei allen Haustieren zumindest initial die parenterale Behandlung angezeigt. Die Antibiotika werden dabei intravenös oder intramuskulär injiziert. Die Injektion bringt die Vorteile eines rasch ansteigenden hohen Blutserumspiegels, der besonders in fortgeschrittenen Stadien der Erkrankung zu besserem Erfolg führt. Eine anschließende orale Verabreichung der Medikamente ist in der Kleintierpraxis bei Hunden und bei zuverlässigen Tierhaltern denkbar, soweit die Motivation zum Durchhalten der Therapie nach dem Abklingen der Symptome erwartet werden kann. Im Zweifelsfall ist die parenterale Behandlung vorzuziehen.

Zur *Therapie bei Hunden* liegt eine Reihe von Erfahrungen aus den Endemiegebieten der Lyme disease in den USA vor. Die Behandlung eines akut an Fieber, polyarthritischen Schmerzen und Gelenkschwellungen erkrankten Hundes mit 250 mg Tetracyclin (2 × pro Tag über 10 Tage) führte zum Verschwinden der Symptome. Nach 7 Monaten erfolgte jedoch eine neue Episode, die eine weitere Behandlung für 10 Tage erforderlich machte (3).
Ampicillin (500 mg, 3 × pro Tag oral über 10 Tage) wurde mit Erfolg beim Hund mit akuter Polyarthritis, Fieber (40,2°C), hohem Titer (1 : 256) und positivem Erregernachweis im Blut eingesetzt. Schon nach 24 Stunden besserte sich das Krankheitsbild, am 3. Tag war der Hund fieberfrei und nach 7 Tagen komplett geheilt. Aus anderen Berichten geht hervor, daß intramuskulär 11 mg/kg KG von Amoxicillin (30), Doxycyclin (16), Tetracyclin, Erythromycin und Penicillin (27) mit wechselndem Erfolg verabreicht wurden. Nach den bisher vorliegenden Erkenntnissen scheinen Ampicillin, Tetracyclin und Doxycyclin die wirksamsten Antibiotika zu sein. Dabei wird davon ausgegangen, daß die Hunde bereits im fortgeschrittenen Stadium der Erkrankung, u. U. nach wiederholten Episoden mit Arthritis und Fieber, vorgestellt werden.

Zur *Therapie bei Pferden und Rindern* sind bisher nur vereinzelte Beschreibungen bei Tieren im fortgeschrittenen Stadium der Erkrankung zugänglich. Bei einem Pony mit Spirochätämie, einem hohen Serumtiter (1 : 1 024), seit 6 Monaten bestehender Polyarthritis und Augenbefunden mit Borrelien-Nachweis wurde Procain-Penicillin G (i.m. für 3 Tage) ohne jeden Erfolg eingesetzt (10). Bei einem Rind mit akuter Lahmheit und Schwellung beider Karpalgelenke sowie hohem Serumtiter (1 : 1 024) wurde Tetracyclin (6 g i.v. 2 × pro Tag für 4 Tage) verabfolgt. Die Lahmheit besserte sich zunächst für 4 Wochen, danach magerte die Kuh ab, zeigte erneut Gelenkschwellungen und kam zum Festliegen. Nahezu alle Gelenke der 4 Extremitäten waren akut entzündet, aus Leber und Lunge konnten Spirochäten isoliert werden (9).

Insgesamt werden die bisherigen Berichte zur Therapie bei Haustieren von der Tatsache überschattet, daß nur in schwierigen, weit fortgeschrittenen Fällen Behandlungen beschrieben werden, da man sich nur in diesen Fällen der Diagnose „Zeckenborreliose" sicher war. In der täglichen Klein- und Großtierpraxis werden jedoch zahlreiche Tiere mit klinischen Symptomen vorgestellt, die an eine Borreliose denken lassen. Eine große Zahl der Fälle konnte jedoch bisher ätiologisch nicht sicher abgeklärt werden. Hierzu trägt auch die häufig sofort, d. h. im frühen Stadium mit Fieber und Arthritis, eingeleitete Antibiotikatherapie bei, die zum Erfolg führt. Eine nachträgliche Diagnose ist dann erschwert oder nicht mehr möglich. Hierin könnte unter anderem ein Grund liegen, warum bisher so wenige klinische Fälle und Therapien einer Borreliose im Anfangsstadium bei Tieren beschrieben wurden.

Literatur

1. *Angulo, A. B.:* Lyme disease in cats. SW Vet. 37 (1986), 108–109
2. *Bark, S.:* Zur Diagnose und Verbreitung der einheimischen Zecken-Borreliose beim Tier. Dissertation, München 1986
3. *Bosler, E. M., D. P. Cohen, T. L. Olsen, W. Bernhard, B. Ussmann:* Host responses to Borrelia burgdorferi in dogs and horses. Ann. NY Acad. Sci. 539 (1989), 221–234
4. *Brand, A.:* Vergleichende seroepidemiologische Untersuchung von Rindern auf Zeckenborreliose in der Südheide und im Weserbergland. Dissertation med. vet., Tierärztliche Hochschule Hannover 1990
5. *Burgess, E. C.:* Experimental inoculation of dogs with Borrelia burgdorferi. Zbl. Bakt. Hyg. A 263 (1986), 49–54
6. *Burgess, E. C.:* Natural exposure of Wisconsin dogs to the Lyme disease spirochete (Borrelia burgdorferi). Lab. anim. Sci. 36 (1986), 288–290
7. *Burgess, E. C.:* Borrelia burgdorferi infection in Wisconsin horses and cows. Ann. New York Acad. Sci. 539 (1988), 235–243
8. *Burgess, E. C., A. Gendron-Fitzpatrick, M. Mattison:* Foal mortality associated with natural infection of pregnant mares with Borrelia burgdorferi. Equ. Inf. Dis. V, Proc. V. Int. Conf. 1988
9. *Burgess, E. C., A. Gendron-Fitzpatrick, W. O. Wright:* Arthritis and systemic disease caused by Borrelia burgdorferi in a cow. J. Am. Vet. Med. Ass. 191 (1987), 1468–1469
10. *Burgess, E. C., D. Gillette, J. P. Pickett:* Arthritis and panuveitis as manifestations of Borrelia burgdorferi infection in a Wisconsin pony. J. Am. Vet. Med. Ass. 189 (1986), 1340–1342
11. *Burgess, E. C., M. Mattison:* Encephalitis associated with Borrelia burgdorferi infection in a horse. J. Am. Vet. Med. Ass. 191 (1987), 1457–1458
12. *Cohen, D., et al.:* Epidemiologic studies of Lyme disease in horses and their public health significance. Ann. NY Acad. Sci. 539 (1988), 244–257
13. *Curran, K. L., D. Fish:* Increased risk of Lyme disease for cat owners. New Engl. J. Med. 320 (1989), 183
14. *Eng, T. R., M. L. Wilson, A. Spielman, C. C. Lastavica:* Greater risk of Borrelia burgdorferi infection in dogs than in people. J. Infect. Dis. 158 (1988), 1410–1411
15. *Gilfillan, R., D. Krane, M. E. O'Brien, D. Rouvet, D. Asbach:* Detection of Lyme disease in dogs by indirect immunofluoreszent antibody assay. Ann. NY Acad. Sci. 539 (1988), 458–459
16. *Grauer, G. F., E. C. Burgess, A. C. Cooley, J. H. Hagee:* Renal lesions associated with Borrelia burgdorferi infection in a dog. J. Am. Vet. Med. Ass. 193 (1988), 237–239
17. *Greene, R. T.:* Lameness and asymptomatic Borrelia burgdorferi sensitivity in dogs. J. Infect. Dis. 160 (1989), 346
18. *Greene, R. T., J. F. Levine, E. B. Breitschwerdt, H. A. Berkhoff:* Antibodies to Borrelia burgdorferi in dogs in North Carolina. Am. J. Vet. Res. 49 (1988), 473–476
19. *Greene, R. T., et al.:* Clinical and serological evaluation of induced Borrelia burgdorferi infection in dogs. Am. J. Vet. Res. 49 (1988), 752
20. *Greene, R. T., et al.:* Immunoblot analysis of immunoglobulin G response to the Lyme disease agent (Borrelia burgdorferi) in experimentally and naturally exposed dogs. J. clin. Microbiol. 26 (1988), 648–653
21. *Hadani, A., et al.:* Detection de espiroquetas del genero borrelia en bovinos de la Privincia de Salta, Argentina. Rev. Med. Vet. 66 (1985), 292–296
22. *Hansen, K., H. H. Dietz:* Serosurvey for antibodies to Borrelia burgdorferi in Danish dogs. Acta Pathol. Microbiol. Immunol. Scand. 97 (1989), 281–285
23. *Hjelle, A.:* Borrelia-like organisms in the urine of lambs suffering from eczema facialis. Nature 212 (1966), 856–857
24. *Hovmark, A., E. Åsbrink, O. Schwan, B. Hederstedt, D. Christensson:* Antibodies to Borrelia spirochetes in sera from Swedish cattle and sheep. Acta Vet. Scand. 27 (1986), 479–485
25. *Johnson, R. C., W. Burgdorfer, R. S. Hayes, F. W. Hyde:* Borrelia coriaceae sp. nov.: putative agent of epizootic bovine abortion. Intern. J. System. Bacteriol. 37 (1987), 37
26. *Kopp, A.:* Natürliche und experimentelle Infektionen bei Haustieren mit durch Zecken übertragenen Borrelien. Dissertation Med. Vet., Tierärztliche Hochschule Hannover 1990
27. *Kornblatt, A. N., P. H. Urband, A. C. Steere:* Arthritis caused by Borrelia burgdorferi in dogs. J. Am. Vet. Med. Ass. 186 (1985), 960–964
28. *Künzer, W., W. Künzer:* Neues über Zeckenkrankheiten. Tierärztl. Praxis 18 (1990), 1–5
29. *Lane, R. S., W. Burgdorfer, S. F. Hayes, A. G. Barbour:* Isolation of a spirochete from the soft tick, Ornithodoros coriaceus: a possible agent of epizootic bovine abortion. Science 230 (1985), 85–87
30. *Levy, S. A., P. H. Duray:* Complete heart block in a dog seropositive for Borrelia burgdorferi. J. Vet. intern. Med. 2 (1988), 138–144

31. *Liebisch, A., A. Kopp, S. Olbrich:* Zeckenborreliose bei Haustieren. Teil I: Infektionen bei Hunden und Katzen. Vet, Journal für den Veterinär 10 (1990)
32. *Liebisch, A., A. Kopp, S. Olbrich:* Zeckenborreliose bei Haustieren. Teil II: Infektionen bei Pferden und Wiederkäuern. Vet, Journal für den Veterinär 10 (1990)
33. *Lissmann, B. A., E. M. bosler, H. Camay, B. B. Ormiston, J. L. Benach*: Splirochete-associated arthritis (Lyme disease) in a dog. J. Am. Vet. Med. Ass. 185 (1984), 219–220
34. *Liu, Y. M., C. E. Bennett, J. E. White, S. A. Waitkins:* Lyme disease in the United Kingdom. An ELISA study of dog sera with antigen comparison between the American B 31 strain and a British IWG strain. Ann. New York Acad. Sci. 539 (1988), 465–467
35. *Magnarelli, L. A., J. F. Anderson, A. Kaufmann, L. L. Lieberman, G. D. Whitney:* Borreliosis in dogs from southern Connecticut. J. Am. Vet. Med. Ass. 186 (1985), 955–959
36. *Magnarelli, L.A., J. F. Anderson, A. B. Schreier, C. M. Fricke:* Clinical and serological studies of canine Borreliosis. J. Am. Vet. Med. Ass. 191 (1987), 1089–1092
37. *Magnarelli, L. A., J. F. Anderson, E. Shaw, J. E. Post, F. C. Palka:* Borreliosis in equids in northeastern United States. Am. J. Vet. Res. 49 (1988), 359–362
38. *Marcelis, L., P. de Marneffe, E. Chaidron, G. Bigaignon, P. Kageruka, P. Goubau:* Horse reservoir for Borrelia burgdorferi. Lancet 25. 4. (1987), 977
39. *Marcus, L. C., M. S. Patterson, R. E. Gilfillan, P. H. Urband*: Antibodies to Borrelia burgdorferi in New England horses. Am. J. Vet. Res. 46 (1985) 2570–2571
40. *Mayer, J.:* Die Spirochaetose – eine neue Infektionskrankheit? Hundejournal 66 (1988), 18–19
41. *Mehl, R., P. Sandven, L. R. Braathen:* The sheep tick Ixodes ricinus: Vector of spirochetoses. Tidsskr. Nor. Laegeforen (1987), 19–21
42. *Pfister, K., J. Nesvadba, B. Bigler:* Borrelia burgdorferi in dogs. Lyme Borreliose Update Europe, Baden, S. 20 (1987)
43. *Post, J. E., E. E. Shaw, S. D. Wright:* Suspected borreliosis in cattle. Ann. New York Acad. Sci. 539 (1988), 488
44. *Schulze, T. L., E. M. Bosler, J. K. Shisler, I. C. Ware, M. F. Lakat, W. E. Parkin:* Prevalence of canine Lyme disease from an endemic area as determined by serosurvey. Zbl. Bakt. Hyg. A 263 (1986), 427–433
45. *Smith, R. D., G. S. Miranpuri, J. H. Adams, E. H. Ahrens:* Borrelia theileri: Isolation from ticks (Boophilus microplus) and tick-borne transmission between splenectomized calves. Am. J. Vet. Res. 46 (1985), 1396–1398
46. *Steere, A. C., T. E. Broderick, S. E. Malawista:* Erythema chronicum migrans and Lyme arthritis: Epidemiologic evidence for a tick vector. Am. J. Epidemiol. 108 (1978), 312–321
47. *Teitler, J., J. Madigan, E. DeRock, N. Petersen, T. Carpenter, C. Franti:* Prevalence of Borrelia burgdorferi antibodies in dogs in Northern California. Riskfactors and zoonotic implications. Ann. NY Acad. Sci. 539 (1988), 500–503
48. *Theiler, A.:* Spirrilosis of cattle. J. Comp. Pathol. Therap. 17 (1904), 47–55
49. *Uilenberg, G., H. K. Hinaidy, N. M. Perie, T. Feenstra:* Borrelia infections of ruminants in Europe. Vet. Q. 10 (1988), 63–66
50. *Van Herden, J., F. Reyers:* Borrelia sp. infection in a horse. J. South Afr. Vet. Ass. 55 (1984), 41–43
51. *Weber, A., U. Heim:* Borreliose beim Hund. VET, Journal für den Veterinär 9 (1989), 14–16
52. *Yates, W. D. G.:* Lyme disease in horses. Can. Vet. J. 29 (1988), 393–394

Nachtrag[1]: Infektionen bei Haustieren

Infektionen bei Hunden

In jüngsten Untersuchungen an 189 Hundeseren aus Berlin (West) zeigten 5,8% der Hunde im IFAT und 10,1% im ELISA positive Titer. Der ELISA erwies sich in diesen Untersuchungen als die empfindlichere Methode (3). In Schweden fanden *Mörner* et al. (4) bei Blutserumuntersuchungen an 501 Hunden mit einer klinischen Vorgeschichte im IFAT und ELISA übereinstimmende Ergebnisse mit 12,5% positiver Reagenten. In einer gleichzeitig untersuchten Probe von 88 klinisch nicht auffälligen Hunden betrug der Anteil positiver Reagenten nur 3,4%.

Bei Untersuchungen in Schweden konnten bei 3 von 4 mit Fazialisparese vorgestellten Hunden positive Blutserumtiter nachgewiesen werden (4). Die Autoren nennen weiterhin als häufigste Symptome Lahmheit, Fie-

---

[1] Vortrag auf der IV. International Conference on Lyme Borreliosis in Stockholm, Schweden, 18.–21. Juni 1990

ber, Abgeschlagenheit, Appetitlosigkeit und neurologische Beschwerden. Bei 501 Hunden mit diesen Symptomen konnten in 12,5% der Fälle erhöhte Titer festgestellt werden.

Infektionen bei Pferden

Jüngste seroepidemiologische Untersuchungen an 194 Blutseren von Pferden in Berlin (West) erbrachten 16,1% positive Titer im ELISA, während im IFAT die Reaktionen negativ verliefen. Die Pferde zeigten keine Borreliose-verdächtigen Symptome (3).

Auch bei den experimentell durchgeführten Infektionen von Pferden entwickelten sich Läsionen der Synovialis mit unterschiedlich ausgeprägten Proliferationen und perivaskulären Leukozytenansammlungen. Die meisten Tiere zeigten geringe bis mittelgradige lymphoplasmatische perivaskuläre Infiltrationen in Nieren, Herz, Zunge und Leber. Es gelang die Isolierung der Erreger aus Urin, Blut, Gehirn und Lunge (1).

Infektionen bei Rindern

Bei der Untersuchung von 194 Rinderseren aus Berlin und Süddeutschland reagierten 22,7% im IFAT und 49,5% im ELISA mit Titerstufen von 1:128 und höher (3). Der ELISA erwies sich als sensibler. Rinder sind offensichtlich häufiger mit B. burgdorferi infiziert, ohne daß sie akute Infektionssymptome zeigen.

In einer Studie in Cumbria/England wurden an 60 dem Befall mit I. ricinus exponierten Rindern im IFAT bei 6,7% Titer höher als 1:256 gegen B. burgdorferi und bei 31,7% Titer gegen Babesia divergens festgestellt. Bei einer weiteren Untersuchung wurden 40 Rinder, die noch nicht dem Zeckenbefall exponiert waren, in 2 gleiche Gruppen geteilt. Eine Gruppe wurde mit Oxytetracyclin behandelt, die andere nicht. Nach der Zeckenexponierung auf der Weide zeigten 10 der 40 Rinder reaktive Titer gegen Babesia divergens, ein Beweis für die erfolgten Zeckenstiche. Gegen B. burgdorferi wiesen 55% (11/20) der Tiere ohne und 25% (5/20) der Tiere mit Antibiose positive Titer auf (2).

Literatur

1. *Burgess, E. C., A. Gendron-Fitzpatrick:* Experimental infection of equines with Borrelia burgdorferi. IV. Int. Conf. Lyme Borreliosis, Abstr. A, p. 38. Stockholm 1990
2. *Cutler, S., P. Phipps, M. Cranwell, D. Wright:* Borrelia burgdorferi antibodies in British cattle. IV. Int. Conf. Lyme Borreliosis, Abstr. A, p. 43. Stockholm 1990
3. *Käsbohrer, A., A. Schönberg:* Prevalence of Borrelia burgdorferi antibodies in domestic animals in Berlin (West). IV. Int. Conf. Lyme Borreliosis, Abstr. A, p. 42. Stockholm 1990
4. *Mörner, A. P., P. Olson, M. Carlsson, M. Olersbakken:* Clinical and serological studies of borreliosis in Swedish dogs. IV. Int. Conf. Lyme Borreliosis, Abstr. A, p. 40. Stockholm 1990

Schutz vor Zecken und Infektionsprophylaxe

A. Liebisch

Ein Impfschutz bei Zeckenborreliose ist bisher nicht bekannt. Ob jemals ein Impfstoff entwickelt werden kann, ist sehr fraglich, da die infizierten Menschen und Tiere offensichtlich keine natürliche Immunität ausbilden, die einen Schutz vor wiederholter Infektion bietet. Die mögliche Prophylaxe besteht daher in der Vermeidung von Zeckenstichen und in der Minderung des Infektionsrisikos.

Vermeidung von Zeckenbefall

Zecken haben im Gegensatz zu anderen gesundheitsschädlichen Arthropoden, wie z. B. fliegenden Insekten, eine relativ geringe horizontale und vertikale Ausbreitungsmöglichkeit. Durch Meidung von Biotopen mit hohen Zeckenpopulationsdichten wird die Infektionsgefahr erheblich reduziert. Dazu sollten *Waldgebiete mit viel Unterholz* und einer dichten Krautzone (typisch in Deutschland sind hierfür Adlerfarn und Ginstergestrüpp) möglichst gemieden werden. In solchen Pflanzengesellschaften halten sich die natürlichen Wirte der Zecken (Kleinsäuger, Vögel, Wild) auf, so daß diese Habitate entsprechend hohe Zeckendichten aufweisen.
Zecken können nicht nur von Pflanzen aus den Menschen befallen, sondern auch von *Haus- und Wildtieren* auf ihn übergehen. Wenn die Zecken bei frischem Befall von Hunden und Katzen noch keine Gelegenheit hatten, sich an den Tieren anzusaugen, können sie bei engem Kontakt auch auf den Menschen gelangen und sich hier ansaugen. Derartige Fälle von Zeckenbefall des Menschen mit anschließenden Borreliose-Infektionen sind aus den USA beschrieben. Einmal angesaugte Zecken verlassen jedoch den Wirt nicht ohne äußeren Einfluß.

Unter Jägern ist bekannt, daß frisch erlegtes Haarwild häufig massenhaft mit Zecken befallen ist. Noch nicht angesaugte Zecken können beim Transport des Tierkörpers, beim Ausweiden und Abhängen vom Fell der Tiere auf den Menschen übergehen. Nicht selten sind Igel stark von Zecken (und Flöhen) befallen. Die zunehmende Fürsorge des Menschen für Igel und die damit verbundenen engen Kontakte bringen heutzutage auch die Igelzecken häufiger in die Nähe des Menschen. Igel können sowohl von Ixodes hexagonus, der eigentlichen Igelzecke, als auch von Ixodes ricinus befallen sein. Beide Ixodes-Arten beherbergen Borrelien und können von Igeln auf Menschen und Haustiere (häufig auf Hunde) übergehen.

Deshalb sollte man nach einem Waldspaziergang mitgeführte Hunde auf Zecken absuchen und nach engem Kontakt mit Hunden, Wild oder Igeln auf übergekrabbelte Zecken achten.

Schutz durch Kleidung

Nicht nur das Verhalten, sondern auch geeignete Kleidung stellt einen beachtlichen Zeckenschutz dar. Zecken klammern sich an ihren Wirt an der ersten erreichbaren Körperstelle, d. h. meist auf der Kleidung, an. Von dort aus können sie u. U. stundenlang auf der Suche nach einer geeigneten bloßen Hautstelle zum Einstechen sein. Daher ist es ein guter Schutz vor Infektion, in Waldgebieten dicht schließende Kleidung mit langen Ärmeln und Hosenbeinen zu tragen. Festes Schuhwerk und das Einstecken der Hosenbeine in die Socken erhöht die Sicherheit vor Zeckenstichen wesentlich, da Zecken (vor allem Nymphen) häufig aus den niedrigen Krautschichten Menschen befallen.

Schutz durch Repellents

Zur Abwehr von Zecken sind auch Repellents geeignet. Leider gibt es bis heute noch keine gegen Zecken voll und langdauernd wirkende (6–8 Stunden) und zugleich der menschlichen Haut gut verträgliche Zeckenrepellents, die man allgemein und uneingeschränkt empfehlen könnte (1, 2). Von der WHO werden aufgrund von Laboratoriumsuntersuchungen als Zeckenrepellents mit 90–100 % Wirksamkeit
– Diäthyltoluamid,
– Indalon,
– Dimethylphthalat,
– Dimethylcarbat,
– Benzylbenzoat
empfohlen.
Das in Deutschland im Handel erhältliche Diäthyltoluamid (Autan®) entfaltet nach bisher gemachten Erfahrungen gegen *Ixodes ricinus* eine Repellentswirkung von maximal 2 Stunden (7). Die Präparate werden am sinnvollsten als Sprühmittel auf die Kleidung gesprüht, wodurch die Oberfläche der Stoffe imprägniert wird.

Zu einer weiteren Gruppe mit guter Repellentswirkung gehören der natürliche Wirkstoff Pyrethrum und die synthetischen Pyrethroide. Pyrethrum ist ein pflanzlicher Wirkstoff, der aus Chrysanthemen gewonnen wird und ein nicht warmblütertoxisches, hochwirksames Insektizid mit guter Sofortwirkung darstellt. Leider ist die Wirkungsdauer sehr kurz, und die gegen Insekten bekannte gute Wirksamkeit als Repellents ist bei Zecken umstritten (3). Die Pyrethroide sind synthetische Abkömmlinge des Pyrethrums. Sie erbringen eine gute Wirksamkeit und längere Wirkungsdauer als Insektizide und Repellents. Die Repellentswirkung ist jedoch stark dosisabhängig; sie wird in der Regel bei hohen Dosen erzielt. Leider bringt diese Wirkstoffgruppe auch Unverträglichkeiten mit sich. Trotzdem werden Pyrethroide mit sehr gutem Erfolg in Gebieten mit großer Infektionsgefahr und hoher Zeckendichte an der Kleidung eingesetzt. So gibt z. B. der Wirkstoff Flumethrin (Baygon®) – als Spray im afrikanischen Busch angewendet – den bisher einzig brauchbaren Schutz vor den dort massenhaft vorkommenden, das gefürchtete „tick bite fever" übertragenden Zecken.

Entfernung und Untersuchung von Zecken

Ein der wesentlichsten Maßnahmen zum Infektionsschutz ist nach einem Aufenthalt in Zeckenbiotopen das *Absuchen der Kleidung* und des Körpers nach Zecken. Kurz nach dem Verlassen des Zeckengebietes kann man sehr häufig an Hosenbeinen, Ärmeln und Kragen Zecken auf der Suche nach einer Ansaugstelle krabbeln sehen. Das gegenseitige Absuchen nach Zecken am Rücken, am Kragen und am Hinterkopf ist zu empfehlen. Vor allem bei Kindern sollten der Haaransatz im Nacken, der Hinterkopf und die Schläfen nach Zecken abgesucht werden. Besonders ist auf die kleineren Nymphen zu achten, da Kinder aufgrund ihrer geringeren Körpergröße häufig auch in den niedrigen Schichten der Vegetation umherstreifen.

Auch bei der Entdeckung von am Körper schon angesaugten Zecken ist noch eine Minderung des Infektionsrisikos möglich. Es sollte grundsätzlich jede angesaugte Zecke *sofort nach ihrer Entdeckung* entfernt werden. Das Infektionsrisiko hängt wesentlich vom Grad der Infektion der einzelnen Zecke und von der Saugdauer ab. Es finden sich neben stark infizierten Zecken, die massenhaft Borrelien in ihrem Körper beherbergen, auch solche mit nur vereinzelten Erregern in den Geweben. Während der Nahrungsaufnahme beim Saugen werden die Borrelien in den Zecken aktiviert. Experimentell konnte man frühestens 2 Stunden nach dem Ansaugen der Zecken, gehäuft jedoch 72 Stunden nach dem Saugbeginn, Borrelien durch den Zeckenstich übertragen. Für die Praxis des Infektionsschutzes bedeutet dies, angesaugte Zecken so bald wie möglich zu entfernen.

Bedeutung kommt auch der *Methode der Zeckenentfernung* zu. Die Borrelien besiedeln in den Zecken praktisch alle inneren Organe, so vor allem den Darmsack und die Speicheldrüsen mit ihren Ausführungsgängen. Beim Entfernen der Zecken sollte demnach möglichst vorsichtig vorgegangen werden, um die Zecke nicht zu zerquetschen, da dann zusätzlich Erreger aus dem Zeckendarm durch die Stichwunde in den Organismus gelangen können. Auch sollten die Sekretionen der Zecke nicht angeregt werden. Durch die Behandlung der Zecken mit chemischen oder physikalisch reizenden Mitteln (Sprays, Öl, Klebstoffe, brennende Zigarette) kann auch ein verstärktes Speicheln ausgelöst und damit die Erregerausscheidung protrahiert werden. Außerdem eignet sich eine auf solche Art behandelte und geschädigte Zecken nicht mehr zur Untersuchung auf Infektionserreger.

Es ist daher in jedem Falle besser, *die Zecke mechanisch zu entfernen*. Dies geschieht entweder mit der Hand oder mit Hilfe einer Pinzette. Dabei soll die Zecke so dicht wie möglich an der Einstichstelle erfaßt werden. Durch leicht drehende Bewegungen, die man mit einem Zug verbindet, werden die Mundwerkzeuge in der Haut gelockert und die Zecke mit Köpfchen (Capitulum) und Körper entfernt. Hierbei besteht u. U. die Gefahr, daß das Köpfchen abreißt und in der Haut steckenbleibt. Dieser Körperteil der Zecke wirkt wie ein Fremdkörper und kann eine örtliche Reaktion und Entzündung hervorrufen. Die Gefahr einer Infektion durch Borrelien geht von ihm aber nicht aus, da die Erreger sich im Körper der Zecke befinden. Auch die Speicheldrüsen liegen im mittleren Teil der Zecke. Das eventuell steckengebliebene Köpfchen sollte wie jeder andere Fremdkörper in der Haut (Splitter oder Stachel) entfernt und die Stichstelle desinfiziert werden. Nach erfolgtem Zeckenstich kann durch eine Untersuchung der Zecke auf Borrelien im Laboratorium festgestellt werden, ob diese Zecke infiziert war. Dazu muß die Zecke jedoch lebend entfernt und umgehend eingeschickt werden. Sie wird zusammen mit einigen frisch abgebrochenen Grashalmen in ein kleines geschlossenes Behältnis (Röhrchen, Filmdose) gegeben. Die Grashalme sollen die Eintrocknung verhindern. Es wird ein Zettel beigefügt, der Name und Anschrift des Einsenders sowie Datum und Ort des Zeckenstiches enthalten soll. Nur lebende Zecken eignen sich für eine Untersuchung. Zecken im Briefumschlag oder mit Tesafilm aufgeklebt sind ungeeignet für eine Untersuchung auf Borrelien. Hier ist häufig nur noch eine Artbestimmung der Zecke möglich.

Zeckenbekämpfung

Verschiedentlich wurde in Infektionsgebieten der USA versucht, durch Zeckenbekämpfung die Populationsdichte und damit das Infektionsrisiko zu reduzieren (6). Die hierbei angewendeten Maßnahmen waren vielfach mit erheblichen Nachteilen und Gefahren für die Umwelt behaftet und brachten nur kurzdauernde Erfolge. So wurde in einigen Gebieten durch *Zerstörung der Zeckenbiotope* versucht, die Zecken zu vernichten. Durch Rodungen, Mähen und Abbrennen der Vegetation erreichte man eine Reduzierung der adulten Zecken von 70 – 88 %. Die Bestandsverminderung dauerte jedoch nur ein Jahr an und war auf kleine Gebiete begrenzt.

Dieser ökologische Eingriff ist ebensowenig vertretbar wie die flächenhafte *Ausbringung von Akariziden*. Da Insektizide und Akarizide nicht selektiv auf die Zecken wirken, sondern alle erreichbaren nützlichen und schädlichen Arthropoden einer Lebensgemeinschaft treffen, verbietet sich diese Methode weitgehend. Hinzu kommt, daß Zecken mehr als 3 Viertel ihres Lebens versteckt in der Vegetation und in den Bodenschichten verbringen, so daß sie durch die Präparate kaum erreicht werden. Weiterhin sind die Entwicklungsstadien (Larven, Nymphen und Adulti) aufgrund der unterschiedlichen Saisonaktivität zu verschiedenen Jahreszeiten in der Vegetation anzutreffen. Die chemische Bekämpfung durch Sprühmittel hatte daher in allen Gebieten der Erde, wo immer sie bisher angewendet wurde, nur kurzdauernde und begrenzte Erfolge, so daß sich diese Methode nicht nur aus Gründen des Umweltschutzes verbietet, sondern auch als wissenschaftlich falsch erwiesen hat.

Die *Reduzierung von Wildtieren* ist eine andere in der Zeckenbekämpfung angewendete Methode, die auf der Kenntnis beruht, daß hohe Wirtsdichten auch hohe Populationsdichten von Zecken mit sich bringen. Dies ist besonders der Fall, wenn zahlreiche Haustiere (Schafe, Rinder) auf Weiden gehalten werden oder wenn Wildtiere in hoher Dichte in einem eng umgrenzten Gebiet vorkommen. So hatte z. B. der Abschuß von ca. 70 % einer Überpopulation von Weißwedelhirschen auf einer kleinen Atlantikinsel in Massachusetts (USA) den Erfolg, daß keine weiteren Fälle von Lyme disease auf der Insel auftraten (8). Die geographische Eingrenzung aufgrund der Insellage machte diesen Erfolg möglich. In weniger abgegrenzten Gebieten kann dies jedoch nicht die Methode der Wahl sein. Durch Einwanderung von Wild und wegen des weiten Wirtsspektrums verschiedener Zeckenarten, zu denen auch Ixodes ricinus gehört, ist eine Reduzierung der Zeckendichte und damit eine Verringerung des Infektionsrisikos durch die Vernichtung von Wild nicht zu erwarten. Eine geregelte Bejagung des Wildes ist jedoch ein wichtiger Faktor in der Kontrolle und Bekämpfung von Wildparasiten, einschließlich der Zecken.

Die *Zeckenbekämpfung an freilebenden Tieren* zur Reduzierung der Infektionsgefahr mit Borrelien wurde in den USA an Mäusen praktiziert. Im Nordosten der USA ist die Weißfußmaus (Peromyscus leucopus) das Reservoir für Borrelia burgdorferi und der geeignete Wirt für Zeckenlarven. Die Larven von Ixodes dammini, dem Hauptvektor der Infektion in diesen Gebieten, infizieren sich an den Mäusen und übertragen die Erreger als Nymphen und adulte Zecken. Man hat nun in diesen Gebieten Baumwollwatte mit dem Pyrethroid Permethrin getränkt, in kleine Röhrchen verbracht und diese in den Mäusebiotopen ausgelegt. Die Weißfußmäuse trugen diese Baumwolle als willkommenes Nistmaterial in ihre Baue und wurden so durch Kontakt mit dem Mittel gegen Zecken behandelt. Tatsächlich erwiesen sich bei Nachuntersuchungen 72 % der Mäuse als frei von Zecken (4, 5). Mit dieser Mehtode sollen in den nächsten Jahren noch mehr Erfahrungen gesammelt werden, da es u. U. möglich ist, daß die Zeckenlarven von den behandelten Mäusen nur repelliert werden und auf andere Wirte ausweichen.

Die *Bekämpfung von Zecken an Haustieren* durch die Behandlung der Körperoberfläche ist eine weltweit angewandte und erfolgreiche Methode. Sie basiert wissenschaftlich auf der Tatsache, daß jedes Zeckenstadium obligat einmal Nahrung auf einem Wirt aufnehmen muß, ehe es sich weiterentwickeln kann. So werden Haustiere mit Akariziden durch Zeckenbänder, Sprays und andere Verfahren gegen Zecken behandelt mit dem Ergebnis, daß es gebietsweise zur Reduzierung der Zeckenpopulationen auf ein gesundheitlich und wirtschaftlich vertretbares Maß, in manchen Fällen bis zur völligen Tilgung der Zeckenplage, gekommen ist. Dies war jedoch nur dort möglich, wo wenige relativ wirtsspezifische Zeckenarten bei Haustieren vorkommen und Wildtiere als alternative Wirte selten sind. Bei kleinen Haustieren, wie Hund und Katze, werden weltweit mit Insektiziden imprägnierte Halsbänder und systemisch wirkende Auftropfpräparate eingesetzt. Diese Formulierungen besitzen häufig eine repellierende Wirkung gegen Zecken, während die akarizide Wirkung, d. h. der abtötende Effekt auf Zecken, geringer ist. Zur Abtötung von Zecken bei starkem Befall sind insektizidhaltige Bade- und Waschmittel (Shampoo) besser geeignet. Diesen kommt außerdem auch eine repellierende Wirkung zu. Zecken können von kleinen Haustieren somit erfolgreich ferngehalten werden.

Literatur

1. *Hoffmann, G.:* Zeckenprophylaxe und -bekämpfung. In: Probleme der Insekten- und Zeckenbekämpfung, S. 72–74. *Döhring, E., I. Iglisch* (Hrsg.).E. Schmidt Verlag, Berlin 1978
2. *Hoffmann, G.:* Hygienische Bedeutung der Zecken in Mitteleuropa. Zecken (allgemein) und Holzbock (Teil I). Der prakt. Schädlingsbekämpfer 37 (1985), 153–159
3. *Jones, G. D. G., N. K. Sylvester:* Pyrethrum as an insect repellent, part I: Literature review. Pyrethrum Post 8 (1966), 38–41
4. *Mather, T. N., J. M. C. Ribeiro, S. I. Moore, A. Spielman:* Reducing transmission of Lyme disease spirochaetes in a suburban setting. Ann. NY Acad. Sci. 539 (1988), 402–403
5. *Mather, T. N., J. M. C. Ribeiro, A. Spielman:* Lyme disease and babesiosis: Acaricide focused on potentially infected ticks. Am. J. Trop. Med. Hyg. 36 (1987), 609–614
6. *Schulze, T. L., W. E. Parkin, E. M. Bosler:* Vector tick populations and Lyme disease. A summary of control strategies. Ann. NY Acad. Sci. 539 (1988), 204–211
7. *Stünzner, D.:* AUTAN – ein Zeckenrepellent. Proc. 4th. Int. Congr. Acarol., Saalfelden 1974
8. *Wilson, M. L., J. F. Levine, A. Spielman:* Effect of deer reduction on abundance of the deer tick (Ixodes dammini). Yale J. Biol. Med. 57 (1984), 697–705

Die Lyme-Borreliose als berufliches Risiko

H. Horst, S. Olbrich

Insbesondere im forstwirtschaftlichen Bereich tätige Personen sind einer erhöhten Gefahr, von Zecken befallen zu werden, ausgesetzt. Mehrere Zeckenstiche an einem Tag sind z. B. bei Waldarbeitern keine Seltenheit. Daher ist es auch nicht verwunderlich, wenn in mehreren Studien bei diesem Personenkreis statistisch signifikant erhöhte Borrelien-Antikörpertiter im Vergleich zur Allgemeinbevölkerung gefunden wurden, bei der die Befallshäufigkeit eher mit dem Freizeitverhalten korreliert.

Zur Frage, inwieweit auch ein erhöhtes Erkrankungsrisiko besteht, liegen noch keine eindeutigen Aussagen vor, zumal es problematisch ist, retrospektiv aus anamnestischen Angaben entsprechende Rückschlüsse zu ziehen. Prospektive Studien unterstützen zwar solche Vermutungen, es fehlen jedoch Vergleichszahlen zur Allgemeinbevölkerung.

Umfrage zur Borrelien-Infektion

Der Tabelle 1 liegen die Ergebnisse einer Umfrage bei der Allgemeinbevölkerung und einer beruflichen Risikogruppe zugrunde. Die Risikogruppe umfaßt im Niedersächsischen Forstdienst beschäftigte Arbeiter, Angestellte und Beamte. Die Erhebung wurde bei dieser Gruppe mit der organisatorischen Unterstützung des Niedersächsischen Ministeriums für Ernährung, Landwirtschaft und Forsten sowie des Niedersächsischen Sozialministeriums durchgeführt, die Umfrage bei der Allgemeinbevölkerung mit Unterstützung durch die Bezirksregierung Lüneburg. Die Problematik anamnestischer Patientenangaben und die mögliche suggestive Wirkung einer Frage sind bekannt, aber in Gegenüberstellung beider Kollektive relativieren sich diese Fehler.

Außerdem war die befragte Risikogruppe intensiv über die Lyme-Krankheit aufgeklärt, insbesondere auch über deren Hautmanifestationen, da in allen Forstämtern Niedersachsens ausführliches Informationsmaterial ausliegt. Die befragte Allgemeinbevölkerung war immerhin auch zu 54 % mit der Krankheit vertraut.

Schlußfolgerungen aus den Umfragen

Die Auswertungen zu Tabelle 1 beziehen sich auf die letzten 22 Jahre, da bei einem durchschnittlichen Lebensalter von ca. 40 Jahren und einem Dienstalter in der Risikogruppe von ca. 22 Jahren die ersten Lebensjahre bezüglich der Zeckenstiche zu vernachlässigen sind.

1. Personen aus Risikogruppen werden im Mittel jährlich 60mal häufiger von Zecken gestochen als Personen aus der Allgemeinbevölkerung und unterliegen somit einer entsprechend höheren Infektionsgefahr.

2. Von den 265 Personen mit Zeckenstich aus der Allgemeinbevölkerung konsultierten 56 einen Arzt wegen Beschwerden, also folgte etwa auf 20 Stiche ein Arztbesuch (4 Stiche in 22 Jahren/Person). Innerhalb der Risikogruppe wurde ein Arzt von 102 der 1 085

Umfragen zur Infektion

	Allgemeinbevölkerung		Berufsbedingte Risikogruppe		Differenzfaktor Risikogruppe/ Allgemeinbevölkerung
Anzahl befragter Personen (Gesamt)	704		1 189		1,7
Zeckenstich nicht erinnerlich	439	62,4 %	104	8,7 %	0,25
Zeckenstich erinnerlich (A)	265	37,6 %	1 085	91,3 %	3,8
Durchschnittsalter in Jahren	41		45		
Mittl. Berufsjahre im Risikobereich	0		22		
Mittl. Stiche/Berufsjahr & Person	0		12		
Mittl. Stiche/Person in 22 Jahren	4		264		66fach
Ergibt: mittl. jährl. Stiche in den letzten 22 Jahren (a)	0,2		12		60fach
Gesamte jährl. Zeckenstiche (A) in den letzten 22 Jahren	53		13 020		
Annahme: 20 % infizierte Zecken (b)	10,6		2 604		
Annahme: 15 % infizierte Zecken (b)	8,0		1 953		
Veränderungen nach Zeckenstich:					
1. Mit ärztl. Behandlungen:	56	21,1 %	102	9,4 %	
– Wegen Bagatellfällen	44	16,6 %	18	1,7 %	
– Großflächige Hautrötung (c)	9[1]	3,4 %	64	5,9 %	
– Gravierende Symptome (d)	3[2]	1,1 %	20[3]	1,8 %	
2. Ohne Behandlung:					
– Großflächige Hautrötung (e)	6	2,3 %	246	22,7 %	10fach
Zahl möglicher Lyme-Erkrankungen (anamnestische Erhebung)					
E Gruppe c + e (großfl. Hautrötung))	15		310		
E Gruppe c + d + e (allg. Symptome)	18		330		
entspricht Anteil an Gesamt		2,6 %		27,8 %	10fach
Anteil an Gruppe A		6,8 %		30,4 %	
Mittl. Erkrankungen/Jahr in den letzten 22 Jahren (f)	0,8		15		
Infektionsindex (f/b)					
Bei 20 % infizierten Zecken	7,5		0,58		13fach
Bei 15 % infizierten Zecken	10,0		0,77		13fach

[1] 3 Fälle Diagnose ECM bekannt
[2] 2 Fälle Borreliose bekannt
[3] 11 Fälle Borreliose bekannt

Tab. 1 Infektionsrisiko durch mit Borrelia burgdorferi infizierte Zecken in der Allgemeinbevölkerung und einer berufsbedingten Risikogruppe (Forstbeamte und Waldarbeiter).

Gestochenen aufgesucht, allerdings erfolgten hier etwa 2 800 Stiche bis zu einem Arztbesuch (264 Stiche/Person in 22 Jahren).
Somit ist das Risiko, daß durch indolentes Verhalten eine Borreliose-Erkrankung undiagnostiziert bleibt, gegenüber der Allgemeinbevölkerung wesentlich (im vorliegenden Beispiel rechnerisch etwa 140fach) erhöht.

3. Die Zahl der Arztbesuche wegen großflächiger Hautrötungen betrug 3,4 % der Gestochenen der Allgemeinbevölkerung, wobei hier sogar in 3 Fällen die Diagnose ECM bekannt ist. Nur 2,3 % dieser Gruppe gingen mit großflächiger Hautrötung nicht zum Arzt. In der Risikogruppe ergab sich ein entgegengesetztes Verhalten bei großflächigen Hautrötungen: 5,9 % besuchten einen Arzt, 22,7 % jedoch nicht. Dies sind etwa 10mal mehr Fälle, die nicht ärztlich versorgt wurden. Somit sind die prognostischen Aussichten für die Allgemeinbevölkerung auch hier günstiger.

4. Die Zahl der anamnestisch als Lyme-Borreliose beurteilten Erkrankungen in den letzten 22 Jahren scheint bei ca. 2,6 % der gesamten Befragten der Allgemeinbevölkerung zu liegen. Dieser Infektionswert liegt in derselben Größenordnung, wie er auch aus anderer Perspektive errechnet wurde (vgl. Kap. „Epidemiologie").
Im Gegensatz zur Allgemeinbevölkerung (2,6 %) scheinen nahezu 10mal mehr Personen der Risikogruppe (27,8 %) im Berufsleben an einer Borreliose erkrankt gewesen zu sein.

5. Aus den Daten zur Anamnese ergibt sich, daß Angehörige aus Risikogruppen etwa 5mal häufiger an großflächigen Hauterkrankungen (28,5 %/310 Fälle) leiden als die Allgemeinbevölkerung (5,7 %/15 Fälle).
Neurologisch-rheumatische Beschwerden traten bei der Allgemeinbevölkerung bei 1,1 % der Gestochenen (3 Fälle, davon 2 Fälle mit gesicherter Diagnose der Borreliose), in der Risikogruppe jedoch in 1,8 % der Fälle auf, wobei 11 der 20 Personen gesichert an Borreliose erkrankt waren.

6. Die Relation der verschiedenen Krankheitsmanifestationen zueinander ergibt einen Faktor von ECM: neurologisch-arthritischen Erkrankungen von 5 : 1 in der Allgemeinbevölkerung und 15,5 : 1 in der Risikogruppe.
Dies spricht für eine Verringerung der Erregerausbreitung und -persistenz bei Personen aus der Risikogruppe.

7. Unter der Annahme eines 15–20%igen Borrelia-burgdorferi-Befalls der Zecken beträgt der errechnete Infektions-(Kontagions-)Index bei der Allgemeinbevölkerung 7,5 und in der Risikogruppe ca. 0,6. Dies entspricht einem 13fach geringeren Infektionsrisiko in der gesamten Risikogruppe. Hieraus ergibt sich die Folgerung, daß häufige Zeckenstiche eine protektive Wirkung haben müssen.

8. Da in der Allgemeinbevölkerung statistisch pro 59 wahrgenommenen Zeckenstichen mit einer Erkrankung mit Borreliose-Symptomen aller Stadien zu rechnen ist, in der Risikogruppe jedoch pro 868 Stichen (15mal mehr Stiche) eine Erkrankung auftritt, ist dies ein weiteres Argument für eine mögliche Immunisierung innerhalb der Risikogruppe.

Somit ergeben sich im wesentlichen die folgenden beiden Aspekte:

a) Eine mögliche erhöhte Immunität gegen Borreliose-Infektionen nach häufigen Zeckenstichen; dies bedarf weitergehender wissenschaftlicher Untersuchungen.
b) Ein deutlich höheres Infektionsrisiko für Lyme-Borreliose in der befragten Berufsgruppe; trotz niedrigem Infektionsindex besteht ein ca. 10fach höheres Erkrankungsrisiko. Folglich müssen verantwortliche Stellen (Behörden und Versicherungsträger) mit

vermehrten Ansprüchen wegen Dienstunfalls bzw. Berufskrankheit rechnen.
Um so erstaunlicher ist das Ergebnis einer Umfrage bei den Gemeindeunfallversicherungsverbänden (Berufsgenossenschaft für Arbeiter und Angestellte im öffentlichen Dienst) in der Bundesrepublik Deutschland, wonach bisher (Stand Jan. 89) erst 4 Fälle von Zecken-Borreliose und 5 Fälle von FSME als Berufskrankheit anerkannt wurden. Bei 2 Borreliose-Fällen läuft noch das Anerkennungsverfahren.
Die Anerkennungsfälle der Berufsgenossenschaften, bei denen in freier Wirtschaft Tätige versichert sind, liegen uns allerdings z. Zt. nicht vor, ebenfalls nicht die als Dienstunfall anerkannten Erkrankungen bei Beamten.
Die Zahl für die FSME scheint plausibel, da man eine weitgehende Durchimpfung der beruflichen Risikogruppen in Endemiegebieten annehmen kann. Hinsichtlich der Borreliose dürfte sie aber eher das noch unterentwickelte Bewußtsein für diese Krankheit widerspiegeln.

Kasuistik

Daß unklare große rote Flecken bei nicht informierten Waldarbeitern verharmlost werden und kein Grund einer ärztlichen Konsultation darstellen, schildert sehr eindrucksvoll die Frau eines Forstbeamten aus Süddeutschland:
"Im 'Deutschen Forstmann' kam ein großer, sehr gründlicher Artikel über Zecken als Überträger von Infektionskrankheiten. Die Gefahr der Hirnhautentzündung (FSME) war uns ja bekannt. Noch nie hatten wir aber von der Lyme-Krankheit gehört. Mein Mann ist Forstbeamter und hat des öfteren Zecken. Erst durch diesen Artikel brachten wir eigenartige, uns unklare Hautrötungen mit einem vorher erhaltenen Zeckenstich in Verbindung. Mein Mann ging zum Arzt, Blut wurde daraufhin untersucht – er hatte die Zecken-Borreliose erwischt. Mit Penicillin konnte weitere Gefahr gebannt werden. Jetzt ist sein Blut wieder in Ordnung. Wir haben uns bemüht, möglichst vielen Jägern, Waldarbeitern, Landwirten bewußt zu machen, daß sie im Zweifelsfall zum Arzt gehen sollen. Vor allem ist es wichtig, zu wissen, daß es diese Krankheit gibt. Heute erst habe ich mit einer Frau aus der Nachbargemeinde gesprochen, sie wurde 2 Jahre auf Rheuma behandelt, bis die Lyme-Krankheit festgestellt wurde. Da kamen wir besser weg!"
Erinnert das nicht an die Schilderung von Mrs. *Murray* aus Lyme?

Zecken-Borreliose als Dienstunfall

Im Rahmen seiner Fürsorgepflicht als Dienstherr hat das Niedersächsische Ministerium für Ernährung, Landwirtschaft und Forsten für die Risikogruppen seines Geschäftsbereiches eine Aufklärungskampagne veranlaßt, die Vorbild für andere sein sollte, und per Erlaß vom 12.09.1988 die Verfahrensweise zur Anerkennung der Zecken-Borreliose als Dienstunfall bei Beamten pragmatisch geregelt.
Da der Bekanntheitsgrad dieser Krankheit glücklicherweise zunimmt, dürften deshalb in nächster Zeit auch häufiger Ansprüche an andere Dienstherren und Versicherungsträger gestellt werden, für welche der oben genannte Erlaß eine Entscheidungshilfe bieten kann, weshalb er im Auszug nebst Begründung zitiert werden soll:
„Erkrankungen von Forstbeamten, die regelmäßig Außendienst versehen (z. B. Revierbeamte), an Zecken-Borreliose gelten als Dienstunfall, i. S. von § 31 Abs. 3 Satz 1 des Beamtenversorgungsgesetzes, weil die Vermutung dafür spricht, daß sie sich die Krankheit im Dienst zugezogen haben. In den übrigen Fällen ist aufgrund der Umstände des Einzelfalles zu prüfen und zu entscheiden, ob der Nachweis geführt werden kann, daß der Beamte sich die Krankheit außerhalb des Dienstes zugezogen hat."

Begründung:
„Vor allem Forstbeamte sind häufig Zeckenstichen ausgesetzt. Der Zeckenstich begründet die Gefahr der Erkrankung an der Zecken-Borreliose. Insoweit ist zunächst ohne Belang, in welchem Umfang die Gefahr dann zur Erkrankung führt (siehe auch VGH Ba.-Wü., ZBR 88, 96 = RiA 88, 96). Forstbeamte, die im Außendienst tätig sind, üben eine Tätigkeit aus die erfahrungsgemäß eine hohe Wahrscheinlichkeit für eine potentielle Erkrankung infolge des Dienstes in sich birgt. Diese besondere Gefährdung ist – bedingt durch den Außendienst im Walde – in erheblich höherem Maße als bei der übrigen Bevölkerung vorhanden. Nach allem sind Forstbeamte, die Außendienst versehen, nach der Art ihrer dienstlichen Verrichtung der Gefahr der Erkrankung an Zecken-Borreliose besonders ausgesetzt. Der Umfang des Außendienstes tritt insoweit zunächst zurück. Die Tatbestandsmerkmale nach § 31 Abs. 2 BeamtVG können auch bei den Forstbeamten akut sein, die nur gelegentlich – beispielsweise Innendienstbeamte auf der Jagd – im Walde tätig sind.

§ 31 Abs. 3 BeamtVG begründet die widerlegbare Vermutung, daß eine 'Berufskrankheit' dienstlich bedingt ist. Der Dienstherr müßte im Streitfalle beweisen, daß der Beamte sich die Krankheit außerhalb des Dienstes zugezogen hat; Beweismängel würden zu seinen Lasten gehen. Insoweit erscheint eine unterschiedliche Betrachtung geboten, wenn Beamte regelmäßig oder nur gelegentlich Außendienst versehen. Bei Außendienstbeamten begründet der häufige Aufenthalt im 'zeckenträchtigen' Wald eine zumindest weit überwiegende Wahrscheinlichkeit dafür, daß eine Erkrankung auf einen Zeckenstich während des Dienstes zurückgeht. Erleidet danach ein Außendienstbeamter eine Zecken-Borreliose, kann die Erkrankung ohne weitere Nachweise als Dienstunfall i. S. von § 31 Abs. 3 BeamtVG anerkannt werden."

Bleibt zu hoffen, daß sich diese Auffassung auch recht bald bei den übrigen Versicherungsträgern durchsetzt.

Literatur

1. *Aeschlimann, A., et al.:* Observations of two high-risk populations from Swiss Plateau, a region heavily infested with Ixodes ricinus/Borrelia burgdorferi complex. Ann. New York Acad. Sci. 539 (1988), 440–443
2. *Falco, R. C., D. Fish:* Potential for exposure to tick bites in recreational parks in a Lyme disease endemic area. Ann. J. Publ. Health 79 (1989), 12–15
3. *Guy, E. C., et al.:* Lyme disease: prevalence and clinical importance of Borrelia burgdorferi specific IgG in forestery workers. Lancet March 4 (1989), 484–485
4. *Horst, H.:* Einheimische Zecken als Überträger menschlicher Infektionskrankheiten. Anz. Schädlingskde., Pflanzenschutz, Umweltschutz 61 (1988), 41–43
5. *Münchoff, P., et al.:* Antibodies against Borrelia burgdorferi in Bavarian forest workers. Zbl. Bakt. Hyg. A 263 (1986), 412–419
6. *Neubert, U., et al.:* Borrelia burgdorferi infections in Bavarian forest workers. Ann. New York Acad. Sci. 539 (1988), 476–479
7. *Niedersächsisches Ministerium für Ernährung, Landwirtschaft und Forsten:* Erlaß vom 12.09.1988 – 102-03723(45), Gültl. 4/122
8. *Weber, A.:* Über Infektionsgefahren beim Freizeitsport, Laufen und Wandern. Öff. Gesundh.-Wes. 49 (1987), 84–87

Gesundheitspolitische Aspekte

H. Horst

Es muß ein wichtiges Anliegen der Gesundheitspolitik sein, die Bevölkerung über erkannte Krankheitsgefahren aufzuklären und nötigenfalls durch gesetzliche Maßnahmen darauf hinzuwirken, Infektionsrisiken zu mindern. Die zuletzt genannte Möglichkeit wäre für die Lyme-Borreliose allerdings nicht zu rechtfertigen, da die Gesundheitsämter selbst bei Einführung einer Meldepflicht keine seuchenhygienischen Maßnahmen zur Verhinderung einer Erkrankungsausbreitung treffen könnten. Die Infektionskette ist bekannt, aber nicht mit realistischen Mitteln zu unterbrechen. Es sei dennoch darauf hingewiesen, daß auch eine Borrelia-burgdorferi-Meningitis oder -Enzephalitis bereits nach bestehender Gesetzeslage nach § 3, (2), 7.b des Bundesseuchengesetzes als „andere bakterielle Meningitiden" meldepflichtig ist. Ergänzend zu § 3 (2) 1. sollten Erkrankungen sowie Tod an angeborener Lyme-Borreliose meldepflichtig werden.

Eine Gefährdung für andere – ausgenommen während der Schwangerschaft und als Blutspender – stellt der Infizierte nicht dar. Wie bereits in dem entsprechenden Kapitel erläutert, würde aber bei den derzeit noch nicht standardisierbaren serologischen Methoden die Forderung, diesen Personenkreis einem generellen „Screening" zu unterziehen, mehr Verwirrung als Nutzen bringen.

Der Schwerpunkt, gesundheitspolitisch etwas zu erreichen, muß daher in der Aufklärung der Bevölkerung und Ärzte liegen. Rechtfertigen aber die Morbidität und die Schwere der Erkrankung eine solche Maßnahme?

Anhand der vorgelegten Daten muß man diese Frage uneingeschränkt bejahen. Zwar sind im Vergleich zu der von *Steer* ermittelten Prävalenz (= Zahl der Kranken zu einem bestimmten Zeitpunkt – Stichtag) in der inzwischen als Hochendemiegebiet bekannten Ortschaft Lyme und Umgebung von 4,3 auf 1 000 Einwohner bzw. von 12,2 pro 1 000 bei Kindern, nur bezogen auf die Lyme-Arthritis (die Morbidität müßte demnach im %-Bereich liegen), die oben genannten Daten recht bescheiden, es wäre aber verantwortungslos, daraus den Schluß zu ziehen, diese Gefahr gesundheitspolitisch zu ignorieren.

Obwohl in etwa 75 % der Fälle die Krankheit scheinbar harmlos verläuft, kommt es bei 25 % zu Komplikationen, die häufig stationär behandelt werden müssen und bei zu spätem Erkennen zu lebenslangen Dauerschäden und zur Erwerbsunfähigkeit führen können. Es ist deshalb an der Zeit, daß auch die europäischen Gesundheitspolitiker dieser Krankheit mehr Aufmerksamkeit widmen.

In diesem Zusammenhang sei auf die vom Niedersächsischen Sozialministerium in Hannover herausgegebene Broschüre „Vorsicht vor Zeckenstichen" hingewiesen.

Neben einer noch nicht genügend umfassenden Aufklärung besteht auch noch ein Defizit an epidemiologischer Forschung zur Erlangung detaillierter regionaler Daten. Eine konzertierte Aktion der für den öffentlichen Gesundheitsdienst Verantwortlichen in Zusammenarbeit mit den Ärztekammern wäre dringend wünschenswert, um diese Lücke zu schließen.

Die Einrichtung eines zentralen Melderegisters zur Erfassung anonym gemeldeter Fälle wäre ein Schritt in die richtige Richtung. Auf die Notwendigkeit, flächendeckend die Möglichkeit zu schaffen, entfernte Zecken routinemäßig auf B. burgdorferi zu untersuchen, wurde bereits hingewiesen. Die Kostenfrage müßte mit den Krankenkassen diskutiert werden. Diese könnten sicherlich Geld einsparen, weil dadurch die ungezielte Antibiotikaprophylaxe eingeschränkt würde. Einen Sonderfall stellt die Aufklärung von beruflichen Risikogruppen dar, wobei auch die zuständigen Berufsgenossenschaften und Gewerkschaften an ihre Pflichten erinnert werden sollten.

Neben den beruflichen Risikogruppen gibt es aufgrund des Freizeitverhaltens auch solche in der Allgemeinbevölkerung. Erfreulicherweise haben schon mehrere Zentralverbände entsprechender Sport- und Wandervereine in ihren Verbandszeitschriften auf diese potentielle Gefährdung hingewiesen. Insgesamt gesehen besteht aber auch hier noch ein Informationsdefizit.

Ganz im Gegensatz zur FSME wird die Lyme-Borreliose bisher gesundheitspolitisch noch sehr stiefmütterlich behandelt.

Nachtrag: Ergebnisse der IV. International Conference on Lyme Borreliosis

H. Horst

Vom 18. bis 21. Juni 1990 fand in Stockholm die „IV. International Conference on Lyme Borreliosis" mit fast 500 Teilnehmern statt. Zur Aktualisierung sollen deshalb in diesem Nachtrag die wesentlichen neuen Aspekte und Tendenzen, wie sie auf diesem Kongreß erkennbar wurden, dargestellt werden.

Geschichtliches

In alkoholkonservierten Zecken, die in den 40er bis 50er Jahren an der Ostküste der USA gesammelt wurden, konnten gentechnologisch DNS-Sequenzen nachgewiesen werden, die Borrelia-burgdorferi-Antigene kodieren. Das könnte bedeuten, daß der Erreger schon mindestens 20–30 Jahre vor Erkennung der Lyme-Borreliose in diesem Gebiet endemisch war.

Erregereigenschaften

Mittels monoklonaler Antikörper gegen das 31-kD-(OspA-) Antigen lassen sich 7 Borrelia-burgdorferi-Serotypen charakterisieren. Ein antigenwirksames 100-kD-Protein scheint weitgehend spezifisch für B. burgdorferi zu sein. Orientierende Testungen gegen eine Vielzahl von Spirochäten und andere klinisch relevante Bakterien ergaben – ausgenommen Borrelia hermsii – keine Kreuzreaktionen. Dadurch zeichnet sich die Möglichkeit einer standardisierbaren Serodiagnostik ab. Die DNS-Sequenz des Gens, welche das 100-kD-Protein kodiert, ist inzwischen aufgeschlüsselt. Da eine Immunantwort gegen dieses Antigen jedoch verzögert stattfindet, dürfte es sich nur für die Serodiagnostik spätstadlicher Lyme-Borreliose-Erkrankungen eignen.

Die Kreuzreaktion mit B. hermsii spielt in Europa praktisch keine Rolle, da dieser Erreger nur im Westen der USA und Kanadas vorkommt und dort Rückfallfieber verursacht. Weiterhin steht ein 39-kD-, B.-burgdorferi-spezifisches Antigen zur Diskussion.

Epidemiologie

Die Zahl der gemeldeten Lyme-Borreliose-Fälle in den USA ist steigend. So wurden 1989 dem Center of Disease Control (CDC) 7 402 Erkrankungen bekannt, 97 % davon aus nur 9 Bundesstaaten. Obwohl diese Krankheit inzwischen in 32 Bundesstaaten meldepflichtig ist, wird die Dunkelziffer hoch eingeschätzt. Andererseits hat eine kritische Analyse ergeben, daß viele der gemeldeten Fälle nicht der Falldefinition des CDC entsprechen.

Die Lyme-Borreliose ist zum Zweck der epidemiologischen Auswertung vom CDC folgendermaßen definiert:

1. Als Erkrankungsfall an einem Erythema migrans, auch ohne bestätigende labordiagnostische Befunde.
2. Als zweit- oder drittstadliche Krankheitsmanifestation *mit* diagnostischer Bestätigung (signifikant erhöhte IgG- und/oder IgM-Antikörpertiter oder Borrelien-Züchtung aus Gewebe oder Körperflüssigkeit) unter Ausschluß differentialdiagnostisch relevanter übriger Ursachen.

Zur Vereinheitlichung der epidemiologischen Forschung wäre es empfehlenswert, diese Richtlinien (Lyme Disease National Surveillance Case Definition) auch für Europa zu akzeptieren, weshalb sie im Anhang (s. S. 193ff.) im Originaltext abgedruckt sind. Als anerkannte Spätmanifestation müßte allerdings die Acrodermatitis chronica atrophicans zusätzlich erwähnt werden.

Hier noch ein wichtiger Hinweis: Der behandelnde Arzt kann die epidemiologische Falldefinition seiner therapeutischen Entscheidung nicht immer zugrunde legen, da er auch anamnestische Erkenntnisse berücksichtigen muß. Diese können so zwingend sein, daß er – selbst bei unergiebigen Laborbefunden – im Interesse des Patienten sich zu einer Verdachtsdiagnose Lyme-Borreliose entscheiden muß.

Berichte von punktuellen Studien über den Zeckenbefall mit B. burgdorferi aus zahlreichen Ländern Mitteleuropas, der UdSSR und auch des fernen Ostens (China, Japan) lassen die für Mitteleuropa hochgerechneten Morbiditätsraten von 1 Erkrankung pro 1 000 bis 2 000 Einwohner pro Jahr realistisch erscheinen.

Besonders zu vermerken ist, daß das epidemiologische Bewußtsein für die Lyme-Borreliose auch in England, Schottland und Irland zunimmt.

Es gibt überzeugende Hinweise, daß neben Zecken in seltenen Fällen auch andere blutsaugenden Arthropoden (Stechmücken, Stechfliegen) die Lyme-Borreliose übertragen können.

Für Entomologen ist der Infektionszyklus jedoch nicht ganz verständlich, da diese Arthropoden kaum Kleinsäuger als Erregerreservoir befallen (Dr. *John F. Anderson*, New Haven, pers. Mitteilung).

Bei artifiziell mit B. burgdorferi infizierten Ponies konnte der Erreger im Urin nachgewiesen werden. Es fand eine Kontaktinfektion bei nicht infizierten Ponies statt, dokumentiert durch Antikörperanstieg, Erregernachweis in der Lunge und histopathologische Veränderungen in Nieren, Herz, Lunge und Leber.

Klinik

Im HNO-Bereich wird die Lyme-Borreliose noch zu selten in Erwägung gezogen. Audiovestibuläre Störungen (Morbus Menière, plötzlicher Hörsturz) sollten immer differentialdiagnostisch hinsichtlich einer Borrelien-Ätiologie abgeklärt werden.

Eine mit einer positiven B.-burgorferi-Serologie einhergehende klinisch und labordiagnostisch gesicherte Hyperthyreose wurde ausschließlich antibiotisch behandelt. Die nach Behandlungseinleitung einsetzende Normalisierung der Schilddrüsenfunktion war während eines Beobachtungszeitraums von bisher einem Jahr rezidivfrei.

Schwangerschaft

Lyme-Borreliose in der Schwangerschaft ist nach wie vor Kasuistik. Aus Kalifornien wurde ein neonataler Todesfall beschrieben, bei dem histologisch und kulturell B. burgdorferi in der Großhirnrinde und im Myokard des Neugeborenen nachgewiesen wurde. Die Mutter war seronegativ.

Mißbildungsraten in Endemiegebieten der USA sind insgesamt nicht signifikant höher als in Nicht-Endemiegebieten. Das könnte aber auch bedeuten – wie *MacDonald* nachwies – daß Fruchtschädigungen vorher zum Abort führen. 6 Lyme-Borreliose Erkrankungen in Old Lyme während der Schwangerschaft verliefen komplikationslos und waren ohne Auswirkungen auf die Neugeborenen und deren Entwicklung. In allen Fällen war die Plazenta aber makroskopisch entzündlich verändert. Histologische Untersuchungen wurden nicht durchgeführt.

Labordiagnostik

Die noch bestehende Unsicherheit auf dem Gebiet der humoralen und zellulären Immundiagnostik wurde in der Vielzahl methodischer Vergleiche mit z. T. widersprüchlichen Aussagen deutlich. Zur Verbesserung der Sensitivität und Spezifität zeigt sich jedoch eine Tendenz zur Verwendung angereicherter Antigene. So konnte der Nachweis erbracht werden, daß das 41-kD-(Flagellin-)Antigen die Sensitivität im Früh- sowie die Spezifität im Spätstadium verbessert, das bereits erwähnte 100-kD-Antigen hingegen die Spezifität im Spätstadium der Krankheit.

Weitere labordiagnostische Fortschritte sind nach kommerzieller Einführung gentechnologischer Verfahren (Polymerase-chain-Reaktion) zum direkten Nachweis B.-burgdorferi-spezifischer DNS-Sequenzen im Gewebe und in Körperflüssigkeiten zu erwarten.

Eine Fallstudie ergab bei einer chronischen Lyme-Borreliose eine intermittierende Antigenausscheidung im Urin mit starkem Anstieg nach antibiotischer Behandlung. Der Antigennachweis erfolgte mittels monoklonaler Antikörper gegen die Oberflächenantigene A und B (31 und 34 kD), die als B.-burgdorferi-Zerfallsprodukte im Urin ausgeschieden werden. Eine Weiterentwicklung dieser Methode eröffnet möglicherweise ergänzende diagnostische und klinische Aspekte.

Bei Anwendung herkömmlicher serodiagnostischer Methoden wurden folgende Kreuzreaktionen beschrieben: Fast 50 % von an Mumpsmeningitis erkrankten Kindern waren B.-burgdorferi-seropositiv, ohne daß jedoch im Liquor autochthone Antikörper gegen B. burgdorferi nachgewiesen wurden. In 43 % der Fälle von subakuter bakterieller Endokarditis war die B.-burgdorferi-Serologie infolge von Antigengemeinschaften – insbesondere dem häufig vorkommenden 60-kD-Antigen (common antigen) – zwischen B. burgdorferi und u. a. Streptococcus viridans positiv. Mit dem Immobilisationstest konnte der Nachweis immobilisierender Antikörper gegen B. burgdorferi erbracht werden. Die Bedeutung für eine Immunität ist noch unklar.

Der Nachweis oligoklonaler Banden in Gelenkpunktaten bei Lyme-Arthritis wurde als lokale, intrasynoviale Antikörperbildung gedeutet.

In einigen Gebieten wurden Prävalenzen asymptomatisch positiver serologischer Befunde bis zu 25 % als Durchseuchungstiter angegeben. Hier bleibt die serodiagnostische Effizienz auf der Strecke! Da die Verantwortung zur Deutung serologischer Befunde nach heutigem Stand der Dinge beim behandelnden Arzt liegt, wäre generell zu fordern, daß von B.-burgdorferi-Serologie betreibenden Laboratorien regionale Daten erarbeitet werden, die eine prädiktive Aussage anhand der Befunde ermöglichen, d. h. eine Abschätzung der Wahrscheinlichkeit für Krankheit bei positiven bzw. für Nicht-Krankheit bei negativen Befunden.

Pathologie

Ein für die Lyme-Arthritis in signifikanter Weise charakteristischer histologischer Befund soll eine Perivaskulitis der Synovia in Verbindung mit fibrinösen Belägen sein.

Therapie

Die Therapie hat sich als kontroverses Thema erwiesen, aber es gibt prinzipiell keine neuen Aspekte, die nicht schon in dem entsprechenden Kapitel erörtert wurden.

Orales Penicillin (Penicillin V) und Erythromycin standen nicht mehr als Behandlungsalternative zur Diskussion. Als Therapeutika der Wahl gelten heute für die orale Behandlung Doxycylin und Amoxicillin, für die i. v.-Behandlung Ceftriaxon, Cefotaxim und Penicillin G. Prospektive klinische Studien lassen erkennen, daß Ceftriaxon und Cefotaxim wirkungsgleich sind. Ein Vorteil von Ceftriaxon ist, daß es ambulant verabreicht werden kann, da eine einmalige Kurzinfusion einen therapeutischen Spiegel für 24 Stunden gewährleistet. Von Nachteil ist, daß Ceftriaxon zu etwa 1/3 in der Galle ausgeschieden wird mit starker Wirkung auf die Darmflora (in seltenen Fällen Cholestase, Clostridium-difficile-Kolitis). Cefotaxim dagegen kann nur bei stationärer Behandlung mit täglich 3 Infusionen verabreicht werden. Bei infusionstherapieresistenten Fällen konnten noch Besserungen erreicht werden, wenn anschließend noch 2–3 Monate oral mit Doxycylin oder Amoxicillin weiterbehandelt wurde.

Sehr skeptisch wurden In-vitro-Untersuchungen beurteilt die einen Rückschluß auf die therapeutische Wirksamkeit ermöglichen sollen.

Langzeitbehandlungen (10 Wochen lang täglich 18 g) mit Fischölen, die einen hohen Anteil an ungesättigten Fettsäuren besitzen, haben bei antibiotisch „austherapierten" Patienten mit neurologischer und „rheumatischer" Symptomatik in 83 % der Fälle zu Besserungen oder Symptomfreiheit geführt.

Der Wirkungsmechanismus wird mit der durch ungesättigte Fettsäuren bewirkten Hemmung der Interleukin-1-Synthese erklärt, die durch B. burgdorferi stark stimuliert wird und Entzündungsmechanismen in Gang setzt. Es handelt sich demnach nicht um eine kausale, sondern um eine antiphlogistische Behandlung.

Lyme-Borreliose als Berufskrankheit

Eine retrospektive Waldarbeiterstudie in einem Endemiegebiet Ost-Chinas machte bei 38 % der Befragten anamnestisch eine Lyme-Borreliose-Erkrankung während ihres Berufslebens wahrscheinlich. Die Prävalenz seropositiver Befunde betrug 28 %.

Die Beiträge dieses Kongresses werden in einem Ergänzungsband des „Scandinavian Journal of Infectious Diseases" veröffentlicht. Der nächste Kongreß ist für 1992 in Washington, D. C., USA, vorgesehen.

Anhang:

Lyme Disease National Surveillance Case Definition

Lyme disease is a systemic, tick-borne disease with protean manifestations, including dermatologic, rheumatologic, neurologic, and cardiac abnormalities. The best clinical marker for the disease is the initial skin lesion, erythema migrans (EM), that occurs in 60 % to 80 % of patients.

A case of Lyme disease is defined as follows:

1. A person with erythema migrans; or
2. A person with at least one late manifestation and laboratory confirmation of infection.

Note: It should be emphasized that this is an epidemiologic case definition intended for surveillance purposes only.

General Clinical Epidemiologic Definitions

1. Erythema migrans (EM)

For purposes of surveillance, EM is a skin lesion that typically begins as a red macule or papule and expands over a period of days or weeks to form a large round lesion, often with partial central clearing. A solitary lesion must reach at least 5 cm in size. Secondary lesions may also occur. Annular erythematous lesions occurring within several hours of a tick bite represent hypersensitivity reactions and do not qualify as EM. In most patients, the expanding EM lesion is accompanied by other acute symptoms, particularly fatigue, fever, headache, mild stiff neck, arthralgias, or myalgias. These symptoms are typically intermittent. The diagnosis of EM must be made by a physician. Laboratory confirmation is recommended for persons with no known exposure.

2. Late Manifestations

These include any of the following *when an alternate explanation is not found.*

a. Musculoskeletal System

Recurrent, brief attacks (weeks or months) of objective joint swelling in one or a few joints *sometimes* followed by chronic arthritis in one or a few joints. Manifestations not considered as criteria for diagnosis include chronic progressive arthritis not preceded by brief attacks and chronic symmetrical polyarthritis. Additionally, arthralgias, myalgias, or fibromyalgia syndromes alone are not accepted as criteria for musculoskeletal involvement.

b. Nervous System

Lymphocytic meningitis, cranial neuritis, particularly facial palsy (may be bilateral), radiculoneuropathy or rarely, encephalomyelitis alone or in combination. Encephalomyelitis must be confirmed by showing antibody production against B. burgdorferi in the cerebrospinal fluid (CSF), demonstrated by a higher titer of antibody in CSF than in serum. Headache, fatigue, paresthesias, or mild stiff neck alone are not accepted as criteria for neurologic involvement.

c. Cardiovascular System

Acute onset, high grade (2nd or 3rd degree) atrioventricular conduction defects that resolve in days to weeks and are sometimes associated with myocarditis. Palpitations, bradycardia, bundle branch block, or myocarditis alone are not accepted as criteria for cardiovascular involvement.

3. Exposure

Exposure is defined as having been in wooded, brushy, or grassy areas (potential tick habitats) in an endemic county no more than 30 days prior to the onset of EM. A history of tick bite is not required.

4. Endemic County

An endemic county is one in which at least 2 definite cases have been previously acquired or a county in which a tick vector has been shown to be infected with B. burgdorferi.

5. Laboratory Confirmation

Laboratory confirmation of infection with B. burgdorferi is established when a laboratory isolates the spirochete from tissue or body fluid, detects diagnostic levels of IgM or IgG antibodies to the spirochete in serum or CSF, or detects a significant change in antibody levels in paired acute and convalescent serum samples. States may determine the criteria for laboratory confirmation and diagnostic levels of antibody. Syphilis and other known causes of biologic false positive serologic test results, should be excluded as appropiate, when laboratory confirmation has been based on serologic testing alone.

Autoren

Dr. Heinrich Holak
Augenarztgemeinschaftspraxis
Berliner Str. 8
3320 Salzgitter 1

Dr. Hans Horst
Am Alten Eisenwerk 2A
2120 Lüneburg

Prof. Dr. Arndt Liebisch
Institut für Parasitologie
der Tierärztlichen Hochschule
Bünteweg 17
3000 Hannover 71

Dr. Alan B. MacDonald
Southampton Hospital
Dept. of Pathology
240 Meeting House Lane
Southampton, New York
11968–9982, USA

Mrs. Polly Murray
170 Joshuatown Rd. RFDZ
Lyme, Connecticut, 06371, USA

Dr. Uwe Neubert
Dermatologische Klinik und Poliklinik
der Ludwig-Maximilians-Universität
Frauenlobstr. 9–11
8000 München 2

Dr. Sylvia Olbrich
Institut für Parasitologie
der Tierärztlichen Hochschule
Bünteweg 17
3000 Hannover 71

Prof. Dr. Dieter Erich Pongratz
Friedrich-Baur-Institut
Med. Klinik Innenstadt
der Universität München
Ziemssenstr. 1a
8000 München 2

Dr. Carl D. Reimers
Friedrich-Baur-Institut
Med. Klinik Innenstadt
der Universität München
Ziemssenstr. 1a
8000 München 2

Sachregister

A
Abduzensparese 103
Absorption 77, 121
Abwehrmechanismen, unspezifische 23, 28
Acrodermatitis chronica atrophicans (ACA) Herxheimer 18, 50, 56, 60, 68ff., 127
–, Differentialdiagnose 72f.
–, fibroide Knoten 68ff.
–, Gelenkbeteiligung 71
–, Knochenveränderungen 71, 111
–, Myositiden 71
–, Neuropathie 71, 82, 87
Akarizide 180
Akrozyanose 73
Allgemeinsymptome 55, 64, 82f., 86, 95, 154
Alopecia areata 58
Amaurose, kortikale 103
Anorexia nervosa 86
Antibiotikaprophylaxe 149, 188
Antigen
–, 31 kD (Osp A) 24ff., 189
–, 34 kD (Osp B) 24ff.
–, 41 kD 24ff., 121f., 191
–, 60 kD 24ff., 121, 191
–, 100 kD 189, 191
Antigendrift 27, 123
Antikörper
–, autochthone (intrathekale) 56, 84, 86ff., 122, 190
–, gegen Zeckenspeichel 51
–, IgG 26, 56f., 78, 105f., 110, 112, 118, 120, 159f., 169f.
–, IgM 57, 77f., 105, 118, 120
–, intraartikuläre 56, 112
–, kreuzreagierende 26, 48, 77, 121, 191
Antikörperanstieg nach Therapie 123, 149
Antikörpertiter
–, asymptomatisch erhöht 122, 149f.
–, falsch negativ 120ff.
–, falsch positiv 120ff.
Aphasie 86
Apraxie 86
Argyll-Robertson-Phänomen 85
Arteriitis temporalis 58
Arthritis
–, bei Haustieren 162, 165, 169, 171
–, juvenile rheumatoide 11ff., 15f., 111
–, parainfektiöse 111f.
–, posttraumatische 111
–, psoriatica 111
–, septische 111
–, traumatische 112
–, virale 17, 111
Arthrodermatitis 68
Arthropoden 43
–, Borrelieninfektion 42ff.
Arthrose 110f.

Arzneimittelexanthem, fixes 60, 65
Arzneireaktionen, pseudo-lymphomatöse 67
Ataxie, zerebelläre 86
audiovestibuläre Symptome s. M. Ménière
Auffälligkeit, psychische 82, 86f.
Augenerkrankungen 99ff.
Aussage, prädiktive 124, 191
Autan® 178
Autoimmunprozesse 28, 54, 56, 121
AV-Block 79, 105

B
B-Lymphozyten 27
B-Zell-Lymphom 67, 74, 88
Babesia divergens 168, 176
Babesiose 106, 156, 168f., 176
Baker-Zysten 111
Bakteriophagen 28
Bannwarth-(Garin-Bujadoux-Bannwarth-) Syndrom 55, 82f., 94, 108
Basaliome 67
Benzylbenzoat 178
Berufsgenossenschaften 185
Bewegungsstörungen
–, choreatische 86
–, dystone 86
–, parkinsonistische 86
Bewußtseinstrübung 86
Birdshot-Retinochorioidopathie 100f.
Blasen- und Analsphinkterfunktionsstörungen 85, 87
Blasen- und Erektionsstörungen 86
Blut-Liquor-Schrankenstörungen 84, 87
Bluttransfusion 118f.
Borrelia 22
– burgdorferi 17, 19, 22
– –, antigene Heterogenität 23ff., 121
– –, Eigenschaften 22ff.
– –, morphologische Heterogenität 23f., 135ff.
– duttonii 18, 36, 43, 77
– hermsii 189
– recurrentis 22, 77, 121
– theileri 168
Borrelien-Enzephalomyelitis, progressive 56, 86
Borrelien-Lymphozytom s. Lymphadenosis cutis benigna
Borreliennachweis
–, Abklatschpräparate 131
–, fluoreszenzmarkierte poly-(mono-)klonale Antikörper 73, 75, 129
–, gentechnologisch (Gen-Sonden) 131, 191
–, Gewebeäquivalente 130
–, histologisch 56, 73, 105f., 111, 115ff., 125, 127ff.
–, kulturell 18, 73, 75, 125, 127
–, positive und negative Kontrollen 129f.

Sachregister

–, Silberfärbung
–, – nach Dieterle 74
–, – nach Levaditi 129
–, – nach Steiner 74
–, – nach Warthin und Starry 74, 128f.
Borrelien-Phobie 123
Bradykardie 106
BSK-Medium 75
Bundesseuchengesetz 186
Bursitis 111

C
Center of Disease Control (CDC) 13, 48, 189
Cholestase 192
Chorioretinitis 50, 99, 165
Clostridium-difficile-Kolitis 192
common antigen 27, 121, 191
Coxiella burnetii 10
Cushing-Syndrom 112
cut-off level 77

D
Dalton 24
Demenz 82, 88
Demyelinisierungsherde 86
Dermatitis atrophicans maculosa 69
Diäthyltoluamid 178
Dienstunfall 185
Dimethylcarbat 178
Dimethylphthalat 178
Durchblutungsstörungen, periphere 73
Durchseuchungstiter 122, 191
Dysarthrie 86
Dysphagie 86

E
Ehrlichia phagozytophila 169
Eigenschaften von B. burgdorferi s. Borrelia
Elektroenzephalographie 84, 86f.
Elsberg-Syndrom 84
Encephalomyelitis disseminata 56, 87f., 97, 103, 122
Endokarditis 191
Entomologie 9, 29
Enzephalitis 86, 166
Enzephalomyelitis 18, 51, 56, 82, 86
Enzymimmunoassay (Elisa)
s. Serodiagnostik
Epidemiologie 28, 48ff., 189
–, Europa 49ff., 190
–, Ferner Osten, Australien 48, 190
–, USA, Kanada 48, 189
Episkleritis 99
Erkrankungen innerer Organe 105ff.
Erysipel, streptogenes 65
Erysipeloid 60, 65
Erythema
– annulare centrifugum (Darier) 65
– (chronicum) migrans 16ff., 50, 55, 60ff., 83, 127f., 148
– –, Differentialdiagnose 64f.
– nodosum 73
Erythema-migrans-Borreliose 10, 61

F
Fasziitiden 85
Fasziitis, eosinophile (Shulman-Syndrom) 85
Fazialisparese 55, 83, 85, 99, 162
–, idiopathische 55, 85
Fehlgeburten 115
Fibromyalgie 83
Fischöle 192
Flagellen 22
Flaviviren 152
Flöhe als Vektoren 43
Flumethrin 178
Forst-(Wald-)arbeiter 78, 150, 153, 182, 192
Frühgeburten 115
Frühsommermeningoenzephalitis (FSME) 9f., 31, 45, 51, 84, 153ff., 188
–, Endemiegebiete 153, 155
–, Impfprophylaxe 154, 156
–, Inkubationszeit 154
–, Klinik und Diagnose 154
–, Letalität 153, 156
–, Morbidität 153
–, osteuropäische 152
–, Risiko nach Zeckenstich 153
–, zentraleuropäische 152
Fürsorgepflicht 185

G
Gelenkrheumatismus, akuter 111
Gichtarthritis 111
Gonarthritis 55, 111f.
Granuloma eosinophilicum faciei 67
Guillain-Barré-Syndrom 87

H
Haemaphysalis s. Zeckenarten
Hallersches Organ 33
Haustiere
–, Hund 158ff.
–, Infektionsrisiko für Mensch 163f.
–, Katze 158ff.
–, Pferd 164ff.
–, Rind 167ff.
–, Schaf 171f.
–, Zeckenbekämpfung 180
Hautatrophie
–, idiopathische 59, 69
–, senile 73
Hauterkrankungen 59ff.
heat shock proteins 26
Hemianopsie 86
Hemiparese 86
Hepatitis 57, 106f.
Herdmyositiden
–, fokale 85
–, interstitielle 85
Hernie, viszerale 116
Herzrhythmusstörungen 79, 105
Herzschrittmacher 106
Hirninfarkt 86
Hirnnervenausfälle 83f.
Histiozytom 67
Histopathologie der Hautborreliosen 73f.
HLA-Assoziation 28, 79, 100, 110

Hörminderung 85
Horner-Syndrom 85
Hund
–, Diagnose 163
–, Infektionsrate 159
–, Infektionsrisiko für Mensch 163f.
–, Serumtiter 159ff.
–, Symptome 161ff.
–, Therapie 173f.
–, Zeckenbefall 37, 158f.
Hydrozephalus 116
Hyperthyreose 190
Hypostom 34f.

I
IgM-Capture-Test 124
Immobilisationstest s. Serodiagnostik
Immunantwort
–, humorale 23, 27, 55
–, zelluläre 23, 27, 110, 123, 125
Immunfluoreszenztest (IFT) s. Serodiagnostik
Immunglobulin-Bande, oligoklonale 84, 86f., 94, 97, 122, 191
Immunität 27
Immunkomplexe 28, 54, 73, 79, 109, 123
Immunkomplexspaltung 123
Immuno-(Western-)Blot 27
Indalon 178
Infektionsindex
–, Allgemeinbevölkerung 52, 184
–, Risikogruppe 184
Infektionszyklus 51
Inkubationszeit 54ff., 155
Insektizide 180
Interleucin-1 28, 72, 110
Ixodes s. Zeckenarten

J
Jarisch-Herxheimer-Reaktion 150

K
Karpaltunnelsyndrom 87, 111
Kasuistik 63, 94ff., 105f., 112f., 185
Katze 37, 158, 177, 181
Keratitis 99
– e lagophthalmo 99
– parenchymatosa 99
Knochenzysten 111
Kochsche Postulate 127
Komplementbindungsreaktion (KBR) s. Serodiagnostik
Konjunktivitis 55, 99
Kontaktinfektion 51
Kopfschmerzen 82, 86, 150
Krankheit, meldepflichtige 48, 186

L
Laborparameter, unspezifische 65, 73, 79, 95, 97, 105, 112, 118, 125
Lagenystagmus 85
Lähmungen 84, 166
Lähmungsschielen 103

Lateralsklerose, myatrophe 88
Lederzecken 31, 48
Leptospira 22
Letalität 107
Lichen sclerosus et atrophicus (LSA) 18, 72, 88
Lichtdermatose, polymorphe 67
Lipopolysaccharide 28, 150
Liquor cerebrospinalis 18, 56f., 83, 85ff., 94f., 97, 122
Locked-in-Syndrom 86
Lues 8, 22, 27, 54, 115, 118, 150
Lupus erythematodes 67, 111
Lyme 10ff., 15f., 48
Lyme-Arthritis 15, 50, 109ff.
–, Differentialdiagnose 111
–, fibrinöse Beläge 190
Lyme-Borreliose
–, Definition 10, 19
–, epidemiologische Falldefinition (CDC) 189, 193f.
–, kongenitale 50, 103, 115ff., 149, 190
–, Risiko nach Zeckenstich 52, 158, 184
–, seronegative 27, 89, 105, 112, 123
–, Stadieneinteilung 54ff., 82
Lyme disease 9, 13, 15f., 18
Lyme-Karditis 8, 18, 50, 105
Lyme-Krankheit 9, 16ff.
Lymphadenitis 55, 57
Lymphadenosis cutis benigna (Borrelien-Lymphozytom) 18, 50, 55, 60, 66f., 148
–, Differentialdiagnose 67f.
Lymphangitis 55, 57, 96

M
Makulaödem 100, 102
Manifestationen, neurologische 82ff.
Mäuse als Zeckenwirte 37, 180
Ménière-Syndrom 85, 190
Meningitis 11, 55, 60, 82f., 154
Meningoenzephalitis 86
Meningomyelozele 116
Meningopolyneuritis (Garin-Bujadoux-Bannwarth) 16, 83ff., 87
Mikrofilarien 18
Mißbildungen 115ff., 190
Mononukleose, infektiöse 118, 121
Morbidität 49f.
Morbus Alzheimer 88
Morbus Ménière 190
Morphaea s. Sklerodermie
Morphologie 22
Müdigkeit 82, 86
multiple Sklerose s. Encephalomyelitis disseminata
Mumpsmeningitis 191
Muskelkrämpfe 82, 88
Myalgien 82f., 106, 150
Myelitis 82, 85
Myokarditis 50, 105
Myopathien 82, 85
Myositis 57, 85

N
Nacktmäuse, thymusaplastische 76
Naturherdinfektion 32
Nephritis 57, 106, 162

Sachregister

Nervenbiopsie 84
Nervus
–, accessorius 85
–, olfactorius 83
–, statoacusticus 85, 87
Netzhautablösung 99
Neuritis
– nervi optici 50, 85, 103
–, retrobulbäre 103
Neuroborreliose 18, 82ff., 109, 113
Neurolues 123
Neuropathien
–, bei ACA s. Acrodermatitis chronica atrophicans Herxheimer
–, chronische 87

O
Okulomotoriusparese 103
Oligoradikulitis 84
Omphalozele 116
Orchitis 106
Ornithodoros s. Zeckenarten
Osp A s. Antigen
Osp B s. Antigen

P
Panophthalmie 99
Papillenödem 73, 100, 102
Papillitis 85
Paraparese 85ff.
Pathogenese 22, 28, 54, 109
Perikarderguß 106
Perivaskulitis 191
Pernionen 73
Persönlichkeitsstörungen 86
Pferd
–, Diagnose 165f.
–, Infektionsrate 165
–, Serumtiter 164f.
–, Symptome 165f.
–, Therapie 173
Pflanzengesellschaften 39f.
Pharyngitis 55
Photophobie 99
Phtisis bulbi 100
Plasmide 25
Pleozytose 84, 86f., 99, 108
Pneumonie 57, 106
Polyacrylamidgelelektrophorese (PAGE) 24f., 27
Polyarthritis, primär chronische 110f.
Polymyalgia-rheumatica/Riesenzell-Arteriitis-Syndrom 89
Polyneuritis cranialis 84
Polyradikulitis, polytope asymmetrische 84
Porphyrinurie 107
Potenzstörungen 85
Prävalenz 187
Provokationstest 123
Pseudolymphom 60
Pseudosklerodermie 71
Pseudospirochäten 75
Pseudotumor cerebri 85, 103
Psychosen 86
Purpura, thrombozytopenische 107

Q
Q-Fieber 10, 31, 51, 156
Querschnittssymptomatik 85

R
Radikulitis der Cauda equina 84
Rehwild 38, 45
Reinfektion 27
Reiter-Syndrom 111f.
Reiter-Treponemen s. Treponema phagedenis
Reizbarkeit 82
Repellents 178
Retinitis 57, 99
Rheuma
–, Faktoren 120
–, Knoten 73
Rickettsia prowazeki 10
Rind
–, Diagnose 168f.
–, Infektionsrate 168
–, Symptome 168f.
–, Therapie 173
–, Titer 170f.
Risiko, berufliches 182
Rocky Mountain spotted fever (RMSF) 10f., 32, 156
Rotwild 38
Rückfallfieber 9f., 18, 22, 43, 48, 115, 189

S
Sarkoidose 67
Schaf
–, Symptome 171f.
–, Titer 172
Schildzecken 17, 31, 33, 61, 68
Schlafstörungen 83
Schneidersche Krankheit 152
Schwangerschaft 115ff., 190
Schwangerschaftsunterbrechung 118
Sensitivität 77, 110, 120, 123f.
Serodiagnostik 55ff., 76ff., 120ff., 191
–, Elisa 76, 124
–, Hämagglutination 124
–, IFT 76, 124
–, Immobilisationstest 191
–, KBR 125
–, Western Blot 123, 125
Serotypen 189
Simultaninfektion (FSME-Virus und B. burgdorferi) 94, 152
Skleritis 99
Sklerodermie, zirkumskripte 18, 50, 56, 71, 88
Skotom 99f.
Spezifität 77, 123f.
Spina bifida 116
Spirochaetaceae 22
Spirochätenpathologie 127
Splenitis 106
Stauungsdermatitis 73
Stechfliegen (Muscidae) als Vektoren 43, 190
Stechmücken (Culicidae) als Vektoren 43, 190
stiff man-Syndrom 85
Stillsche Krankheit 15, 112
Strabismus 103
Streptococcus viridans 191

Sympathikusfunktionsstörungen 85
Symptome, bulbäre 86
Synovektomie 111
Synovitis, chronisch-proliferative 111
Syphilis s. Lues

T
Tabanidae (Bremsen) als Vektoren 43
Taxonomie 19, 22
Tetraparese 86f.
Therapie
-, Acetylsalicylsäure 112
-, Analgetika 83
-, antibiotische 147ff.
-, -, Amoxicillin 147f., 172f., 191f.
-, -, Ampicillin 148, 172f.
-, -, Azithromycin 147
-, -, Cefotaxim 191
-, -, Ceftriaxon 147f.,172, 191f.
-, -, Doxycyclin 99, 148, 172f., 191f.
-, -, Erythromycin 147, 172f., 191
-, -, Penicillin 60, 95, 97, 116, 147f., 172f., 191
-, -, Tetracyclin 147f., 172f.
-, Haustiere 172ff.
-, Kortison 123
Tibiastreifen 69
Tinea corporis 65
Tinnitus 85
Torticollis spasmodicus 85
Toxintheorie 17
TPHA-Test 121
Transaminasen 55, 106
Tremor 86
Treponema
- pallidum 22, 27, 99, 121, 129
- phagedenis 60, 77, 121
- vincentii 22, 121
Tularämie 32

U
Übertragungsversuche 17, 61, 160, 169f.
Ulnarstreifen 68, 70
Urin
-, Antigenausscheidung 125, 192
-, Erregerausscheidung 51, 162, 190
Uveitis 50, 99, 165

V
Vaskulitis 73, 86
Vegetation 40
Vektor, Definition 28f., 32
Ventrikelseptumdefekt 116
Virulenz 54
Virusmyokarditis 106
Vögel als Zeckenwirte 37f., 45

W
Wachstumsverzögerung 87
Waldbestände 40
Wesensänderung, organische 87
Wildtiere als Zeckenwirte 37f.

X
Xenodiagnose 76

Z
Zecken, Durchseuchungsrate
-, mit B. burgdorferi 18, 44f., 49
-, mit FSME-Virus 45, 153, 155, 159
Zeckenarten
-, Amblyomma spec. 43
-, Argas spec. 31, 43f.
-, Dermacentor spec. 43
-, deutsche (Übersicht) 31
-, Haemaphysalis spec. 31, 43
-, Ixodes
-, - arboricola 31
-, - canisuga 31, 158
-, - dammini 17f., 43f.
-, - hexagonus 31, 158
-, - neotomae 43
-, - pacificus 43f.
-, - persulcatus 43f.
-, - reduvius (syn. I. ricinus)
-, - ricinus 18, 31ff., 61
-, - scapularis 18, 43f.
-, Ornithodoros
-, - coriaceus 168
-, - moubata 18, 43
-, Rhipicephalus sanguineus 31
Zeckenarten als Überträger 43
Zeckenbekämpfung 179ff.
Zeckenbiologie
-, Adulte 33f., 41, 44f.
-, Aktivität 40ff.
-, Biotop 37f., 40
-, Borrelieninfektion 35, 43ff.
-, Eiablage 36
-, Entwicklung 36, 42
-, Geographie 38f.
-, Habitat 38
-, Köpfchen 34f.
-, Larven 34, 37, 44
-, Männchen 33
-, Mundwerkzeuge 33
-, Naturherd 32, 45
-, Nymphen 34, 37, 45
-, Saisonaktivität 41
-, Saugakt 34f., 179
-, Sinnesorgane 33
-, Speichel 35, 44
-, Tagesaktivität 40
-, Vermehrung 36
-, Weibchen 33
-, Wirte 36f., 45
-, Wirtsfindung 33
Zeckenentfernung, mechanische 178
Zeckenrepellents 178
Zeckenstich
-, Infektions- und Erkrankungsrisiko 52, 179
-, Saugakt 34f., 179
-, Schutz vor 177f.
Zeckenstichlymphozytom, zentrales 66
Zeckenuntersuchung 179
-, Einsendung 180
-, Entfernung 179